医学概論

川喜田愛郎

筑摩書房

本書をコピー、スキャニング等の方法により無許諾で複製することは、法令に規定された場合を除いて禁止されています。請負業者等の第三者によるデジタル化は一切認められていませんので、ご注意ください。

まえがき

　思いもかけず本講座の監修者の御勧奨をうけることがなかったら，わたくしはこのような「背の高い」標題をもつ書物を公けにする蛮勇を，当分，もしかしたらついに，もつことがなかったろう．
　本邦におけるこの道の先達，澤瀉久敬博士に倣って，「医学概論」という言葉を「医学とは何か」を問いつめる作業と理解するならば，当然それは長い間医学の畑ではたらき続けてきたわたくしにとって常住念頭を去らない問題であるわけだから，わたくしもいつの日かそうした書物を自己流に書いてみたいと思わなかったとは言うまい．だが正直のところその目標は年とともに遠ざかる一方で，自分の年齢とも思い合せると，それはどうやら見果てぬ夢に終りそうな気配が濃かった．
　一方わたくしは数年来，縁あって日本看護協会看護研修学校と千葉大学看護学部で「医学概論」という名目の講義を担当するめぐり合せに恵まれた．もとよりそこでも問題のむずかしさにはまったく変りがないから，その教壇でわたくしにできることは，見果てぬ夢のその時点までにたどりついたところをなるべく平明に語って，若くしなやかな

頭と，みずみずしい心をもった人たちの反応を確かめ，共通の問題としての医学について一緒に考えてみる，ということにほぼ尽きていた．蛇足ながら一言すれば，もとより「医学」に二つはありようはずもないから，「看護教育向けの」医学概論などということをわたくしはついぞ考えてみたこともない．

そこにたまたま本田良行教授のお訪ねをうけて御深切なお勧めを忝くしたのがことのほか強いはずみとなって，その講義その他のためにかねて書きためたメモやらノートを新たな勉強であちこち補い，私見の筋道をできるだけ整理してみたのがこの書物である．

諸般の制約と，「教科書」としても使われることが注文，ないし予想されているという事情が，形式はもとより，内容にもかなり大幅に影響しているのは事実だし，正直言ってもっと委曲を尽くして論じたいふしぶしもあれば，脈絡上の考慮からあちこち不得手な局面に背伸びをしておはずかしい姿をさらけだしていることに何ほどか気づいていないでもないが，悪びれず言って，これが「いまのところの」わたくしの全力投球による，わたくしの医学観の輪郭である．識者の忌憚ない御批判，御叱正を切に望みたい．幸いに明日があれば，少しでもそれを深め，また正したいと思う．

執筆に当って新たにいろいろな書物が参照されたのは言うまでもないが，その多くはどちらかと言えば記述的な部分の確認にかかわり，多分それよりも，長い間にわたくし

の頭に溶けこみ，析出して，いつのまにか自分のもののように思いこんでいるかずかずの書物の内容，ないし先輩，辱知から有形無形にえられたものの方が大きな意味をもっているだろう．その学恩はまことに深いのだが，実のところそれを一々しかと同定することもむずかしいまま，非礼を顧みずここでは謝辞をすべて省くことにしたい．

　それにしても，前記澤瀉博士があの先駆的な三部作「医学概論」——頂戴したその初版が今もわたくしの書架を飾っているのだが——以来四半世紀をこえる長い間，この領域で燃やし続けてこられた情熱と，そのかずかずのお仕事に心から敬意を表したい．わたくしが多くを学んだその所論のあちこちに，わたくしには今も十分に理解しえない，ないしは率直に言って不同意のふしがなお残されているけれど，拙論全体のひそかにめざすところとの間にはある本質的な点での一致の存することをわたくしはひそかに信じ，また願っている．

　出版に当って，著者の多くのわがままを快く容れて下さった監修者ならびに真興交易医書出版部と，種々お手数をかけた編集部小野道朗君に感謝する．

　　　　　　　　　　　　　　1981 年 秋

　　　　　　　　　　　　　　　　川喜田 愛郎

目　次

序　　章 ……………………………………………………… 15
　1. 医学概論の出発点 …………………………………… 15
　2. 常識の中の医学のイメージ ………………………… 17
　3. 「はじめに病人があった」………………………… 18
　4. さまざまな形の「医療」について ………………… 20

第Ⅰ部　現代医学の歴史的座標

第1章　医学はどのようにしてはじまったか ……… 25
　1. 医療の原型——呪術と経験 ………………………… 25
　2. 西欧医学の源流 ……………………………………… 27
　3. 西欧中世の医学 ……………………………………… 36

第2章　西欧医学における近代の曙光 ……………… 41
　1. 近代医学の曙光（ⅰ）——解剖学のはじまり …… 41
　2. 近代医学の曙光（ⅱ）——生理学のはじまりと近代科学 …………………………………………………… 46
　3. 近代医学の曙光（ⅲ）——17世紀臨床医学の趨勢 … 50
　4. 解剖学の展開と近代生理学の始動 ………………… 54
　5. 移行期の臨床医学（18世紀前半）………………… 58

第3章　近代医学の発展（Ⅰ）……………………… 62
　1. 近代医学の成長（ⅰ）——18世紀医学概説 ……… 62
　2. 近代医学の成長（ⅱ）——18世紀生理学の諸相 … 64
　3. 近代医学の成長（ⅲ）——病理解剖学の登場 …… 68
　4. 近代医学の成熟（ⅰ）——パリ学派 ……………… 70

5. 近代医学の成熟（ⅱ）——イギリス諸派，ヴィーン学派 ………………………………………………………………… 74
  6. 近代医学の成熟（ⅲ）——近代ドイツ医学の勃興 …… 77

第4章 近代医学の発展（Ⅱ） ……………………………… 81
  1. 実験生理学の誕生 ………………………………………… 81
  2. 形態学の新しい動向と細胞の発見 ……………………… 84
  3. 病理形態学の躍進 ………………………………………… 87
  4. 化学の発達と生理学・病理学 …………………………… 90
  5. 病原細菌学と免疫学の誕生 ……………………………… 97
  6. 臨床医学諸分科の状況 …………………………………… 101

第5章 現代医学の形成と日本の医学 ……………………… 108
  1. 20世紀医学序説 …………………………………………… 108
  2. 生物学の成熟と現代医学の成立 ………………………… 111
  3. 日本医学の現在と過去 …………………………………… 117
  4. 日本医学略史（ⅰ）——中国医学とその移入 ………… 118
  5. 日本医学略史（ⅱ）——蘭学の移入 …………………… 122
  6. 日本医学略史（ⅲ）——幕末から明治初期へ ………… 126
  7. 日本医学略史（ⅳ）——その後の日本医学瞥見 …… 132

第Ⅱ部 医学の基礎としてのヒトの生物学

第6章 医学と生物学 ………………………………………… 137
  1. いわゆる基礎医学について ……………………………… 137
  2. 「生きている」とはどういうことか …………………… 141
  3. 微生物の生きかたにみる生物の基礎活動 ……………… 144
  4. 微生物からヒトへの展開 ………………………………… 149

第7章　ヒトの生物学（Ⅰ） …………………………… 154
 1.　ヒトの生物学序論 ……………………………………… 154
 2.　消化と呼吸の生物学的意義（付，栄養）……………… 155
 3.　循環と血液と排泄の生理学 …………………………… 164

第8章　ヒトの生物学（Ⅱ） …………………………… 169
 1.　内分泌の諸問題と生殖（付，ホメオスタシス）…… 169
 2.　免疫の生物学 …………………………………………… 177

第9章　ヒトの生物学（Ⅲ） …………………………… 186
 1.　神経系の役割とその進化 ……………………………… 186
 2.　神経細胞と刺激の伝達機序 …………………………… 188
 3.　受容器と効果器（感覚，運動，分泌）……………… 190
 4.　反射弓とその統合作用 ………………………………… 195
 5.　ヒトにおける神経系の役割 …………………………… 200
 6.　大脳新皮質のはたらきと運動 ………………………… 203
 7.　人の「心」について：人間存在の二重性 …………… 206

第Ⅲ部　医学と医療（その1）——病気の理法

第10章　病気の生物学（Ⅰ）………………………… 223
 1.　病理学の方法（ⅰ）——病理解剖学 ………………… 223
 2.　病理学の方法（ⅱ）——臨床病理学と実験病理学 … 229
 3.　臨床的な病気の区分（臨床病名）…………………… 237
 4.　生物学的にみた病気——病気の種（species）とは何か
 　　…………………………………………………………… 245

第11章　病気の生物学（Ⅱ）………………………… 254
 1.　病気の一次的原因（いわゆる外因と内因）………… 254
 2.　病気の成立と人体の生物学的諸条件——遺伝，体質，

胎生期・出生から老年期 ………………………… 260
　3. 病態の基本的な成り立ち（ⅰ） ………………… 265
　4. 病態の基本的な成り立ち（ⅱ）——炎症と腫瘍 …… 270

第12章　病気の生物学（Ⅲ） ………………………… 282
　1. 器官のはたらきの故障 …………………………… 282
　2. 諸器官の相互関係 ………………………………… 285
　3. 全身的な病気の諸相 ……………………………… 287
　4. 病気の経過概観 …………………………………… 297
　5. いわゆる自然治癒力について …………………… 298
　6. 病気の長期化とその変貌 ………………………… 302
　7. 死——生物学の立場から ………………………… 308

第13章　人の心と病気および心の病気 …………… 314
　1. いわゆる心身医学（精神身体医学） …………… 314
　2. 神経症の諸問題 …………………………………… 317
　3. 精神の病理、とくに精神分裂病 ………………… 321

第Ⅳ部　医学と医療（その2）——医療，健康

第14章　診断と治療 ………………………………… 327
　1. 病気の診断 ………………………………………… 327
　2. 病気の治療（ⅰ）——薬物療法 ………………… 339
　3. 病気の治療（ⅱ）——外科的療法 ……………… 353
　4. 病気の治療（ⅲ）——リハビリテーション，その他 361
　（付論）いわゆる漢方医学の諸問題 ………………… 368

第15章　病人への対応 ……………………………… 379
　1. 医療概観 …………………………………………… 379
　2. 「患者」としての病人 …………………………… 380

3. プロフェッションとしての医師 ……………………… 383
  4. 医師・患者関係 ……………………………………… 391
  5. 看護について（付，個人の健康）…………………… 405
  6. 医師・患者関係の現代的変貌——とくに病院をめぐって ……………………………………………………… 412

第16章　健康の諸問題 ……………………………………… 420
  1. 健康とは何か（衛生学史瞥見）……………………… 420
  2. 健康をどう設計するか（ⅰ）——流行病の防圧 …… 434
  3. 健康をどう設計するか（ⅱ）——公衆衛生学の本質と問題 ……………………………………………………… 442
  4. 健康をどう設計するか（ⅲ）——疫学，「現代病」の諸相 ……………………………………………………… 453
  5. 健康保険と医療制度の諸問題（付，プライマリー・ケア）……………………………………………………… 460

解説（酒井忠昭）……………………………………………… 483
索　　引 ……………………………………………………… 491

医学概論

序　章

1. 医学概論の出発点

　医学概論とは，往々誤解されているように「医学のあらまし」ないし「医学早わかり」ではなしに，「医学とは何か」，少々しかつめらしく言えば医学の本質について考える学科であると理解される．当然それは，広い意味での医療に従事する人々が，めいめいの努力目標をみずから検討し，高め続けるためにたえず考え直さなければならない一生の課題，つまり完成される保証のない「卒業論文」でもなければならないだろう．

　ここで，「医学とは何か」という問題を振り出しに戻って考えよう．これから勉強をはじめようとする人にわざわざ振り出しに戻ってというのも妙な話だが，実は一つの大事な問題がそこに潜んでいる．それは本書全体の構想にもかかわる話だから，その検討をこの「医学概論」のいとぐちにしたい．

　医学や看護学をこれから志すほどの人ならなおさらのことだろうが，われわれの周囲を見回して，今日一般の人々は見方によってはかなり豊かな医学知識をもっているよう

にみえる．人は高血圧について，胃癌について，糖尿病の食事療法について，あるいは抗生物質や睡眠剤の商品名について，往々この書物の著者であるわたくしより詳しく具体的な知識をもっているかもしれないし，現代医学のおよその構成なり，医療の筋道なりについてすら，人めいめいに半ば固まったイメージをもっている，と言ってもよい．言いかえれば，いわゆる医学知識はすでにかなりの程度まで常識の中に浸透しているようにみえる．もとよりそのこと自体は決して悪いことでないばかりかむしろ歓迎されてよいことだと考えられる．後にもたびたび言及されるように，医療が望ましい形で進められるためにも，病気に関する知識はかならずしも医師の独占すべきものではないからである．

　もっとも，今日マスメディアや通俗医書で行われているような形での医学知識の普及が全面的に適切であるかどうかについては検討の余地が大きいのだが，それはさし当って本書の話題ではない．だが，本書の読者，つまりこれから医学なり看護学なりを学習し，専門家として立とうと志す人たちに要求されるのは，そうした不用意に獲得された知識を捨てないまでも，ひとまずそれを棚に上げて，振り出しに戻って基礎から学び直すという作業である．発声の訓練を欠いた歌がいつまでものど自慢の域を出ないように，あるいはまたキャッチボールをいい加減にした草野球は結局なぐさみごとでしかないように，中途半端な医学知識は職業人の修業にはもしかしたら邪魔にはなっても役に

立たないふしが多いかもしれないのである．医学概論の意
味がその辺にもある．

2. 常識の中の医学のイメージ

　今日のわれわれにとって，あの往々人に威圧感を与える
ような構えの病院と，その外来や病室，手術室の光景，そ
の中で忙しく立ちはたらく医師，看護婦，薬剤師その他の
姿と，そこでわれわれのうける処遇のあらましとは，まっ
たく日常の経験世界の中に組みこまれている．同時に人々
は，現実の医療——看護を含めて——については後にも触
れるようにさまざまな不満をもちながらも，それを支えて
いる医学についてはおおむね無邪気なまでの信頼を寄せ続
けあのマスメディアが先を争って報道する「日進月歩」の
医学がさまざまの病気の「制圧」——医学の本質は実は制
圧とか征服とかいうような思い上った言葉にはなじまない
ことを心しよう——に向って歩を進めつつあることに期待
の眼を注いでやまないように見うけられるのである．

　それがまったく見当違いであると言うつもりは夢さらな
い．後にあらためて述べるように，西欧 16, 17 世紀の科学
革命以来ほぼその向うべき方向を見定め，今世紀に入って
革命的とも言うべき発展をとげて大きな実力を蓄えるに至
ったいわゆる近代医学は，例えば天然痘を絶滅し，あの肺
結核症から不治の病というレッテルをはぎとり，乳幼児の
死亡率を激減させ，癌患者でさえ場合によっては長期に延
命させ，また以前なら尿毒症で不幸な転帰が不可避であっ

た腎不全患者に軽い労働まで可能にする道を開いた．そうした話は挙げればほとんどきりがないことを，本書の読者なら多分誰でも知っているだろう．

およそいま述べたような状況において，今日人々の頭の中に重ね写真のような姿ででき上っている常識的な医学のイメージがある程度まで当っていないとは誰も言うまい．これから先の本書の話題の大きな部分がそうした方角の諸問題の分析と叙述にあてられる予定であることはおよそ御想像の通りである．だが，そうした通り一遍の話で「教授要目」の表面を形式的になでてすましただけで，われわれは医学とは何かという重大な問題を誠実に問い，その答を模索したことになるだろうか．

3. 「はじめに病人があった」

上に一言したような常識的な医学像は，言うまでもなく今日われわれの日常接触しているいわゆる近代医学についてのそれだが，その孕む大きな危険は，それがともすれば病気，より正確に言えば人が病むという事実をいわゆる医学の型紙に合せて裁断し，病人を現代の文明社会が生んだ施設でもある病院の都合に従わせて診療する弊――もとよりこれは少なからず誇張した表現であるとしても――を招きやすいという点である．裏返して言えば，病気があって医学が生まれ，病人のために医療がある，という言ってみればあたりまえのことが無視されたとは言わないまでも意識から薄れがちではあるまいか，という懸念がそこにあ

る．これはもちろん患者に対する注意ではなしに，これから医学を学ぼうとする人々に対する警告である．新約聖書の1節（「ヨハネによる福音書」1：1）をもじって言えば，「はじめに病人があった」のであって，その病んだ人々の手助けこそ医学のアルファでありオメガであることに医学に志す者はいつも思いを潜めなければならないのである．

　その，「病む」とは，あるいは「病気」とは何かについての学問的な考察は後回しにしても，それが昔から今に至るまで誰にもよく知られた日常の経験的事実であることは言うまでもない．それは，今日ではやや古風なひびきをもつ「わずらい（患い）」という日本語――ヒポクラテスもそれを「悩み」（pathēma；英語に訳せば suffering または distress）という言葉で表現した――が端的に示すように，身体の痛み，苦しみ，運動その他のはたらきの不如意であり，生活の混乱ないし支障による軽重さまざまの当惑，煩労であり，そしてまたしばしば死への不安でもある．おのずから，いつの世にも，またどこでも，病気はまず例外なしに人々のきわめて大きな関心事であり，なんとかして取り除いてほしい災いの一つであった．

　いま，取り除いてほしい，と他力の形で言われたことに注意しよう．上に記されたような状況におかれている病人は，当然身体的にはいつも弱者であるばかりでなく，積極的にそれに対抗する力を欠くとみずから感ずる――その当否については後にまた詳しく考える折があるだろう――ことが多いゆえに，人に助力を求めるのは無理もない話であ

る．広い意味での医療の出番がおのずからそこにある．

4. さまざまな形の「医療」について

ここで，さきに「振り出しに戻って」と言われたことをもう一度思い出そう．

そこで求められている助力を，すぐさまあの体温計，聴診器，血液検査，レントゲン装置などからはじまる現代的な一連の手続と思いこむのは，歴史的にはもちろんのこと，今日の話としても，まちがっているとは言わないまでもかならずしも正確でないことを，とくにこれから医学なり看護学なりを学ぼうとする人々は深く留意しなければならない．

たしかに今日われわれの周囲の病人たちの大多数がほとんどためらうことなく診療所なり病院なりを訪れて，いわゆる現代医学に基づく医療をうけているという事情は常識的であると言ってよい．だが，その一面，いわゆる漢方医学（「漢方」という言葉の正確な使い方については後を見よ）にのっとった診療が現代の日本でもかなり多くの人々を対象に実施されていることはよく知られている通りだし，さまざまの形のいわゆる民間療法はまだよいとしても，はなはだしくはおまじない，迷信の類いまでしばしば人々の心をつかんでいる事態を考えれば，医療一般と現代医学とを同一視することは，現実からは隔たった早合点にほかならないことがわかるだろう．

実を言えば，おまじないの類いの話にもそこにはいろい

ろていねいに考えなければならない「学問的」問題のあることは, 後にまた触れる折があるはずだが, それは一応別としても, 現代の日本や中国のような文化の進んだ国で, しかも, しばしば高度の知識と教養をもつ人たちの間で, いわゆる近代医学のそれとははなはだしく異質の思想と方法に準拠する中国古典医学（いわゆる漢方医学）とが, 部分的にもせよ並んで行われていること, 似たような事情が今日現代インド（アユルヴェーダ医学）やイスラム教諸国（ユナーニ医学）でも見られるという事実は, お互い日本人のはたらき場所がしばしば大きな拡がりをみせつつある今日, 覚えておいてよいことだろう.

そうした現象の底には, 実は医療と文化の本質にからまるたいそう重要でむずかしい問題があるのだが, 本書では残念ながら話をそこまで掘り下げて考えている余裕がない. だがそれはそれとしても, 人の病気という重大な, なまなましい事態へのアプローチがさまざまに工夫されてきた中で, これからわれわれが腰を入れて学ぼうとするいわゆる近代ないし現代医学に基づく医療が, どうして前にも述べたようにわれわれの間に——言うまでもなくそれはグローバルな現象の一部分にほかならないのだが——こうも深く浸透してしまったかを理解するためにも, われわれはここでいわゆる近代医学の歴史をざっとでも学ぶ必要があると思われる. それは現代医学の強味とその限界とについて, われわれに教えるところが多いだろう.

その近代医学は疑いもなく近代西欧で発達してきた科学

だから，おのずから話はいわゆる西洋医学の歴史が中心とならざるをえないが，今日ではわれわれ日本人もその流れに主体的・積極的に参加しているからには，それはある意味でわれわれ自身のルーツと考えられなければならないのである．それを次章以下当座の主な話題としよう．西欧医学の歴史をたどった上で，今日のわれわれの立っている地点の歴史的・文化的座標を明らかにする手続は，最初に言った意味での医学概論にとって欠かすことのできないものと考えられるのである．

第 Ⅰ 部

現代医学の歴史的座標

第1章　医学はどのようにしてはじまったか

1. 医療の原型——呪術と経験

　いま振り出しに戻って医学の本質について考えようとするとき，どうしても一顧の要があるのは呪術（magic）というわれわれには一見縁遠い話のように思われて実はかなり身ぢかな問題である．

　今日でも地球上あちこちのいわゆる未開社会に根強く残っている呪術的心情にとっては，世界は超自然的——より正確には「前」自然的——の力や精霊にみちみちていて森羅万象はその支配下にあるものと観ぜられる．呪術とはその社会の一種の職能人である呪術師——シャーマン（Shaman）とかメヂシンマン（medicine man）とかよばれる——によってものものしく執行されるところの，呪文やまじないなどを伴う複雑で奇怪な儀式的行為で，彼らはそれによって超自然の力をよびよせ，戦勝，雨乞い，医療——医の古字の一つである「毉」にみえる「巫」がまさしく呪術にほかならないことを思え——その他さまざまの願望をその部族を代表して達成しようとする．

　人類はその誕生以来きわめて長い間，さまざまなヴァリエーションはあったにしても，およそそうした呪術的世界

の中で生き続けてきたことがほぼ明らかであるからには，広い意味の医療の原型がそこにあったことは疑いないと言ってよいだろう．

もとよりそれと平行して，未開人通有の驚くほど鋭敏な勘による毒物や，裏返して言えば薬草の発見というような経験的知識の集積があったことを忘れてはなるまいが，前記の「前」自然的世界，つまり今日われわれの言葉で考える自然とそれに対立する反自然なり超自然なりとの判別の未だ成立していない世界に住む彼らにとっては，それとこれとは矛盾する話ではない．もっとも，そのような素朴な経験的知識の蓄積がそのまま科学に発展する方向性をもつものであるかどうかは，しばらく宿題に残しておこう．

ここで呪術という通例医学書があまりとりあげない話をもちだしたのは，実は呪術的心情なるものが人間の本性と深く絡まっていて，今日でも隠微のうちに，そしてしばしば一見現代的の仮装をまとって，人の心を横合いから支配しようとする機会をうかがっていることを注意したかったからである．ことに病気という弱味をもった人の場合，そうした心情がともすれば理性を押しのけようとする勢いを孕んでいることを見落してはならないだろう．それをいいとか悪いとか言う前に，そうした事態のよって来るゆえんの認識を欠いては医療も看護も的はずれになるかもしれないことを心すべきである．

一言つけ加えておきたいことがある．同じく科学的な自然の外にある消息にかかってはいるが，宗教と呪術とを

軽々に同一視してはなるまい．呪術は上にも一言したように前自然的な世界のできごとであるが，宗教は神なり法なり道なりを人の世界のいわば上に，あるいは彼岸におく．宗教にも当然祈願の行為はあるだろうが，少なくとも進んだ宗教の世界での祈りには「神もし許したまわば」という前句がついたり（キリスト教，イスラム教），病も「苦」の一つと観じてそこからのがれる道を求めたり（仏教），さまざまなヴァリエーションはあっても，そこには何かの意味の随順がかならずある．それはおのが欲望のためには超自然力をむりやりにでも味方に引き入れようとする呪術のむさぼりとははっきりとした区別があるとみるべきだろう．だがその一面，歴史的宗教がしばしば呪術と同じ平面にまで堕する行動をとってきたことも争われない事実で，それについては陳弁の言葉はないだろう．

2. 西欧医学の源流

　周知のように，人類が最初につくり上げた文明は，オリエント——今日言う orient は西洋からみた東洋一般を意味し，当然日本や中国もそれに含まれるが，古代オリエント（Orient）はほぼ現在の中近東に該当する——，インド，中国の三つの地域に大きな花を咲かせたが，医学もまたそれに伴っていた．インドおよび中国の話は後にまた言及することにしたい．オリエントにはメソポタミア——そこではシュメル，バビロニア，アッシリアというふうに次々と国は変ったのだが——にもエジプトにもそれぞれ特色ある

すぐれた医学体系が成立していたし，ことにエジプト医学が後のギリシャ医学に及ぼした影響は無視できないのだが，ここでその辺の話に深入りしている余裕がない．

現代医学の源流とみられるギリシャの医学の背景にあの輝やかしい古典ギリシャの文化があったことは言うまでもない．そのギリシャの哲学，芸術，文学などについて詳しく語るのはもとより本書の任務ではないが，われわれ医学を学ぶ者がとくに注意しなければならないのは，B.C. 6 世紀ごろのイオニア派の哲学者たち，蛇足をそえて言えばソクラテスやプラトン，アリストテレス等より前の世代に属するギリシャ哲学の先駆者たちによってはじめて「自然」の観念が確立した，言いかえればあの原始的，物活論的，呪術的世界に代って今日われわれが考える意味での自然的世界がはじめて発見された，という事実である．世界は今や精霊や魔力に踊らされたほろ酔い気分のものでなしに，その多様な現象の底には合理的な秩序の存することを彼らは醒めた理性によって確かめようとした．

もっとも，その意味で彼らの姿勢は一つであったとしても，その学説が一様でなかったことはおよそ予期される通りだし，またその自然理解が科学的であるよりは哲学的であったことは，例えば，医学を含めて後々まで諸学に大きな影響を残した有名なエンペドクレスの四元説をみてもわかるだろう．このすぐれた自然哲学者は，宇宙を，水，火，気，土，の四つの元素（エレメント）からなるものと説き，万象をそれに基づいて理解しようとした．後々の医学ない

し自然科学の発展にとって，それに劣らず深い意味をもった自然哲学説にデモクリトスの原子（アトム）論があるが，いまその詳細に立ち入らない．

それが多分に哲学的であったにせよ，ギリシャ人の頭脳が「自然」(Nature) を発見したことは，当然その文化圏に生まれた医学ないし医術から，あのアッシリア・バビロンやエジプトの医学をも強く染めていた呪術的色彩をまったく拭い去ったとは言わないまでも，それをいちじるしく淡くした．だが，それと同時にギリシャ医学の大きな功績としてわれわれが見のがしてはならないのは次の点である．

いつも「病人」——病気という観念ではない——という事実の問題にはじまり，またそこに終らなければならない使命をもった医師は，宇宙や，物質や，人間の本質というような背の高い問題に思索をめぐらす哲学と違って，現実の具体的な経験に即してものを考え，それを処理する姿勢をなかば強要されていると言ってよいだろう．そうした経験的医学の萌芽はすでにごく古いエジプト医学にもみられたことで，それが前にも一言したように後のギリシャにも影響したふしが小さくないとみられるのだが，ギリシャ医学にもさまざまな流派があった中で，その経験的な姿勢を鮮明に浮き出させたところにかのヒポクラテスに代表されるコス派の医学の特質があった．

今日トルコ領小アジアの沿岸に近いエーゲ海のコス島（この島は今日でもギリシャ領）に B.C. 5 世紀の前半に生まれたヒポクラテス——ソクラテスとほぼ同時代者である——

—は周知のように西洋医学の祖と言われる偉大な医師で，幸いその著作は有名な「ヒポクラテス集典」（Corpus Hippocraticum）——往々ヒポクラテス全集と考えられているが実は主としてコス派医学の集大成——の中に今日まで残されている．人はそこにこの最初の臨床医学者とも言うべき偉大な医師のたくましい経験主義的精神を読みとることができるだろう．

　ギリシャにも医神アスクレピオス神殿の神癒というような形でなお呪術的医療が根強く残っていたのは否めない事実である．だが，B.C. 5, 4世紀というギリシャ文明の絶頂期ともなれば，呪術的心情からは遠い医師たちが諸方に輩出したことは想像にかたくないだろう．そこにはしかし，無理もないことながら，新しい時代の学問をリードする前述の自然哲学の悪い意味の影響をうけて独断的な空論に走る医師たちの少なくなかったこともまた事実である．

　もとより呪術の誘惑からは別れを告げている一方，いま記したような理論的偏向にも強く批判の矢を向けたヒポクラテスは，病人を醒めた眼で子細に観察し，環境，体質，その他，その自然的原因をたずね，その症状と経過を正確に記述し——後にも言及されるように正しい疾病記述（nosography）は臨床医学の出発点である——理論に溺れた過剰の処置を排して，賢明にも環境諸条件を整え，温和な手当てによって自然治癒力を助長するのを治療の本旨とした．できるだけ的確に予後を見定める，という医師の重要な任務の一つにも彼は深い配慮を怠らなかった．

有名な「ヒポクラテスの誓い」(Oath)をその一つとして医師の職業倫理に関する彼の深い自覚を示すいくつかの著作はいまでも人に感銘を与えるが，そこにうかがわれる彼の高邁な識見，人格は，上述の正しい方法を踏まえた高度の臨床技能とあいまって，彼ヒポクラテスが今日まで医師の模範と仰がれているゆえんを人に印象深く示している．

　その後の医学の歴史に大きな意味をもった彼の液体病理学説について一言述べておこう．後世まで有名な四体液の考えが誰にはじまるかについては問題もあるが，それはいずれにしてもヒポクラテスは，身体の要素とされる血液，粘液，胆汁，黒胆汁（今日の何に当たるかは不明）の四つの体液の「混和」（クラーシス）がよく調和した状態にあるとき人は健康で，それが失調に陥るとそこに病気が成立すると考えた．それは病気を身体とは別個の「病魔」の侵入と見立てずに身体を構成する実質的な要素の平衡のみだれと理解するという意味でたしかに一つのまったく新しい見方――この辺に実は存在論的 (ontological) 病気観の当否という医学史上さまざまに形を変えては近代深くに至るまで残された，たいそう重要でまた論議の多い問題があるのだが，いまそこまで立ち入る余裕がない――であったのだが，残念なことに，解剖学・生理学の知識が大きく欠けていたコス派の医学者の１人であるヒポクラテスのその考え方は，つまるところ一つの仮説にすぎなかったと言わなければならない．ヒポクラテスにもまた，当然のことながら時代的な制約があった．（もっとも，注意しなければなら

ないことは，ヒポクラテスに帰せられているいわゆる液体病理学説が，前述の四元素説や，これも古い由来をもつ有名な「冷・熱・乾・湿」の四性質（四作用）説と織り合せてものものしい学説に仕立て上げられたのは歴史上かなり後になってからの話である.）

ヒポクラテスについてはなお語るべきことがはなはだ多いが，必要に応じて後にまた言及することにして，ここでは話を先に進めよう．

アレキサンダー大王の殁（B.C. 323 年）後，今日ではエジプト領のアレキサンドリア（クレオパトラで有名なプトレマイオス王朝の首都）にその中心を移してヘレニズム文明とよばれるに至った後期ギリシャ文明は，B.C. 3 世紀を絶頂に前後約 300 年にまたがり，学芸の顕著な発展がそこにみられた．そのヘレニズム医学の中でもっともきこえるヘロピロスとエラシストラトスの 2 人の大学者は，いずれもB.C. 4 世紀に活動したすぐれた医師であると同時に，卓抜な解剖学者でもあった．系統的な解剖学の知識がいわゆる基礎医学のそのまた基礎であることは後にも説く通りだが，アレキサンドリア医学が今日考えてもきわめて精度の高い解剖学——例えば近代まで伝えられたあの東洋の五臓六腑の説と比較せよ——をもっていたことは，その後の西洋医学の発展を考える上にも覚えておいてよいことの一つである．

アレキサンドリアや小アジアのペルガモンその他諸方で栄えたヘレニズム文明は，あの武骨なローマが世界を制覇

した後も文化的優位を保ち続けたが，医学もまたその例外ではない．ローマ帝国時代の医学もまた実質的にギリシャ医学であったことは，当時のほとんどすべての文献がギリシャ語で書かれていたことでも察せられるだろう．そのギリシャ医学の諸派についても語るべきことは多いが，ここではヒポクラテスにはじまると伝えられ，とくに次に述べるガレノスがそれを祖述したことによって後世にまで病理理論の主流となった液体病理学に対抗する有力な学説としての固体病理学，すなわち，主として身体の固体部分の「緊張・弛緩」という観点で病気一般を説明しようとするこれも後々まで続いた考え方がこの時代にはじまったことだけ記しておこう．

　医学史の上でヒポクラテスと並ぶ巨匠は西紀 2 世紀，すなわちローマ帝国のなお盛んな時代に活動したガレノスである．次節で述べるように中世医学の歴史に深刻な影響をもったガレノス医学の詳細を述べている余裕が残念ながらここにはないが（詳しくは拙著「近代医学の史的基盤」上巻を参照），彼自身はヒポクラテスの嫡流をもって任じていたにはしても，その間にはおよそ 600 年にも及ぶ時の隔たりがあるからには，内容的に同一の説でないことは言うまでもない．ガレノスの医学は，この比類まれなスケールと透徹した頭脳をもった大学者によって整合的に組み上げられたギリシャ医学の集大成とも言うべき巨大な殿堂であった．

　ガレノス医学の中心には前に述べたヒポクラテスの，正

確に言えばコス派医学伝来の液体病理学と，すぐれた生物学者でもあった哲学者アリストテレスの目的論的思考との二つがあった．だが，自身すぐれた哲学者でもあったガレノスの学説が一々隙のない理論で武装されていて，それが後世人々の強い反発を買った反面，彼は実はすぐれて実証的な科学者でもあって，ヘレニズム期ギリシャ医学のすぐれた一面である解剖学的・生理学的思考法をもってその病理学説を裏づけることを怠らなかった．彼がヒポクラテスの液体病理学説を，それがおのずから全身的に偏して局所的な病気の理解に不十分であった弱点から救うことに成功したのもそれに基づいていた．

ガレノスの医学体系は，解剖学・生理学から病理学，診断法——もしかしたら古代の活発な東西交流を背景とする中国医学の影響ではあるまいかと思われる脈拍論の有名な著作があることは興味が深い——から，独特の理論に裏づけられた治療法（瀉血および薬剤療法），さらには衛生学にまで及ぶたくましくまた水準の高いものであった．（ヒポクラテスについてももちろん同様だが，ガレノスの主要な著作は今日英語その他の近代語訳で読むことができる．）

次節以下にあらためて述べられるように，ガレノスの医学は西欧中世にながく絶対的な権威として人々の上に臨み，近代の医学はそれに対する造反としてはじまったという歴史的な経緯が不幸にもその後に続いてしまったために，近代に入ってからはしばしばガレノスに対する評価が不当にゆがめられていたきらいがあったのは残念ながら事

実だが,非はむしろ彼の業績を型にはめた「ガレノス主義」(Galenism) に転化させて——前に触れたガレノス自身の理論癖にそうした種子が含まれていたとみられるふしがないではないにしても——それをかたくなな教条主義として墨守した人々の側にあって,ガレノス自身の残した業績の巨大さと格調の高さとが,あの見事なギリシャ医学の山脈の中でもヒポクラテスと並んできわだって高く聳える二大巨峰をかたちづくることは,今日では誰の眼にも明らかであると言ってよい.

　ちょうど蠟燭が燃えつきる前に大きな光を放つように見事な達成を示したガレノス医学を境に,あの光栄あるギリシャ医学は急に退潮期を迎える.もとより医学はギリシャで終ったわけではないが,その後の西洋医学の運命をたどる上にはここでごく簡単にでも一般の歴史のおさらいをしておく必要がある.

　ガレノスの活動した2世紀の後半は,さしもの大ローマ帝国がようやく動揺の兆をみせはじめたころであった.そのローマ帝国は4世紀の終りにローマを首都とする西ローマと,ビザンチウム(コンスタンチノポリス,今日のトルコ領イスタンブール)を首都とする東ローマ(ビザンチン帝国)に分裂するが,西ローマが5世紀に北方蛮族の侵入によって滅亡した後も東ローマは後述のアラブの傘下に入ることを免れて,15世紀トルコに征服されるまでその独立を保ち,ギリシャ文明の伝統は,次第に強く東方の色彩を加えたビザンチン文明の形でその地に残った.医学につ

いて言えば，とくにその初期にはすぐれた多くの学者を生み，次節に述べるギリシャ医学の東漸を準備したほか，その後も細々ながらも伝統の燈はその地にながく残った．

3. 西欧中世の医学

　西欧中世における医学の歩みをかいつまんで述べよう．医学の歴史そのものについて詳細に語るのはもとより本書の任務ではないが，近代医学の本質を考える一助としていまその成立の背景を眺めようとしているわれわれにとって，それはやはり欠かせない手続の一つであるように思われる．

　前に一言した北方ゲルマン族の侵入によって西方では壊滅に近い状態に陥ったギリシャ・ローマ文明は，ビザンチウムにはなお温存されていたが，5世紀におこった激しい神学論争の結果異端として逐われたネストリウス派（後に中央アジアから中国にまで入って景教とよばれた）なるキリスト教の一派が次第に東方にその中心を移すに伴って，ビザンチン文明の一つの有力な枝分れが東方シリアからサザン朝ペルシャ帝国（今日のイラン）に移植されるに至った．医学もまた当然それに伴ったが，それらはやがて預言者マホメットの歿後7世紀に始まるイスラム教徒の大征服時代を迎えるとともにその手に接収され，光栄あるアラビアの学術がその基礎の上に発展する．

　名高いアラビアの学術は8世紀の半ばごろその緒につき，9世紀から約200〜300年をその盛期とする．その中心

はほぼ今日の中近東からイランへかけて——それに従事した学者はかならずしもアラブに限らずペルシャ系のイスラム教徒も多かった——と，遠く離れて西方イベリア半島の南部アンダルシア地方の二つにあった．その哲学も，医学を含めてその科学も，はじめはギリシャ古典の翻訳にスタートしてその祖述を旨としたが，やがてそこに独自のものが多く加わった．よく言われるように，中世前期のヨーロッパが文化的に壊滅に近い状態に陥っていた時期に，イスラム世界がギリシャ文明をりっぱに温存して，後にそれを西欧に還流させて，近代科学の発展の礎を用意したのは疑いもない事実だが，いまも一言したように，そこにはアラビア独自の貢献もはなはだ大きかったことを見落してはなるまいし，また，その地理的位置のゆえに東西文明の交流を媒介した役割も小さくなかった．

医学史におけるアラビア医学の貢献はきわめて大きい．アラビア医学の代表的な著作として後世にきわめて大きな影響をもち，今日でも広く読まれているアヴィセンナ——彼はアラビア随一の哲学者でもあった——の大著「カノン（医学典範）」はガレノス医学にのっとり，それを厳密な手法で再編成したものだが，東方のアル・ラージ（ラーゼス），西方のイブン・ズフル（アヴェンゾアル）その他の巨匠たちに代表されるアラビア臨床医学の水準の高さ，医術の本質に対する洞察の深さを見落してはなるまいし，また各地の病院はその内容の充実とヒューマニズムによって今日まで語り伝えられる特質をもつものであった．医学教育

や薬学領域におけるアラビア医学の寄与もまたはなはだ大きい．

　アラビアでながく保育されたギリシャ医学はおよそ12〜13世紀ごろから西欧に逆輸入されて，いわゆる西欧中世医学の心棒を形づくるようになる．度重なる十字軍の遠征を機に人々が東方イスラム圏の文化，いわゆるサラセン文明の高さに目を開かれたことがその大きな契機となった．

　それは前とは逆にアラビア語文献のラテン語への翻訳，さらに遡って当時はヨーロッパでもほとんど理解する人の絶えていた古典ギリシャ語文献のラテン語訳の熱心な企てという形で——もとよりそれは医学領域に限られた話ではなかったのだが——まずはじまり，13世紀にイタリアのボローニャを皮切りに次第に諸方に設立された近世の新しい形の教育機関である大学（university）が神学，法学と並んで医学をその教科に採用したことがアラビア経由のギリシャ医学を急速に西欧各地に根づかせる有力な契機となった．

　ここで注意しなければならないことは，こうした数百年にわたる空白の後に医学が西欧に戻ったとき，そこにはローマ教皇を頂点とする中世キリスト教会の権威がほぼ確立していて，カトリック教会の動向を考慮することなしには何も語ることができないという文化的状況がそこにでき上っていたという今日の日本人にはなじみの薄い事情についてである．医学もまた学問であるからにはとくにそれが人間とその生命という宗教にとってきわめて関心の深いこと

がらにかかわる学問であるからには、当然その圏外にはありえない.

　もともとギリシャに生まれた医学は、言うまでもなく教会にとっては異教世界の産物であったが、幸いにもアラビアから逆輸入されたガレノス医学とそれを支えているアリストテレスの哲学とは、ともに教会にとってはうけ入れられやすい性格をもっていたから、言うところの Arabo-Galenism, すなわち前記アヴィセンナによって体系づけられたガレノス医学は、教会によって公認されたいわば「学習指導要領」となった.

　それは反面、医学にとっては——科学一般についても同様のことが言えるのだが——かならずしも幸いな運命ではなかった. 言うところのスコラ主義一色に塗りつぶされた学問的空気の中で、大学の医学は、事実と経験よりも伝承と典籍の訓詁が、実証よりも厳格な形式による論証が重んぜられ、正統とされた学説に異を唱える自由はほとんど与えられなかったと言っても過言ではない. もとよりそれは「学界」の表通りの話で、現場にはやわらかい頭と心情をもった医者が稀にあちこちにいなかったとは言わないにしても、全体としてみれば医学がながく膠着状態を続けざるをえなかった理由はおよそ了解にかたくないだろう.

　早晩そこには造反がおこらざるをえないだろう. 近代医学はその教会によって権威づけられた伝承——もとより今日になってみればそれはそれなりに大きな歴史的意義のあったことは公平に認めなければならないにしても——を打

ち破ろうとする努力にはじまる．それを次章の最初の話題にしよう．

第2章　西欧医学における近代の曙光

1. 近代医学の曙光（ⅰ）——解剖学のはじまり

　いわゆる近代医学史の叙述は通例ヴェサリウス（Andreas Vesalius）とハーヴィ（William Harvey）という2人の偉大な学者の革命的な仕事の話にはじまる．以下にみるように本書もおおむねそれに倣うことになるのだが，忘れてならないのは次の点である．学問の「歴史」は単なる発明発見物語や巨匠列伝でなしに，それが今日の方法と問題とをもつに至ったうらおもて——必要によっては今日では表面から隠れてしまったものまで話に含めて——を，できるだけ正確に理解しようとするところにある，と言ってよいだろう．その意味でわれわれの当面の課題である近代医学の歴史を考える上にも，個々の大きな仕事の叙述に入る前に，それを生みだすに至った時代的背景なり関連領域の状況なりについて，少なくとも一通りの分析と理解とがあらかじめ要請されなければなるまい．

　いまわれわれの眺めようとしている時点について言えば，14世紀にはじまるルネッサンスによって大きく変った人間の姿勢や，いわゆる大航海時代の地理学的発見がもたらした人々の視野の拡大とその社会的・思想的意義，中世

後期にはじまる物理学の進歩ならびにさまざまな技術上の発明発見（本書の関心事に関係するものとしては，例えば印刷術の発明，初期形態の化学としての錬金術，新大陸の発見によってもたらされた新しい薬物，その他），それらが重なり合って生じた科学・技術の世界における教会の威信の相対的な低下と科学者たちの自信の深まり，とくにまた狭く医学に限ってみれば，14世紀ヨーロッパを席巻した黒死病（腺ペスト）の大流行に際してはからずも露呈された講壇医学者たちの無力と，そこに生まれたさまざまな経験的方法の成果，等々，考慮されなければならない問題がはなはだ多いのだが，本書ではそこまで立ち入って詳述する余裕がない（詳しくは前記拙著を見よ）．

だが，いずれにしても，これから述べようとする学者たちの創意や努力をいささかでも軽くみるつもりはないけれど，16〜17世紀ともなれば，われわれの医学も再スタートを切るべき状勢が，社会・経済的，思想的，科学・技術的，さまざまな意味でようやく熟していたことを忘れてはなるまい．学問は人間の営みの一つであるという言ってみればあたりまえなことは，本書のあとあとの話のためにもここで銘記しておきたいことの一つである．（後に第14章でとりあげる話題とも関連してここで横道ながら一言すれば，前述の古典ギリシャ文明と相前後してすでに高度の水準に達していた古代中国やインドの科学が，このような近代の革命的とも言うべき変貌の跡を残していないのは比較文明史・科学史の大きな謎の一つである．医学についても同断

である.)

　ヴェサリウスは 16 世紀のはじめ今日のベルギーのブリュッセルに生まれ, イタリアのパドヴァの大学の外科・解剖学の教授となった学者だが, 彼が 1543 年に公けにした「人体の構造について」という系統解剖学の大著——あのコペルニクスの「天球の回転について」の刊行と奇しくも同年であったことは時勢の動きをうかがわせるだろう. それは日本について言えば種子島にポルトガル人がはじめて鉄砲を伝えた年であった——は, 近代医学の始動を告げる記念碑的な業績であった. 解剖学, すなわち人体形態学が医学の基礎をなす学問であることは言うまでもないし, それがギリシャの昔からかなり進んでいたことは前にも述べたところだが, ヴェサリウスのこの著作は, 近代科学精神に基づくこの領域では最初の, しかも完成度のきわめて高い業績であった. しかもそれは, 右心と左心とを隔てる心臓中隔の多くの小孔——もちろん今日では誰もそうしたものの存在を認めない——を通しての血液の交通, というガレノスの教説を否定して, 次節に述べるハーヴィの血液循環論を準備したほか, いろいろの点で大ガレノスの所説を大胆に訂正したことによって学界に強い衝撃を与えたのであった.

　実を言えば, ヴェサリウスにやや先き立ってルネッサンス後期にはパラケルスス (Paracelsus) とよばれるきわだって興味の深い人物——この奇矯なしかし卓越した能力に恵まれた放浪の医学者・外科医は医学の世界に化学的思考

をはじめて導入したという意味でも医学史に大きな足跡を残したが、同時にまた高邁な思想家でもあった——のような強く反アラビア・ガレノス主義的姿勢をとる学者がないではなかったが、それにしてもヴェサリウスのこの著作が、ながく続いた体制に、動かすことのできない事実に基づいて鮮やかな反旗をひるがえしたことの意義は大きく、医学の近代がここにはじまったと言っても過言ではないだろう。

ヴェサリウスのほかにも、16〜17世紀にはエウスタキオ、ファロッピオ、ファブリチオ、その他今日まで名を残しているすぐれた解剖学者が多く出た。

この場所で一つ述べておきたい重要な話題がある。ヴェサリウスがその一例であったように、解剖学者は外科医の兼業であることが多かった。考えればすぐわかるように、外科医の仕事は人体の構造を正確に知らなければ成立しないからにはそれは当然の話でもあった。ここで記憶しておきたいのは、中世以後西欧では、時代と国によって多少の違いはあるにしても、外科医の地位が一般にはなはだ低かったという事実である。外科と訳された surgery という外国語（ドイツ語、フランス語ではそれぞれ Chirurgie, chirurgie）は、もともと手仕事というほどの意味で、外科医（chirurgus）はしばしば理髪師と兼業し、お高くとまった医師（medicus, 今日で言えば内科医）に比べてその社会的地位は遥かに低かった。（およそそのような身分上の高下がまったく消えた今日でも、英語の physician と sur-

1. 近代医学の曙光（i）——解剖学のはじまり

geon という一対の言葉にその区別の名ごりをとどめている．）労働や手仕事が下賤の職業とみられたのは昔ならどこにもあった話だが，かてて加えて，外科医の仕事は，近年まで怪我にほとんど必発だった悪臭を伴いがちの化膿や，梅毒，皮膚病，その他不潔な対象を扱うわけで——防腐の工夫を知らない時代の解剖もまた当然その一つであった——外科医たち（chirurgi）が前述のような実質的には空疎な伝統医学の「理論」に安住してみずから手を汚さない長袖者流の「お医者さま」たち（medici）から差別されたのはありそうな話ではあった．医者の治療手段として頻繁に行われた瀉血（静脈切開）の実技もまたしばしば外科医に任せられていた．

皮肉なことにはしかし，その外科医たちがいま言ったように医学の基礎である解剖学の樹立にもっぱら貢献したばかりでなく，幸か不幸か王侯・貴族・豪商の優雅なお抱え医者たちのようにむだな思弁や典籍いじりに溺れている余裕もなしに，いつもものに即して行動しなければならないというその業態のゆえに，かえって医学の進歩に早くからさまざまな実質的な寄与をしてきたし，その傾向は後々まで続いたのであった．医学が実学であることを身をもって示した「下賤な」職人たちとしての外科医の功績は，医学の歴史を学ぶ人の忘れてならないことの一つである．

いまわれわれが眺めている時代，すなわち中世から近世はじめのすぐれた外科医たちの名を列挙して記憶を強いるのは本書の意図にはないが，近代外科学のはじめを飾る古

今の大外科医，アンブロワズ・パレ（Ambroise Paré）の名はここで逸することができない．16 世紀パリではたらいた理髪師あがりのこの外科医の功績は多面にわたるが，とくに火薬の発明——正確に言えば中国からの伝来——によって戦闘の様態が一変した 14〜15 世紀以来生まれた銃創という新しい外科的問題の対策は中でもきこえたものの一つである．

この篤信で気高い人格とすぐれた技術をもった大外科医にしばしば引用される次の言葉がある．

「わたくしが患者に包帯し，神が彼を癒し給うた」("Je le pansay, Dieu le guarit." 古いフランス語の綴りのまま）．註解を加えるのは蛇足というものだろうが，その宗教的心情の深さは別としても，そこには純正のヒポクラテス主義があることを人は見のがしてはなるまい．

2. 近代医学の曙光（ⅱ）——生理学のはじまりと近代科学

ヴェサリウスの「人体の構造」と並んで，科学史的に言えばそれとはかなり違った意味で，近代医学の誕生に革命的な意味をもったのは，それより 100 年ほど遅れて公けにされた有名なウィリアム・ハーヴィ（William Harvey）による血液循環論の提唱である．

そのハーヴィの仕事の意義をゆきとどいて理解するためには，ガレノス以来の血液学説について詳しく考察しなければならないし，話はおのずからまたアニマ（anima, たましい）とかスピリトゥス（spiritus, プネウマ，精気）とか

いうこみいった観念を含む古来の生命論とも深くかかわってきて，本書の枠にはおさまりきらない話になる．いまここでそうした議論をいっさい回避してハーヴィの所説を一口で言えば，血液が心臓のいわばポンプ作用によって押し出されて，全身を回って再び心臓に戻り，その循環は人が生きている間たえまなく繰り返される，という今日では常識的な話にほぼ尽きると言ってよいだろう．もっともその前提には前に触れたヴェサリウスの心臓中隔の正しい解剖学的記述と，16～17世紀の解剖学者たちによる肺循環（小循環）の発見のあったことを忘れてはなるまい．

　形態学的，比較生理学的，実験的方法を駆使して説得力の強い論証を提供したハーヴィの血液循環論が生理学の中心問題をはじめて明らかにした功績は言うまでもないが，その方法がきわめて近代科学的であったという意味でも，それは単に生理学・医学と言わず，科学の歴史に時代を画するものであった．実を言えば，イタリアのパドヴァで学んだハーヴィ——蛇足をそえればその血液循環論，正確に言えば「動物における心臓と血液の運動に関する解剖学的研究」が1628年にドイツのフランクフルトで刊行されたころには彼は故国イギリスに戻って，医師として活動していた——の思想の底にはパドヴァ大学の学風であったアリストテレス主義が根強く残っているのだが，彼の研究の進め方は不思議にもまったく新しい時代のそれ，というよりはむしろ新しい時代を先導するものであった．

　ハーヴィの仕事が医学の近代を開いたという意味を理解

するために，ここで少々時代的背景を眺めてみよう．

血液循環論が出た17世紀はあの有名なガリレオ裁判（1616年）に象徴される「科学革命」のさなかに当っている．それは歴史の上でルネッサンスおよび宗教革命と並んで古代・中世と近代とを隔てる三つの大きなできごとの一つであった．それは中世の学問を強く彩っていたアリストテレス・スコラの哲学の目的論的自然観とも，ヘレニズム期に端を発するネオ・プラトニズムの観想的な哲学——ルネッサンス期にはそれは中世末期の政治的・社会的不安を背景にしてしばしばいわゆるオッカルティズムと手を結んだのだが——ともまったく異質な，ひたすらに経験的事実に拠る機械論的な性格の濃い自然観に立って，その因果を支配する法則を見出そうとする新しい「自然科学」であった．前にも一言したように，それは，どうしたわけか近代ヨーロッパ世界だけが生みだした独特のタイプの科学で，やがて全世界を覆う約束を孕む強烈な性格をもつものであった．

その17世紀科学革命の先頭に立ったのは疑いもなく物理学・天文学で，医学・生物学は長い間おおむねその圏外にあったことは科学史の教えるところだが，思想的には上にも述べたようにアリストテレス主義者であったハーヴィの仕事が，その方法においても内容についても，実質的に機械論陣営のものであることをいち早く見抜いたのが，科学革命のチャンピオンの1人である哲学者デカルトであった．本書でもまた後に再三指摘されるように，今日の医

学・生物学は強く機械論的性格——ここで言われる「機械」なり「機械論」なりの意味とその限界については後にあらためて吟味されるはずである——をもっていることはまぎれもない事実だが，そのスタートが血液循環論——ハーヴィ自身は機械「論」者ではなかったにもかかわらず——にあったことは覚えておかなければならないことである．ハーヴィの血液循環論が近代医学の扉を開いたと言われるのはその意味である．

　本書の読者にここでとくに注意しておかなければならないことは，デカルトをはじめとして自然科学者たちから好意をもって迎えられたその血液循環論に向けられた当時の医者たちの眼が，一般に，むしろ冷たいものであったという事実である．それはかならずしも固陋で反動的な医者たちばかりの話でなかったことに注目しよう．彼らはこう批評する．「血液が心臓を中心に身体を回り続けるという新説がかりに正しいとしても，それが医学なり医療なりにとって実質的にどんな意義があるのだろうか．」

　それが医者一般の体質にもからむ保守的な気分のあらわれでないとは言わないにしても，実はその批評には多分に正しいものが含まれていたことを見落してはなるまい．なぜならば，未だ血球の存在すら知らず，今日のわれわれには常識にまでなっているあの血液と血流のさまざまな生物学的役割について皆目人が知らなかったその時代に，血液循環という言ってみれば単元的な知識が後に本書でも詳しく考えるような病気という複雑な生命現象を理解する上に

も，まして医療という実際問題の指針を見出す上にも，さし当って何ほど実益もないとみる人の言い分に十分の理由のあったことはむしろ率直に認めなければなるまい．

もとよりそれはハーヴィの責任ではないし，それによって血液循環の発見を医学史上に高く聳え立つ記念碑的な業績とみる評価にいささかの揺るぎもない．だが，いま述べた当時の医者たちのハーヴィの仕事に対する見方は，近代医学が病気に科学的に対処するに十分な実力を獲得するまでには，まだまだ長い前途があったことをはからずもわれわれに示唆している．その起伏と曲折にとんだ近代医学の発展の筋道を，以下なるべく簡略に述べてみよう．

3. 近代医学の曙光（ⅲ）——17世紀臨床医学の趨勢

ヴェサリウス・ハーヴィに代表される近代科学的な解剖学・生理学——その二つが今日のいわゆる基礎医学のその当時における全体であった——のその後の動向を追う前に，その時代の臨床医学の状況をざっと眺めておこう．

中世後期の医者たちの実力が，スコラ的に膠着したガレノス理論——前にも述べたように，それがかならずしもガレノスという比類まれな医学者の真精神を正しく伝えたものであるとは言えないのだが——の呪縛の下に，見かけ上の仰々しさとはうらはらに，まことにさむざむとしたものであったことは，例えばペトラルカ，モリエール，エラスムスといった高名の文人たちの今日まで伝えられている痛烈な医者批判にもうかがわれる通りであった．もとより前

に一言した反骨パラケルススや,正統ガレノス主義に立ちながらも今日考えてもきわめて高い水準の医学者であった同時代のフェルネル（Jean Fernel）——生理学（physiologia）および病理学（pathologia）という言葉は彼に由来する——その他すぐれた医師がたびたび現われなかったわけではないにしても,近世に入っても臨床医学の水準が概してはなはだ低いものであった——前にも言ったように医者扱いにされない外科医がかえってしばしば高度の医療技術をもっていたのが皮肉である——のは争われぬ事実であった.

　だが,17世紀ともなれば近代の曙光はこの領域においてもようやく顕著である.その代表にイギリスのシデナム（Thomas Sydenham）とウィリス（Thomas Willis）の2人を挙げておこう.

　イギリスのヒポクラテスとよばれたシデナムは終生ロンドンの市井の開業医としてはたらいた臨床家だが,スコラ的な原理にもオッカルト的魔力にもいっさいたよらないで,ひたすら確実な臨床的データを収集し,経験的な諸事実の間にみられる因果関係の把握につとめる生粋の経験主義者であった.彼は個々の病人の現象を子細に観察し,そのさまざまな症状と経過つまり病歴を正確に記述した上で,病気の区分という今日では医療のイロハとも言うべき,しかし意外にも古来医学者たちの間でながく忘られていた手続に鋭意従事した.臨床医学の歴史におけるシデナムの最大の功績は,多くの病人たちの間に,順序立った恒

常の姿で起こる病気の区別，種類のあることを，はじめてと言わないまでも，明晰に認識し，「病気の自然誌（natural history）」をつくることをその仕事とした点にあった．彼は言う，

「……同じ病気は異なった個体にほぼ似たような症状をひきおこす．だから病んだソクラテスに観察されたところと，うすのろ（simpleton）にみられるものが変りないことは，ちょうど植物の一般的な特徴が同じ種類のどの個体についてもみられるのと同様である．」

平たく言えば，それは，病人たちの病気にはそれぞれ病名がつくはずという主張だとみて大きな誤りはないのだが，それをあたりまえのことではないか，と言い捨ててはなるまい．病気の間に植物の種（species）にも似た区別があるといういま考えてあたりまえのように思われることを，シデナムのようにはっきりと考えていた医者は近世まで稀だったし，その意味で近代的な臨床医学はここにはじまると言っても過言ではないのである．だがその反面，患者にそれぞれ一定の病名が与えられる，という今日お互いの常識がまったく怪しまない手続が，医学的にも，また医療の実地の上でも，実はさまざまな問題を含んでいることは，後に本書でていねいに考えてみなければならないことの一つである．それはある意味で近代医学の本質に絡まる根本問題であると言ってよいのだが，さし当って医学史のこの文脈で深入りすべき話題ではない．

シデナムに天然痘，はしか，赤痢，梅毒，痛風，ヒステ

リーその他に関する見事な臨床的研究があった．シデナムの病理学，ことに後世まで影響の大きかった「流行条件」('epidemic constitution')とよばれるその病因論，治療方針，その他についても語るべきことは多いのだが，ここでは省こう．

上記のもう1人のウィリスもロンドンの開業医であった．糖尿病やてんかん，ヒステリー，その他神経病に関する名高い仕事が残されている．彼はしかし，シデナムとはいちじるしく肌合いの違った学者で，有名なロンドンのロイヤル・ソサェティーの自然科学者たちとの交友も深く，「脳の解剖学」および「動物のたましい」なる二つの古典的な著作によって近代神経学の開拓者とよばれる偉大な解剖・生理学者であった．彼はまた医化学の領域にも大きな足跡を残した．長い間シデナムの名声の影に隠れていた観のあるウィリスの真価は近年に至って大幅に見直された観が深く，彼を目して近代科学の精神を踏まえた近代臨床医学の偉大な先駆者とみるに十分の理由がある．

シデナム，ウィリスの時代，すなわち17世紀の中葉から後半にかけてはほかにも高名な臨床医学者が少なくなかった．ここでは一々その名を挙げないが，上にシデナムが説いたような意味での諸種の病気についての具体的な知識が逐次深まってきて，時代がまったく新しくなってきたことを思わせる．くる病，肺癆症（後に言う肺結核症），脳卒中などが正確に記述されるようになったのはこのころの話である．

4. 解剖学の展開と近代生理学の始動

17世紀科学革命にはじまる近代自然科学の興隆は、当然医学の領域にもさまざまな形の大きな影響をもたらした.

17世紀には、それぞれ物理学・数学および初期化学を拠りどころとする医物理学派（Iatrophysicists）および医化学派（Iatrochemists）——この有名な言葉はしかし後世の医学史家の命名によるもので、現実の学派がそこに結成されたわけではない——が二つの勢力をつくった. 前者にはガリレオに傾倒した偉才ボレリ（Borelli）、後者には生物学史にも名高い、ファン・ヘルモント（van Helmont）やシルヴィウス（Sylvius）など、それぞれ多くのすぐれた学者が活動したが、詳細は専門の医学史書に譲りたい.

そうした「学派」とはかならずしも関係なしに展開された新しい時代の医学の特質を顕著に示す二、三の大きな動向をここでしばらく眺めてみよう.

その一つは16世紀の終りごろ発明された顕微鏡——誰が最初にそれをつくったかについては諸説がある——が開いてみせた生体の微細構造の世界である. この領域を代表する卓越した研究者として前記ボレリとも深い交遊のあったイタリアのマルピーギ（Marcello Malpighi）がある. 前記ハーヴィの血液循環理論においては、実を言えば血液が動脈から静脈に移行する状況が不問に付されていたわけだが、このマルピーギがカエルの肺胞をとり囲む毛細血管網を発見したことによって、その知識の空白がはじめて埋められた. （同じ時代に何人かの学者たちによってリンパ管

系というこれまた血液循環とかかわりの深い構造物の発見のあったことを付記しておこう.）マルピーギはまた同時代の有名な顕微鏡家レーウェンフック（Antony van Leeuwenhoek）とそれぞれ独立に赤血球を発見したし，そのほかにも彼の微細解剖学および生理学上の発見はきわめて多い．

　前に述べたヴェサリウスやエウスタキオに象徴される16世紀イタリアの解剖学のすぐれた伝統は，17世紀にはヨーロッパ各地に分散して展開し，研究の対象はようやくマクロからミクロの水準に移って，顕微鏡という新鋭の武器がフルに利用された．その時代に輩出した今日までの名の残っているすぐれた解剖学者たちの名とその業績とをここで一々挙げないが，その間に急速に蓄積された諸器官の構造に関する豊かな知識が，古来のマクロの解剖学では到底とどかなかったところの，人体のはたらきの機微を理解するための必須の前提を用意することになったのは，今日になってみれば誰にも容易に理解できることだろう．生物学・医学における形態学の意味のはなはだ重いことは言うまでもない．

　いま述べた形態学の展開とはまったく別の方角で，この17世紀に，科学革命の歴史の中で重要な役割を演じたロンドンのロイヤル・ソサェティーに所属する科学者たちを中心に，呼吸の生理学が目覚ましく進んだことを見落してはなるまい．その一群の研究の歴史的意義ははなはだ大きい．

日本語で「いきが絶える」という表現が死を意味することからもおよそ察せられるように，呼吸がいわゆる生命現象と切っても切れない関係にあることは古来誰にもわかっていたことだし，おのずから，いきによって人にいのちが吹きこまれる，言いかえれば，大気の中に生命の源があるという考え方は，いろいろ形は変っても東西古く広く人々の間に浸透していたとみられる．pneuma（プネウマ），spiritus（spirit，気，精気，神気），などいろいろの言葉がおよそその辺の消息を人にうかがわせると言ってよいだろう．

　呼吸——今日の科学の言葉で正確に言えば外呼吸——が生命現象に直結しているという事実にはもとよりいささかの揺るぎもないが，いま記された空気の意味が完全に反転するのは，後に詳しく述べるように現代に入ってからの話である．だがそこに至る長い研究史の始動のきっかけをつくったのは，ハーヴィの血液循環論——それはガレノス以来の伝統的な呼吸理論と実は両立しないものであった——と，有名な物理学者ボイル（Robert Boyle），その他ロイヤル・ソサェティーの気鋭な学者たちが開拓した気体物理学との二つである．

　その1人であるフック（Robert Hooke）——彼は今日その名を冠した弾性の法則で知られ，またニュートンに先んじて万有引力に着目したといわれる物理学者であり，後にも述べるように細胞を最初に記載して生物学史にも大きな名を残した学者であった——は，イヌの胸腔を大きく開い

て横隔膜まで除き，気管に挿入したチューブを通じて空気を肺に送りこむことによって，常識的な意味における呼吸，つまり胸郭の運動によるいきの出し入れなしにも心臓の拍動は継続し，動物の生命はりっぱに保たれることを示すことができた．それは胸の中の肺こそが呼吸（外呼吸）の主役であることを示す実験であった．（前にも触れたように，ハーヴィの仕事にも簡単な実験的工夫はみられたが，数十年遅れた17世紀の後半にはすでにしてこうした見事な実験生理学的研究がはじまっていることに注目しよう．）

呼吸生理学の開拓にはボイルやこのフックのほかにローワー（Richard Lower），メイヨウ（John Mayow）など，実験的手法にたけたロイヤル・ソサェティー系の学者たちの寄与がいろいろ入り組んでいるが，ここではその経緯の詳細にわたることを省いて，全体の収穫をまとめて記せばおよそ次のようである．

彼らは，静脈血が色を変えて鮮紅の動脈血と化するのは，以前人々が考えていたように心臓の左室でなしに肺においてであること，それは吸いこまれた新鮮な空気のはたらきであること，を確認し，それは，そこで空気中のある重要な成分——硝気精あるいは燃気精と名づけられ後に18世紀にラヴォアジエ等の発見した酸素にほぼ該当するものであったとみてよい——が消費されるゆえであると考えたばかりでなく，その成分が血液で身体各部に運ばれてさまざまなはたらきの原動力となるものであると説いた．

もとより物質的なつめはなおはなはだ甘かったにはしても，そこには今日の呼吸生理学の大筋が先きどりされていたとみることもできるだろう．

呼吸生理学と並んで17世紀イギリス生理学の大きな貢献は前記ウィリスの解剖学と結んだ神経生理学だが，その話にはここでは深入りしないでおこう．

こうしていろいろな面で他の国々に先き駆けて見事なスタートを切ったイギリスの生理学のほかにも，あちこちで前記の医物理学派，医化学派に属する学者たち，植物学者たち，などの間にいろいろ注目すべき仕事はあるが，一々ここには記さない．

5. 移行期の臨床医学（18世紀前半）

医学の近代化が確実にはじまったとみられる上述の17世紀を承けた18世紀前半の医学の状況を概観してみよう．

文化の諸領域を通じてこの18世紀はしばしば体系の時代と言われるが，臨床医学の領域でも，この世紀は新しい物理学の動向を反映したドイツのホフマン（Friedrich Hoffmann）の機械論的な医学体系，アニミスムス（Animismus, animism）とみずから名づけたシュタール（Georg Ernst Stahl）の生気論的な体系——シュタールは有名なフロギストン（燃素）の説で化学史の上でも高名な学者である——物理学と化学の双方をとりいれて折衷的な学風を開いたオランダのブールハーフェ（Herman Boerhaave）の体系等，それぞれ大きな構想力をもったすぐれ

た医学の体系が登場する．彼らはいずれも卓抜な臨床医学者であったには相違ないが，その演じた役割はおおむね過渡期的性格のものであったと言ってよいだろう．

　当時ヨーロッパ医学の指導的地位はイタリアからオランダに移っていたが，そのライデンのブールハーフェは18世紀のもっとも有名な医師の1人で，「当代ヨーロッパの師表」とまで言われた臨床医学者である．諸方面にわたる多くの著作がある中でも，その「医学指針」および「箴言」（アフォリズム）という二つの小さな書物は，標準的な医学教科書として諸国の言葉に訳され，長い間きわめて大きな影響力をもった．18世紀にはじめてわが国に輸入されたいわゆる蘭学の文献にも「蒲爾花歇」の記法で彼の名がしばしば見える（阿知波五郎博士による）．

　詳しい病歴の聴取と現症の正確な記述とその分析に基づく診断，その上に立って工夫された治療法の設定と予後の判断，という近代医学的診療の定石がほぼでき上ったのはおよそこのころであった．ブールハーフェの教育者としての名声ははなはだ高く，ヨーロッパ諸国から彼の門下に参じた者はひきもきらなかった．ことに注目すべきことは，今日言う意味での「臨床」教育，つまり，ベッドをもった教室での患者を眼の前にしての教育の原型が彼によってはじめてライデンの大学でつくられたという事実である．

　平素われわれがなんでもなくうけとっていることの中に実はしばしば大きな社会的，文化的の変革の経過や先人の苦心の跡が隠されていることがあって，その辺に歴史を学

ぶ意味の一つがあるのだが,この臨床教室——クリニック (clinic) とはもともとギリシャ語の床 (klinē) という言葉に由来する——の成立がその実例の一つである. いまその背景を簡単に説明しておこう.

容易に想像されるように,もともとは徒弟修業の形で学ばれていた医術が,前述の中世・近世の医学校で一定の課程を踏んだ医学教育の形に変ったとき,医学生たちがそこで教えられたのは,前に述べた伝統的なガレノス医学の病理学説と診療の理論とであって,一人前の医師となるためには学生たちは個人教授の形であらためて多くは市井の開業医について実地診療を学ぶのが通例であった. 他方,今日では「病院」と訳して人が怪しまない hospital が真に病人たちの診療の機関となったのは実は近代的の現象で,元来それは貧民,浮浪者,巡礼者などと一緒に貧窮の病人たちが運びこまれる収容所,宿泊所——hospital と hostel, hotel とはもともと同根の言葉である——であった. 富裕な病人は家庭でみとられ,診療をうけるのが常であったし,しばしば宗教的・慈善的な意味をもった病院,つまり収容所が,定期的・不定期的に医師を招いて診療に当らせることはあっても,医者がそこに常勤する制度は長い間ほとんどみられなかったと言ってよい.

およそそうした歴史的背景を考えれば,ブールハーフェの医学教育の新しさは理解にかたくないはずである. もとより多少とも似た形の先例が絶無だったわけではないし,一方,病院の改革の機運が近代社会の成熟の過程でようや

く高まろうとする徴のあったことを見落してはなるまいが，少なくとも医学教育の歴史の中でブールハーフェのそれ——僅か12床という規模のものだったにしても——が画期的な試みであったことは理解にかたくないだろう．

　このライデン式の新しい医学教育の方法は，やがてブールハーフェの門に学んだ学生たちの手でヴィーン，エディンバラなど諸方の大学に急速にひろまって，ついに一般に定式化するに至った．それはおのずから次章で述べる18世紀後半以後の医学の急速な興隆の大きな原因の一つを形づくることにもなったのである．

第3章 近代医学の発展（Ⅰ）

1. 近代医学の成長（ⅰ）——18世紀医学概説

　前にも言ったようにブールハーフェの時代の医学にはなお移行期の色彩が強かったが，18世紀も後半になるとようやく新しい時代の徴が歴然としてくる．ここでしばらく眼をもっぱら臨床医学に向ければ，ブールハーフェの直接の影響をうけたいわゆる古ヴィーン学派，エディンバラ学派の隆盛がとくに目につくが，例えばそのエディンバラにもとくに神経病の領域で巨大な足跡を残したカレン（William Cullen）のようなライデン帰りでなしに現地でみずから仕立て上げたすぐれた臨床医学者がいたことをみても，全体の水準がすでにいちじるしく高まっていた消息が察せられるだろう．試みに治療の面を眺めても——後に本書でまた詳しく述べる折があるように，治療は医学の中でも長い間もっとも遅れていた部門であった——例えば，17世紀にはじめて新大陸からヨーロッパに渡来して以来万能薬として広く使われていたキナ樹皮（キニーネ）がマラリアの特効薬として再認識されたことや，古くから遠洋航海の大きな悩みであった壊血病が新鮮野菜やレモン汁によって克服された，というような仕事がこの時代に出たことを見て

も，医学の性格がようやく近代色を加えつつあることを人はそこにみるだろう．当然そこには歴史に名を残した医師たちもはなはだ多いのだが，その委細を尽くすことは本書の任務ではない．

その臨床医学の興隆という話の中には，当然，本書の叙述ではしばらく遠ざかっていた外科の大きな進歩が含まれているし，また眼科とか産科のような諸分科がまったく面目を改めつつあったことも見のがせない点の一つである．医学が科学の道を歩みだしたからには，専門的な分化はその必然の方向であった．

ところで，細目は一切省略しなければならない約束をもった本書でも，この場所でどうしても書きとめておきたいのは，ヴィーンの一開業医アウエンブルッガー（Leopold Auenbrugger）による打診法の発明である．1761年に出版された「新考案（Inventum Novum）：胸壁の叩打によって胸郭内部に隠された病気の病徴をみつけるための」と題された100ページたらずの大きな活字の書物の報告する一見平凡な工夫は，生前に人体内部の消息を確実にうかがうことを可能にした最初の企て——彼はさまざまな急性，慢性疾患の患者についての打診の記録と，同じ患者の屍体解剖による所見とを綿密に照合して彼の診断法の有用性を実証している——として，臨床医学の歴史に画期的な意義をもつものであった．

振り返ってみると，病気が人体といういわば「あかずの間」の内部に生ずる現象であるという点に古来医者たちの

仕事の最初に出合う隘路があった．ずっと前に一言したガレノスの脈拍論にしても，もしかしたらそれに間接に影響を与えた中国医学のあの念入りの「脈診」にしても，なんとかして生きた人体内部の消息を確かめたいという念慮に発するものであったのだが，アウエンブルッガーの発明したこの打診法なる単純きわまる手技は，それが20世紀の今日でも医者たちの欠かせない手続の一つとして残っていることをみてもわかるように，近代的な診断学の第1ページを飾る意味をもっていた．

皮肉なことに打診法の意義を正しく認めてそれを実地診療のルーティーンとしたのは，アウエンブルッガーが直接師事した古ヴィーン学派の巨匠たちでなしに，次の世紀に入ってパリ学派の臨床家たちとくにその派の巨匠の1人で有名な心臓病学者コルヴィサール (Jean Corvisart) であった．

2. 近代医学の成長（ⅱ）——18世紀生理学の諸相

ブールハーフェの門からはまた，18世紀生理学を代表する大学者アルブレヒト・フォン・ハラー (Albrecht von Haller) が出た．スイスの人で，ライデンに学んだ後，若くして新興のゲッティンゲン大学の植物学，解剖学，医学の教授となったこの博学の人は，またドイツ文学史に名を残す詩人でもあった．

大著「人体生理学要論」およびハンディーな「生理学初歩」なる生理学史上の古典を残したこの学者――彼には諸

領域にわたる多くの著書がある——にとって生理学は「生きた（生気のある）解剖学」(anatomia animata)，つまり構造と密接に関係づけられた人体のはたらきの科学であった．四元素とか四体液とか，線維とかいう昔風の観念から演繹された独断的な人体理論はそこではまったく払拭されて，実証された生体の構造と微細構造に基づいて考察されたハラーの生理学は，明らかに近代の息吹きをもっていた．彼は動物実験を多用する実験生理学者でもあった．循環，栄養，分泌，呼吸，神経・筋，感覚，生殖，発生等にわたって，秩序立って叙述された彼の生理学の内容を一々紹介しないが，ことに生理学史，生物学史にハラーの名を高からしめたのは，彼の提唱した「被刺激性」および「感覚性」の概念で，それは近代的な神経生理学の中心問題となったばかりでなく，生物学思想一般にも深い影響を残した．

　もとよりこの時代にはほかにも多くのすぐれた生理学者——植物や動物の生理学をも含めて——の活動とかずかずの大きな収穫があった．いまそれらの話は省かなければならない．

　ここで一つ注意しなければならないのは次の問題である．上にも一言したように，生理学が生体の構造（形態学）の土台の上に理解されなければならないのは当然として，このころになってもまだ，その解剖学と並んで生理学を支える約束をもっていた化学的な見方の用意が，はなはだしく不十分だった——前述の「医化学派」の多くはまだ多分

に錬金術的だった——ことを人は見のがしてはならないだろう．もとよりそれはかならずしも生理学者自身の負うべき責任ではないし，17世紀に出立した科学革命の過程で化学の発展が目立って遅れていたという事実がその背景にある．

もっとも，イギリスでは前に触れたボイルという大先達が，今日われわれが考える化学とはかなり遠い形であるにはしても，錬金術からは完全に脱却した近代化学の道を歩みはじめていたし，それ以後もその国ではとくに燃焼の問題を中心に気体化学研究の伝統はつながっていて，すぐれた業績も多い．それを踏まえてついに酸素の発見という画期的な仕事をしとげたばかりでなく，化学の骨組みをつくり上げたのは18世紀後半のフランスの巨匠ラヴォアジエ（Antoine Lavoisier）であった．

化学の歴史について語るのはもとより本書の任務ではないが，イギリス，フランスの近代科学者たちによる燃焼理論の完成——ギリシャにおいても東洋においても古代には「火」は元素の一つだったばかりでなく，近代になっても前記シュタール以来フロギストン（燃素）とよばれる元素が物質から脱出することによって燃焼がおこるという見解が根強かったことを思え——は，科学の歴史の中でも画期的な事件の一つであったが，それに伴って呼吸という生理現象もまた一種の緩徐な燃焼と理解されるようになったことは，医学・生物学の歴史にとってもたいそう意味の深いできごとであった．言うまでもなく呼吸は生命現象の中心問

題の一つだからである．もとより呼吸の本質については，このあと長い研究の歴史が続いて，20世紀の半ばに近くなってほぼ解決するのだが，それはこの場所での話ではない．

ラヴォアジエが礎を築いたその化学が，生理学の諸領域に実質的な寄与をするようになるまでには，まだ何度か脱皮を繰り返さなければならないだろう．

ここで話題が少々変るが，生理学と言い，解剖学と言い，古くから通例医学史の中で語られ，事実またその発展に寄与してきた学問の研究者たち大多数が医者であったにはしても，後にも説くようにそれらは本質的には生物学──ただし「生物学」(biology) という言葉は19世紀にはじめてできた──の部門として考えるのが正確であることは，今日になってみれば明らかである．

その生物学は18世紀には諸方面にわたって顕著な発展をとげた．有名なリンネの分類学やビュフォンの博物誌はさし当りわれわれの話題には遠いが，動物学者たちの間で胎生学（発生学）の研究──この領域でも前記血液循環論と同じハーヴィの研究が実は近代を開いたことを一言しておこう──が進展しつつあったことは医学にとっても無関係な話ではない．

なお，この世紀の生物学史，思想史を賑わした大きな問題に，生物機械論対生気論をめぐる激しい対立があったことを記憶しよう．その近代的な生気論の立場を強くとった学者たちは，前に述べたシュタールのアニミスムスの影響

を強くうけていたし、またハラーの生理学思想もしばしばそこに照合されたという意味でも、この話はわれわれに無関係ではないのだが、ここではその種の論争の話には深入りしたくない。もっとも生物ないし人間が機械であるかどうか、さらには、言うところの「生命」とは何か、という問題は、18世紀のそれとはよほど違った水準と内容で今日の医学にとっても枢軸的な論題でもあるから、本書でも後にまた立ち入って考究される折が当然あるはずと予期される。

3. 近代医学の成長（ⅲ）――病理解剖学の登場

　18世紀医学が残したもっとも重要な業績の一つにイタリアの解剖学者モルガーニ（Giovanni Battista Morgagni）の大著「病気の座とその原因」(1761)――前記アウエンブルッガーの打診法の公表と同年であった――がある。

　病死体を解剖して病変の所在を確かめる手続――蛇足をそえればそれは古来多くは刑死体について行われたところの系統解剖学つまり人体の構造を明らかにしようとする学問とはまったく異なる意図に発している――は、ルネッサンス期ごろからあちこちでしばしば行われて、すぐれた報告も多かったのは事実だから、かならずしもモルガーニが先人未踏の地を開拓したというわけではない。だが、モルガーニの仕事が医学の歴史に大きく時代を画する意味をもったのはおよそ次のような点にあった。

　彼は在来の方法で整理した諸種の病気――それは当時と

してはほとんど網羅的ともみられるものであった——よりなる600余例の死体を解剖して、その剖検所見と、前もって用意された臨床症状および経過の記録とを綿密に照合して生前の病気の性質と動きを解剖学的（＝形態学的）方法によって再構成しようとしたのであった．その書物の標題にみえる病気の「座」の意味は明白だが，そこで言われた「原因」(cause)という言葉の意味についてはむずかしい問題もあるのだが，いずれにしてもモルガーニが形態学的方法という生物学研究の有力な武器を駆使して，病気の理法の科学にはじめて深い鍬を入れた功績はきわめて大きく，後にも記されるようにその影響は深くしかも永続的であった．

　もとより，古来医者が病気の理法についてあれこれ考慮をめぐらさなかったわけではない．前に記したヒポクラテス・ガレノス以来の液体病理学説それに対立するこれも伝統の長い固体病理学説がその代表的なものだが，あらためて言うまでもなく，それらはギリシャ的な自然哲学の上に立つ思弁的な構築だったし，近代に入っては病気の成立をいろいろな意味で神経のはたらきに関係づけるみせかけだけは「科学」的な理論が再三提出され，しばしば多くの追随者をもったのだが，形態学的方法という実証的なアプローチによるモルガーニの病理解剖学こそ，真に科学的な病気の理解のはじまりだったと言って誤りないだろう．しかも彼が偏狭な形態学のための形態学者にとどまらなかったことは，その著述の論旨からみても，あるいはまた前記の

大生理学者ハラーとの間に長年にわたって交わされた往復書簡の内容からみてもわかることで，か̇た̇ち̇と̇は̇た̇ら̇き̇の̇相関を彼は深く認識していたのであった．（ついでながら言えば定期的な学術雑誌による研究発表という形式の未だ確立していなかった近代初期には，高名な学者たちの間における学術的な手紙の交換が学問の進歩にしばしば大きな役割を占めていた．中でもハラーは筆まめな学者の1人としてきこえている．そのハラーはしかし同時に近代的な学術雑誌編集の大先達の1人でもあった.）

　形態学的方法による病気の理法の解明はそのころから急速に発展する．中には例えば18世紀後半のイギリスの有名な外科医ジョン・ハンター（John Hunter）――後に述べる種痘法の発見者ジェンナー（Edward Jenner）の旧師である――の炎症論のような今日でも人を教えるところの多い見事な研究も出た．

　病理解剖学の確立によって長い間単に外から眺めて内部の真相を推測するよりほかなかった人の病気への有力なアプローチがはじめて案出されたことは，当然のことながら医学全体の相貌をまったく新しくする結果をもたらした．その領域から次の19世紀医学の花が咲きはじめる．それを次節の話題にしよう．

4. 近代医学の成熟（i）――パリ学派

　18世紀末から19世紀はじめにかけての西欧医学の状況を一望してみよう．

近世はじめまずイタリアに勃興した西欧医学はやがてオランダにその中心を移した観があるが,さらにそれは,フランス革命の前後からそれまでながく沈滞の底にあったフランスに移って,19世紀初期には全ヨーロッパをリードするいわゆるパリ学派がそこに成立する.

パリ学派興隆の思想史的また社会的背景の話はここでは省くが,その特質は,旧態を改めた病院におけるゆきとどいた臨床観察に基づく疾病記述(nosography)の充実と,前記モルガーニにはじまった病理解剖の励行との見事な統一であった.それはおのずから病気に関する認識をいちじるしく深めることになった.しかもそこにはブールハーフェ流の臨床講義が新しい形で組織的に行われ,医学の研究と教育とが一体化した.近代的な臨床医学が19世紀パリに誕生したとしばしば言われるゆえんである.

パリ学派の大先達は,精神医学史でも不滅の名を残したピネル(Philippe Pinel)であったが,この学派はその後数十年間にわたって数多くの臨床医学者を生んだ.初期の二,三の代表的な学者を挙げれば,とくに心臓病の研究で記憶される前記コルヴィサール,肺結核症の研究できこえるG. L. ベール(Gaspar Laurent Bayle),およびラエンネック(René Théophile Laënnec)がある.後の2人はそれぞれ独立に結核結節の発見,つまり今日結核症(tuberculosis)とよばれる病気の病理学的な特質をはじめて正しく認識した学者として知られているが,ラエンネックはまた前記アウエンブルッガーの打診法と並んで今日でも臨床診

断技法の入口である聴診法(間接聴診法),言いかえれば聴診器の発明者でもあった.

人材の多いパリ学派の中でもひときわ目立つのは,惜しくも30歳を僅かにこえる若さで世を去った天才ビシャ(Xavier Bichat)である.元来は外科医であったこの市井の医学者——ついでながら言えばパリ学派の学者たちが保守的なパリ大学の外にあったことが印象的である——は,医学史の上ではむしろ解剖学の偉大な革新者として名を残し,今日言う組織学(histology)および病理組織学の創始者として名を残している.(もっとも彼は「膜」membraneという独特の言葉で今日われわれの言う組織について論じたのだが.)

古来,もっぱら器官(organ)を軸に眺められていた人体の生理と病理が組織の水準にはじめて還元されたことは,医学・生物学の歴史の上ではなはだ意義の深いできごとであった.なお,ビシャはいろいろな意味でその後のパリ学派に大きな思想的影響を残したのだが,ことに彼の生命論には今日でも深い考察を促す面が多く含まれている.それは前記シュタールや長い伝統をもつ南フランス,モンペリエ学派の生気論の系列に属するものだが,ここではその問題には深入りしない.

中期から後期(およそ19世紀半ばごろまで)にかけてのパリ学派についても語るべきことは多いが,ここで一つだけぜひ記しておきたいのはルイ(Alexandre Louis)——肺結核症や腸チフスに関するすぐれた業績を残したこのすぐ

れた学者は，また留学生を通じて草創期のアメリカ医学の発達に大きな影響をもった——の治療批判という画期的な仕事についてである．

　静脈切開による瀉血（刺絡もほぼ同意語）は古来，時代と流派を問わず医者たちの万病に対する治療法として日常化していた技法であった．たしかにガレノス医学の伝統を守る液体病理学者の立場では，体液の混和の不調に基づく悪液を排除することによって回復を期待する——同じ意味で瀉血はしばしば峻下剤や吐剤，灌腸などの排液療法と並用された——という「理論的」根拠があったとしても，不思議なことには固体病理学説をとる医学者たちによってもそれは伝統的に汎用されていたし，パリ学派の時代になっても瀉血信仰はなお強く続いていた．ルイは彼がみずから「数値的分析」（numerical analysis）と名づけた初歩的ながらも統計にたよる方法に基づいて，この古来の権威づけられた治療法がまったく無効であることを実証する．もとより数千年来の慣習が容易なことで完全に止むはずはないが，19世紀の70年代ごろから，それまでほとんど儀式化されていた瀉血が目立って下火になってきた有力な原因の一つが，この学者の注目すべき業績にあったことは，治療学の歴史に特筆大書されてよい．治療という医学のもっとも重要な，しかし遺憾ながらはなはだ遅れていた部門においても，ようやく近代化がはじまりつつあることを人はこの辺に察することができるだろう．

5. 近代医学の成熟（ⅱ）——イギリス諸派，ヴィーン学派

経験主義的性格の根強いイギリスという国の医学は，大陸でしばしば見られるような思想的傾向の強く表面に出た運動なり流れなりをつくったことはあまりなかったとしても，コンスタントに着実な歩みを続けて医学の歴史に大きな足跡を残してきたし，その伝統は今日でも続いている．

19世紀の中葉に活発だったアイルランドのダブリン（Dublin）学派は，前述のパリ学派の影響を強くうけている．それと相前後してロンドンには有名なガイ（Guy）病院から次々とすぐれた臨床医学者が生まれた．詳細にわたっているいとまがここにはないが，例えばグレーヴス病（ドイツ流にはバセドウ病），アディソン病，アダムス・ストークス症候群，ホジキン病，パーキンソン病，ブライト症候群等，今日でも常用されている病名がそれら諸学派の臨床医学者の名をとっていることからも，当時のイギリス医学の盛況の一斑が察せられるだろう．それらの学者たちの多くはエディンバラ大学の出身で，その有名な大学は，さきにも一言したように，溯ればライデンのブールハーフェの系譜をひくものであった．

19世紀医学の中で大きな位置を占めるものの一つは新ヴィーン学派の隆盛である．前に述べたブールハーフェの直系が18世紀に開いたいわゆる古ヴィーン学派が沈滞に陥ってから長い間の曲折の後，19世紀の半ばに近くなって旧態をまったく改めた新ヴィーン学派が誕生する．その舞台の中心はパリの場合と違って大学に属する有名なヴィー

ン総合病院であった．この学派を代表するのは，病理学者ロキタンスキー（Carl von Rokitansky）と臨床医学者スコーダ（Joseph Skoda）の2人の巨匠である．

ロキタンスキーは「液体病理学」——もとよりそれは中世ガレノス医学のそれとはまったく内容の違うものだが——を標榜して後述の新進病理学者ウィルヒョウの鋭い批判を浴びたために，今日までしばしば不当に低い評価をうけてきた憾みがないでもないが，疑いもなく古今屈指の偉大な病理解剖学者であった．彼の形態学はおおむねマクロの水準にとどまっていたところにその限界があったが，病理解剖学を死体解剖所見の単なる記述と解釈の段階から病気の理法の科学，すなわち正しい意味での病理学に高めた最大の功労者とみることもできるだろう．

ここで注意すべき現象は，パリ学派にその典型的な姿がみられたように，死体解剖はその患者を診療した臨床医家自身の手で行われるのを長い間例としたのだが，ロキタンスキーの時代に至ってはじめて専業の病理解剖学者が登場したという歴史的な事実である．たしかにそれによって失われるふしがなかったとは言えないけれども，病理学が独立の専門学科となるためには，それは避けられない道筋であったと言うべきだろう．後にも学ぶように，19世紀も後半になるといわゆる基礎医学の諸分科が続々と独立する．

ロキタンスキーと並んで新ヴィーン学派の柱石となりヴィーンの名を国際的に高からしめたのは，臨床医学者——「内科」という言葉が生まれたのはまだよほど後の話であ

る——スコーダである．前に述べた打診法および聴診法を完成して今日の科学的な身体的（あるいは物理的とも訳される）診断法（physical diagnostics）の基礎を築いたのは彼のよく知られた業績である．このすぐれた臨床医学者はまた，「治療懐疑主義」というやや不当な評言できこえている．諸般の治療法のきびしく正確な評価をそのまま患者に表明することの是非は別問題として，少なくとも 19 世紀の半ばにおいて，当時慣行の多くの治療法に対する懐疑主義はむしろ冷静な科学的認識であったと言うべきだろう．実はそれに先き立ってピネル，コルヴィサール等，パリ学派のすぐれた臨床医学者たちの間にもしばしばその傾向はかなり強くみられたし，そこでいつも思い出されるのはあのヒポクラテスの重くみた自然治癒力であった．それこそが医療の基調でなければならない．スコーダもまたその見解を採った．

新ヴィーン学派の中でもう 1 人高名な皮膚科学者ヘブラ（Ferdinand von Hebra）の名を挙げておこう．臨床医学が次第に強く近代科学的な方法によりかかるようになるとともに，そこにはおのずから専門化がはじまるのは当然予期されることで，その傾向は前述のパリ学派のころからはじまっていたが，ヴィーンではそれがいっそう強まった．近代皮膚科学の開拓者とも言うべきヘブラはその象徴的な存在であった．

同じころ諸方でもいろいろな臨床分科が登場するが，それについては後にまた述べる折があるだろう．

ここでついでに記しておきたいことの一つは，ヴィーン総合病院の院ではたらいた産科医ゼンメルヴァイス (Ignaz Philipp Semmelweis) の産褥熱の予防という画期的な業績である．それは消毒法の先駆とも言うべき工夫で，その当時まで多くの産婦を待ちうけていた産褥熱とよばれる急性の敗血症による不幸な運命を未然に救ったという意味でその功績はきわめて大きい．もっとも，同じ趣旨の手続は前記ルイに学んだアメリカの医学者で有名な文人でもあったホームズ (Oliver Wendell Holmes) によっても相前後して開発されていた．

6. 近代医学の成熟（ⅲ）――近代ドイツ医学の勃興

　誰でもおよそ知っているように，現代日本の医学は明治・大正期に主としてドイツ医学を熱心に学ぶことにはじまり，後者の深い影響は第二次大戦に至るまで続いた．日本の医学については後にあらためて述べる折があるが，たしかに 19 世紀の後半以後長い間西欧医学の先頭をきっていた観のあるドイツ医学――念のために記せば，日本政府が新たに定めた方針に基づいて大学東校にはじめてドイツ人医学教師を招いた明治 4 年は 1871 年に当たる――は，その世紀の前半にはロマン主義哲学の悪い意味での思弁的影響を強くうけて沈滞の底にあったことを覚えておかなければならない．近代ドイツ医学の勃興にはいろいろな原因が重なり合っていたが，その大きな契機の一つは，パリやヴィーンの実証的な学風のもたらした見事な成果に刺激を

受けて，いわゆる「ロマン主義医学」からの脱却を強くはかったヴンダーリッヒ（Carl Wunderlich）——明治・大正期の日本医学に大きく貢献した有名なベルツ（Erwin von Baelz）はライプツィヒ大学におけるその助手であった——を旗手とする若手の医学者たちである．その中には卓抜な解剖学者ヘンレ（Jacob Henle），後述の大病理学者ウィルヒョウ（Rudolf Virchow），内科学者トラウベ（Ludwig Traube），精神医学史にきこえるグリージンガー（Wilhelm Griesinger）等の俊秀が含まれる．

ヴンダーリッヒが高く掲げた旗印は「生理学的医学」（physiological medicine）であった．その言葉自体には実は先例もあるのだが，しかし彼の意図するところははなはだ新鮮であった．前述のロマン派医学の牙城である南西ドイツの人である彼は若いころヴィーンとパリに学旅を企てて，思弁臭のまったくないその臨床医学に深い感銘をうけたが，一面，客観的な疾病記述と病理解剖学とを両脚とするその記述的な性格の濃いパリ派医学の限界を鋭く見抜いて，病気のダイナミックスを生理学的な角度から考究することこそ医学を科学的に前進させる道であると考えた．上に挙げた若手の学者たちも大筋においてはほぼそれと一致する志向をもっていたとみておおむね誤りないだろう．これは，前述のように解剖学的方法の採用によってはじめて科学の道を歩みだした病理学の本質をあらためて「異常の生理学」とみる立場であったと言うことができるだろう．今日になってみればあたりまえにも思われるこの動きの意

義をゆきとどいて理解するために，ここでしばらく近代に入ってからの病気の科学の歴史をおさらいがてら考えてみよう．

前にも一言したように，人体という「あかずの間」を舞台として起こる病気という現象を科学の対象とするには，当然そこに独特の困難が人を待ちうけている．自然哲学的思弁に基づく教条主義的な「病気理論」の型紙に合せて現実の病人を裁断する古来の弊風に別れを告げた近代的の医学者の踏んだ最初のステップは，臨床症状とその経過の子細な観察に基づく正確な疾病記述（nosography）であった．（例えば前述のホジキン病やパーキンソン病の発見を見よ．）その臨床像は，ラエンネックに象徴されるパリの病理解剖学派が行ったように体内の形態学的病変と照合されて，医学の対象である種々の病気の輪郭がはじめて正しく捉えられるはこびとなった．

おおむねそこまでが19世紀前半におけるパリ学派（と初期の新ヴィーン学派）の達成であった．だが，形態学的方法はたしかに科学としての生物学と医学のきわめて有力なアプローチには相違ないけれど，生きてはたらく生物のはたらきの異常としての病気を究める上には当然大きな制約があったことは否みがたい．ヴンダーリッヒらが，それを乗りこえる道を生理学というはたらきの理法の科学に求めたのは正しかったと言うべきだろう．しかも，いまわれわれが眺めている19世紀半ばは，物理学・化学の目覚ましい発展を背景にして近代生理学がようやくその形を整えよ

うとしていた時期に当っていたからには，若い学者たちが一致してそこに洋々たる新しい医学の展望をみることができると信じたのは当然だったと言えよう．

　その見通しが実現されてゆく歴史的過程が19世紀後半のドイツを中心とする自然科学的医学の華々しい発展で，それは現代医学にもほぼ一筋につながる約束をもっていた．その具体的な歩みの跡を次章の話題としよう．

第4章　近代医学の発展（Ⅱ）

1. 実験生理学の誕生

　近代生理学の開拓者であった前述のアルブレヒト・フォン・ハラーは，すでに動物実験——それは当時の生理学の考え方に準拠して vivisection，直訳すれば「生体解剖」（言うまでもなく今日ではこの言葉は文字通り生体の解剖という禁断の行為を意味する）とよばれ，その言葉はずっと後のクロード・ベルナールのころでも通用していた——をしばしば試みていたが，それは一般にごく単純な手続にとどまっていた．

　その動物実験は生理学研究に次第に大きな役割を演じるようになり，19世紀に入ると近代的な実験生理学の最初の学者とも言うべきフランソワ・マジャンディー（François Magendie）がパリ学派の傍流として登場する．彼の広範で豊饒な実験的研究の中でもとくに目立つのは，イギリスのベル（Charles Bell）とそれぞれ独立に発見した有名なベル・マジャンディーの法則（脊髄の前根から運動神経が出て後根から知覚神経が入る）である．マジャンディーはまた近代的な実験薬理学の先駆者としても知られている．

　マジャンディーと並ぶ同時代のフランスの大生理学者に

フルーランス（Marie Jean Flourens）がある．彼は延髄の呼吸中枢の発見者としてきこえる脳生理学の先駆者であった．

19世紀最大の生理学者の1人はドイツのヨハネス・ミュラー（Johannes Müller）である．この巨匠の業績は，感覚，神経系，腺，血液，その他諸般にわたり，彼の「人体生理学ハンドブーフ」(1833～1840)は生理学史の金字塔ともいうべき名著として今日に残されている．彼の影響力ははなはだ大きく深かった．

ミュラーの生理学には，しかし，なお前記の「生きた解剖学」的な傾向が多分に残されていたが，彼の門から出た俊秀たちの中には，とくに物理学的方法と結んだ近代色の濃い実験生理学者が多い．中でも後に専門の物理学者に転進した有名なヘルムホルツ（Hermann von Helmholtz）——彼はまた今日の内視鏡のはしりともいうべき検眼鏡の発明で単に眼科学と言わず臨床医学の歴史に大きな1ページを残した——神経系の電気的現象を終生その課題として今日の電気生理学の開拓者となったデュボア・レーモン（Emil du Bois-Reymond）をその代表として挙げておこう．ちなみに言えば，電気生理学のはじめとしていつも引用される18世紀末のイタリアのガルヴァーニ（Luigi Galvani）のいわゆる動物電気の発見という仕事は，その物理学史における意義は別として，生物学的には吟味を要するさまざまな問題がある．

ヘルムホルツやデュボア・レーモンさらにはそれと並ぶ

同門の大生理学者ブリュッケ（Ernst Brücke）らに共通する特質は，ギリシャの精気の説以来大多数の医学者たちの間に脈々と流れていた生気論的思想から大きく遠ざかった地点に立って，主として物理学的方法を手がかりにして生物現象を機械論的に解明しようとする志向――もとよりそこには例えばデュボア・レーモンのように一定の限界を認める学者もあって思想的にはかならずしも斉一ではなかったにしても――であった．（その意味ではもともとロマン派出身のミュラーと若い弟子たちとの間にはやがて思想的の疎隔が生まれたのであった．）

同じ傾向はミュラー一門に属しない同時代の大生理学者たち，例えば近代循環生理学の礎石を築いた偉大な学者で，キモグラフィオンの発明者でもあったカール・ルードヴィヒ（Carl Ludwig）――1869年に完成したライプツィヒ大学の彼の研究室はギーセンの有名なリービッヒ（Justus von Liebig）の化学研究室と並んで新興国ドイツが誇る近代的な自然科学研究室のモデルとなった――その他の学者たちにもほぼ一様に認められるところで，時代の科学的空気が一変しつつあることを思わせる．

われわれの話はいま19世紀の中葉から後半に入っているのだが，その時期のフランスには，この世紀を代表する実験生理学者の1人であるクロード・ベルナール（Claude Bernard）が活発な仕事を続けていた．しかし，その話は都合で後にあらためて述べることにしよう．

2. 形態学の新しい動向と細胞の発見

　生物学・医学の研究にとって形態学的方法の意味の大きさはあらためて言うまでもない．

　19世紀に大きな発展をとげた比較解剖学や発生学という生物学上の進歩も当然医学に影響なしにはすまなかったが，ここではその話を省いて，ミクロの水準の解剖学と組織学のその後の発展を瞥見してみよう．

　顕微鏡の発明が17世紀以後の生物学に与えた影響の大きかったことはこれまでにも言及する機会があったが，実を言えばその道具が生物学の研究に十分役に立つようになったのは意外に遅く，19世紀も半ばに近づいてからのことであった．（前に述べた組織学の草分けであるビシャの仕事が，実は裸眼で進められていたという今日では考えられないような事実にも，その辺の事情の一斑を察することができるだろう．）

　19世紀もだいぶん深まって，それまで鮮明な拡大像をつくることを妨げていた対物レンズの球面収差や色収差の補正の工夫ができはじめたこと，高度の拡大に伴う照明の問題の解決（水浸・油浸レンズの発明，アッベの集光器）等さまざまの技術的進歩によって光学顕微鏡の能力がいちじるしく高まった一方，ミクロトームと組織の固定・包埋技術の発明によって，あの扱いにくい生体試料のきわめて薄い切片標本がつくられるようになったばかりでなく，今日でも慣用されているヘマトキシリン・エオジン複合染色に代表される組織切片の染色法という新しい工夫の開発によ

って，生物学研究における顕微鏡術（microscopy）の役割が画期的に大きくなった．

　当然，微細解剖学（microscopical anatomy）および組織学（histology）——この二つは正確に言えば区別されるが，慣用に従って一括して組織学の名でよんでもよい——が急激にそこに発展する．

　多くのすぐれた形態学者がその新しい領域で活動した．ここではボヘミア生まれの偉才プールキニエ（Johann Evangelista Purkinje）と前記ヨハネス・ミュラー，およびその門下の傑出した解剖学者ヤコブ・ヘンレの名をその代表に挙げておこう．

　単に 19 世紀といわず近代生物学史・医学史のもっとも意味の深いできごとの一つは，ヨハネス・ミュラーのもっとも古い弟子の 1 人であるシュヴァン（Theodor Schwann）による細胞（cell）の発見である．

　「細胞」という名が遠く 17 世紀のロバート・フックに由来することは前に一言した．たしかに彼が植物の樹皮について記載したものが今日の細胞に該当することは疑いない．しかし「小部屋」あるいは「桶」を意味するギリシャ語の "kytos" からつくられた "cell" という言葉が示唆するように，当のフックを含めてその後の多くの学者の理解によれば，それはいわば壁で仕切られた——とくに植物細胞には動物のそれと違って硬い細胞壁のあることは今日お互いの常識である——空隙で，組織液がその間を往き来するにはしても，その "cell" 自体はこれと言って「実質的な」

役割を演ずることのない構造物にすぎないものであったことを注意しよう.

今日のわれわれが考えているような実質的なはたらきをもった細胞——比喩的に言えばスポンジやウレタン・フォームの孔隙でなしにブドウの実のような中味のつまった細胞——をはじめて正しく認識したのは19世紀半ばの植物学者シュライデン（Jacob Schleiden）だったが, その仕事に示唆をえてそれを動植物一般に拡張したのが上記のシュヴァンで, 彼の有名な著書「動物および植物の構造と発育の一致に関する顕微鏡的研究」(1839) は, 生物一般の基本的な単位としての細胞の存在をはじめて正確に捉えたという意味で, 生物学史の記念碑的な仕事の一つとして残るものであった. 彼は細胞の核（nucleus）を記載——もっとも前記プールキニエその他によってすでに核は記載されていた——していたし, やや遅れて原形質（protoplasm）の概念が登場し, こうして19世紀半ばすぎたころには生体を構成する細胞の像が鮮明に浮上ってくる. 後にあらためて述べるように, 酵母のアルコール発酵をめぐる有名な研究によって微生物学にも大きな寄与を残したシュヴァンは, 動物の細胞たちが今日言うエネルギー代謝の主舞台でもあることをつとに洞察していた.

細胞研究におけるシュライデンおよびシュヴァンの大きな弱点は, 彼らが細胞が分裂によって増殖することを見損じて, 生体内のいわば粗材料からそれぞれそのつど組み立てられると考えた点にあった. それは次節に述べるシュヴ

ァンと同門のウィルヒョウによって訂正される．

3. 病理形態学の躍進

　19世紀後半にはじめて西欧医学の指導的地位を確保したドイツ近代医学の象徴的存在は，前にも触れたルドルフ・ウィルヒョウである．彼もまた名門ヨハネス・ミュラーの解剖学・生理学教室の出であった．前にも述べたように，ヴンダーリッヒ等とともに19世紀半ばにおけるドイツ医学の若手革新勢力の代表選手の1人であったこの俊才は，その若い日に行った有名な講演の中で，医学が，臨床観察（新しい物理学的・化学的検査法を含めて），動物実験，および死体解剖（顕微鏡術を含めて）の三脚の上に再出発しなければならないことを強調した．今日のわれわれには常識的な話とも思われるその発言が，彼の若い同志たちのほぼ共通の志向を代弁するものであったとしても，たしかにそれは近代医学の特質を的確に指摘するものであった．

　ウィルヒョウの長い生涯の活動は，はなはだ広い範囲にわたっている——彼は病理学者であり，公衆衛生学者であり，人類学者でもあった——が，その中心が病理学にあったことは問題がない．伝統的な病理解剖学から出発した彼の志した病理学は，前述の顕微鏡術の助けをかりた病理組織学的方法と生理学的な動物実験——彼は好んで病理生理学（pathologische Physiologie）という言葉を用いた——を駆使した病気の科学であった．それが臨床医学との密接な

つながりをもたなければならないことは，Virchows Archiv という略称で今日まで続いている有名な学術雑誌の標題をみてもよくわかることである．

彼の学問的経歴のごく早いころから，同門の先輩シュヴァンの発見した生命の基本単位としての細胞を中心に生理学と病理学とを考えようとする姿勢をとっていたウィルヒョウは，やがて前述のシュヴァンの細胞生成論の誤りを鋭く見抜いて，細胞がいつも分裂によって増殖するという見解を決然として提唱する．彼の有名な言葉 "Omnis cellula e cellula"（すべての細胞が細胞から）は，その新しい細胞分裂説を簡潔に表現したものであった．それがまったく正しい見解であったことは言うまでもない．

彼はその細胞の基本的なはたらきを，栄養，機能，および生成の三つとして考える．それぞれ現代の言葉で説明が必要だが（詳しくは拙著「近代医学の史的基盤」を見よ），その理解は今日考えても驚くほど正確であった．

現代病理学の礎石をつくった書物としていまでもしばしば読まれている有名な「細胞病理学」(1858) は，そうした前提に立って記述された彼の壮年期の傑作で，医学史に聳え立つ古典の一つである．彼は病気を「病的な刺激」――「刺激」はウィルヒョウの生物学の中心概念であった――に対する細胞の変調として理解しようとする．それは現代のわれわれが考えても基本的には正しいとみられるし，またそこに病理学の歴史をまったく新しくした革命的な洞察が含まれていたには相違ないのだが，実を言えばウィルヒ

ョウの達成をどう解釈し，どう評価するかは，しばしば気楽に記述されているほど容易な話ではないように思われる．

　厳密に考えれば，彼の功績は，組織の要素としての細胞の増減，由来，変状などを形態学的に正確に記述し，一々それをはたらき（生理）と結びつけて考察することによって病気の理法を組織の水準にまではじめて掘り下げたところにあったとみるのが正しいのではあるまいか．言いかえれば彼は最初の組織病理学者であった．彼は生体の要素としての細胞の動向に正しくも注目したことによって，さきにビシャが組織を発見したことによってはじめて真の意味で器官水準の病理学に迫ることができたように，はじめて組織の病理を科学にしたのであったと解されるのである．（細胞の「病理」について人が科学的に語るためには，その内部の形態とはたらきのしくみとについて確かめる方法をもつようになった現代を待たなければならなかったのである．）

　話がやや専門的な論議に深入りした傾きがあるが，いずれにしてもウィルヒョウの拓いた道を歩んだその後の病理学の躍進には目覚ましいものがあった．ウィルヒョウ門下を中心にとくにドイツ語圏（ドイツ，オーストリア）にすぐれた病理学者が輩出する．一々その名を挙げないが——明治・大正期以来第二次大戦ごろまでドイツ的色彩のきわめて強かった日本の病理学者たちはおおむねその系譜をついでいた——中で炎症研究に不滅の名を残したコーンハイ

ム（Friedrich Cohnheim）を特記しておこう．ウィルヒョウの弟子たちが時代的な制約もあって，師の一面を継いでとかく形態学的方法に強く執心しがちであった中で，彼の研究が実験的方法と形態学的方法を一つにした，つまりウィルヒョウの素志にそう性格のものであったことに注目したい．

4. 化学の発達と生理学・病理学

既述の近代医学の歩みを眺めて，それを今日の医学の状況と照し合せたとき，そこに目立つのは化学的方法の欠落と言うにも近い貧しさである．たしかに近世はじめに医化学派（Iatrochemists）という流派の活動が続いたことは前にも記した通りだが，それはおおむね不毛だったと言えば正確を欠くとしても少なくとも順調な発展をとげることがなかったし，当然予期されるように消化の生理学などについての先駆的な仕事は18世紀ごろには生まれていたにしても，化学と言うにはまだ遠かった．

それには当然いろいろの理由があった．たしかにその化学は錬金術以来の長い歴史はもつのだが，前にも述べたように，物理学・天文学をもってはじまった17世紀科学革命のその後の進行の中で，化学の近代化がはなはだしく立ち遅れていたことがまず思い出されなければなるまい．しかも生体を構成する物質とその動きが到底初期段階の化学の手のとどくところになかったことは今日になってみれば誰にもわかることである．それをもう一層むずかしくするの

は生体の構成が物質的に極度に入りくんでいて，血液などの体液を別にすれば——それでさえ周知のように複雑な組成をもつのだが——化学的方法が要求する均質の試料が容易にえられない，という事情であった．この最後の点については，すぐあとでとりあげる折があるだろう．

　おのずから生理学，すなわち人体のはたらきの科学は，ハラーのいわゆる「生きた解剖学」(anatomia animata) として，形態学（解剖学）的方法によって明らかにされた生体の構造の知識を踏まえて，神経・筋肉系，循環——ハーヴィがその先頭をきった——，外呼吸，感覚など物理学的アプローチによってなにがしかの程度説明できる面からはじまったことは，われわれがこれまで学んだ通りである．もっとも今日になってみれば，それらのいわば物理的なはたらきの動力——それは古来アニマ（霊魂）とか生命力といったような名目で理解されていた——も，さらにはまたハラー以来「刺激」という概念で扱われていたそれらの物理的な現象のきっかけも，実は化学（生化学）ぬきでは考えられないのだが，それはまだまだずっと先の話である．

　生物学への近代化学の接近が 19 世紀中葉の前記リービッヒに代表される有機化学の誕生にはじまると見て誤りはないだろう．もちろんその背景には前記ラヴォアジエ以後 19 世紀に入って目覚ましく進んだ化学一般の発展があった．

　有名なヴェーラー（Friedrich Wöhler）の尿素の合成 (1828) は生物（有機体）の世界を無機物の世界のそれとま

ったく異質なものとみる古来の通念を覆えす象徴的な意味をもっていたが，リービッヒの有機化学（organic chemistry）もまた，今日その言葉が意味するような「炭素化合物の化学」でなしに，すでにして生物化学としての意味をもっていた．広範な彼の研究について述べるのはわれわれの任務ではないし，またその中心問題であった代謝（metabolism）——その言葉は別人の作出だが——という生化学の軸とも言うべき彼の仕事の当否を今日の眼で論評するのもここでは省こう．いずれにしても，それは生物学研究の様相をまったく改めた画期的な業績であったと言ってよい．

なお，そのリービッヒの活動期と相前後してフランスのペイアン（Anselm Payen）とペルソー（François Persoz）によるジアスターゼの発見，前記シュヴァンによるペプシンの発見，リービッヒとヴェーラーによるエムルシンの発見が相次いで，今日生物学の研究と切っても切れない酵素化学の端緒が開かれたことをこの場所で一言しておこう．

ところでいまも触れたように，リービッヒがはじめて鍬を深く入れたその代謝は，実は生物化学の枢軸的な問題であったのだが，後にあらためてまた述べるように，その全貌がほぼ明らかになったのは20世紀の30〜40年代，言いかえればリービッヒの名著「動物化学」が出てからおよそ100年もたってからのことだから，その間には曲折にとんだ多くの話のあったことは想像にかたくないだろう．その経過を歴史的にたどり，その脈絡を明らかにする手続はこ

れを生化学史の専門書に譲らなければならないが，ここでたまたまこの時期に現われて，代謝研究の礎石の一つとなったとも言うべきシュヴァンの仕事に一言触れておこう．

単細胞生物である酵母（イースト）のアルコール発酵の研究に先鞭をつけたシュヴァンは，代謝が微生物はもとより，彼が別途に発見した動植物を通じての基本的な要素である「生きた細胞」の本質的なはたらきであること，しかもそれが呼吸現象と密接につながっていることを指摘した．これはその時代を考えれば驚くべく鋭い洞察で，その後の生化学の動向を正確に見抜いていたとみてもよいだろう．

その呼吸が，かつては生命力の名でよばれていた生体の「動力」の源である「食物の緩徐な燃焼」を助けるものである，という近代生物学のもっとも基本的な認識がほぼ成立したのは，19世紀後半の生物学史の特記すべきできごとの一つである．古来のたいそうこみ入った前史をもつこの呼吸作用の正しい理解，しかもそれが長い間単に身体の消耗を補うものとしてのみ眺められていた栄養と共役するという近代的な見解の成立には，前記ラヴォアジエによる酸素の発見，船医出身の医学者マイヤー（Robert Mayer），前記の医学者・物理学者ヘルムホルツ，そして，これも有名な物理学者ジュール（James Joule）の3人がそれぞれ独立に発見したエネルギー保存則とそのエネルギー概念の生物学への適用，一方では蒸気機関の発見という工学技術の革命的な発展等が絡んで，科学史・生物学史のもっともエクサ

イティングな話題の一つを構成するのだが，残念ながらここでそれらの問題に深入りしている余裕がない．

19世紀の中葉以後飛躍的に発展した化学的研究方法は，当然生理学上の諸問題の科学的な理解をいちじるしく深めることになった．もとより今日になってみれば誰にもわかるように，蛋白質，核酸など生物学の本陣にはまだ手が遠くとどかなかったから，化学的方法の射程にはまだ当然短いものであったにしても，生理学はこの辺で一つの大きな脱皮をとげる．そこに活躍した学者たちとその成果を一々紹介できないが，「生化学」（Biochemie, biochemistry）という言葉をはじめてつくったホッペ・ザイラー（Felix Hoppe-Seyler）——彼はもとウィルヒョウの門弟の1人でもあった——のヘモグロビンの化学と生理学に関する一連の有名な研究をその代表に挙げておこう．

ここで前に一言触れた19世紀最大の生理学者の1人であるクロード・ベルナール（Claude Bernard）をあらためてとりあげよう．

名著「実験医学研究序説」によって医学・生物学研究者の枠をこえて広く深い思想的影響をもったこのすぐれた実験生理学者——彼ははじめ前記マジャンディーに学んだ——の研究には，本章の1で述べた同じ世紀の大生理学者たちの研究が概して形態学的・物理学的アプローチによったのに対し，むしろ化学的方法が正面に出ることが多かったし，同時にまたシュヴァン・ウィルヒョウ以来の細胞の生物学的意義に関する正確な認識——彼はドイツのウィルヒ

ョウを高く評価した——がその底にあった．前に述べたカール・ルードヴィヒ，デュボア・レーモン等とほぼ同じ世代に属する彼についての記述が，この節にまでもちこされたゆえんである．

　膵液の研究にはじまる消化腺の機能の解明や，肝臓におけるグリコーゲンの合成とそれから生成されるブドウ糖の血液中への流入——彼はそのきわめて重要な発見に「内分泌」という名をはじめてつくったが，今日言う内分泌とは内容がだいぶ違っている——という有名な仕事からもわかるように，それは化学ぬきには歯の立たない生理学のながく隠されていた領域に属する話であった．

　ところで，いま言った肝臓におけるグリコーゲンの合成は，古来，生合成を還元者としての植物だけのもつ機能とみて，動物を「燃焼」による消費一方の存在と考えていた通念の根本的な方向転換を要請する革命的な仕事であったし，いま言った「内分泌」現象の発見は，生体を構成する細胞たちの「内部環境」(milieu intérieur, internal environment) というクロード・ベルナールの名とともにいつも思い出される有名な考え方を導いたたいそう意味の深い研究でもあったのだが，ここではこれ以上その話に深入りせずに，後にまた必要に応じてとりあげることにしよう．

　生理学者としてのクロード・ベルナールの仕事ははなはだ多岐にわたっていて，上述の消化器系統の仕事のほかにも，神経系，とくに血管運動神経の研究，その他目立つも

のが多く，一々ここには述べないが，狭義の生理学の周辺にまでまたがる二，三の仕事については，ここで一言しておく必要がある．

その一つは南米渡来の毒物クラーレの神経・筋系に対する研究，および麻酔の研究である．近代的な薬理学研究は，すでに彼の旧師マジャンディーが手を染めていたが，専門分科としての薬理学，つまり薬物・毒物の生理学的作用の科学は，この世紀の半ばから後半にかけてブフハイム（Rudolf Buchheim）と，とくにその弟子のシュミーデベルク（Oswald Schmiedeberg）がそれを創始して今日に至っている．

もう一つは，これも有名な延髄穿刺による実験的糖尿病の研究である．動物実験による病気の理法の研究，すなわち実験病理学は前述のドイツの若手医学者たちの間でもしばしば行われていた——およそ「病気」が実験となりうるという考え方のなんと近代的なことか——し，時代の進むにつれて次第に発展をとげて今日に至っているのだが，クロード・ベルナールは早いころ，この方角で大きな足跡を残していた学者の 1 人として記憶される．彼はみずからの研究が本質的に医学（medicine）を志向するものでなければならないことを深く自覚していた学者の 1 人であった．それは言ってみればあたりまえな話のようにみえて，実は 19 世紀も末ごろになると，みずから医学者をもって任じながら，科学のための科学——もとよりそのこと自体は咎むべきことでないとしても——に強く執心する人々があちこ

ちに現われてきたことが人の注意をひくのである．

5. 病原細菌学と免疫学の誕生

　医学にとっては極度に大きな意味をもつ話でありながら，意外なことにこれまで本書でとりあげられる機会のなかったのは流行病の諸問題である．それはこの災厄に対する在来の医学の無力の反映でもあった．

　諸種の流行病（疫病）が古来人類にどれだけ大きな惨禍をもたらしたかを詳しく述べればたいそう長い話になるが，有名な 14 世紀ヨーロッパの黒死病（Black Death）つまり腺ペストの流行による死者が実に 2,500 万，全土の人口のほぼ 1/3〜1/4 が失われたという史実からみてもその一斑が察せられるだろう．慢性流行病の肺結核症や梅毒の問題も思い合せる必要がある．

　疫病がどうして起こるかについて，古来，瘴気説——腐敗物から立ち昇るミアスマとよばれる有毒な物質で汚染された空気を原因に擬する見解だが，それが前世紀末から今世紀はじめのいわゆる細菌学黄金時代の学者たちが考えていたほど愚かしい説でなかったことはあの原爆症や今日のいわゆる公害による空気汚染を思い合せればなにほどか了解できるだろう——と接触伝染（コンタギオン）説との対立がながく続いたこと，19 世紀半ばを過ぎてもコンタギオン説に対する反対がさまざまの学問的・思想的理由に基づいて有力な，むしろ思想的には進歩的ともみるべき学者たち——例えばウィルヒョウがその 1 人である——の間にも

根強く残っていたことを忘れてはなるまい．

　70年代に胎動をはじめて，80年代初頭に誕生した病原細菌学がその問題を解決した．その病原細菌学の成立を直接間接に準備したのは，生物学史の巨峰パストゥール（Louis Pasteur）である．彼は諸種の発酵現象が一々異なった微生物のはたらき——形態学的な意味での微生物の発見は周知のように前記17世紀オランダの顕微鏡家レーウェンフックの功績だが——によることをはじめて明確に実証した．ついでながら言えば，すべての生物学史が詳しく語るあの自然発生説論争——ここでもまた前記シュヴァンの大きな貢献があったのだが——に彼が参加してついにそれに終止符をうった有名な事件は，生物学思想史上の大きな里程標であるより前に彼にとってはその発酵原因論の必須の前提でなければならないものであった．

　そのパストゥールの仕事を承けて，流行病の病因論を確立したのがロベルト・コッホ（Robert Koch）の有名な「結核症の病因論」（1882, 1884）とよばれる記念碑的な論文であった．

　もとより病原細菌の発見はそれに先き立って炭疽（家畜の急性伝染病の一つ）その他について報告されていなかったわけではない——パストゥールもコッホもその研究史にそれぞれ一枚かんでいる——のだが，結核菌の発見を報告して，諸種の結核症におけるその微生物の病因論的意義を論じた上記コッホの二つの論文は，彼の開発した正確な細菌学研究技法を踏まえて行われたその研究の微生物学的考

察の厳密さ，病理学的配慮の周到さ——率直に言ってその後の細菌学者たちの多くはそのコッホの水準からむしろ低下する——，その病因論議の説得力の強さ，いずれからみてもまったく画期的な内容をもっていた．病原細菌学というまったく新しい医学の分科がここにしっかりと定礎される．

そのコッホの開拓した道を踏んで19世紀の終りまでの約20年たらずの短い間に，彼の門下生たちを中心に細菌を病原とする伝染病の病原がほとんどすべて確定したと言ってもよいほどの目覚ましい成果があがった．それは単に流行病の病因の決定というだけの話でなしに，病気の原因（病因，etiology）という考え方の意味の重さをはじめて人々にしっかりと教えたという点でも，医学の歴史に大きな時期を画するできごとであったことを忘れてはなるまい．

ここで視角を少々転ずると，その病原体発見が相次いだ80年代には，一方でパストゥールによる伝染病の予防接種の研究が目覚ましく進行していた．

近代的な予防接種のはじまりは，言うまでもなく，溯って18世紀の末有名なジェンナー（Edward Jenner）の発明した牛痘毒の接種による天然痘の予防，つまり種痘法の発見であった．それが天然痘という古来屈指の激しい流行病の防圧にすぐさま大きな成果をもたらしたこと——それはついに1980年に至ってWHOによる天然痘絶滅宣言の公表という医学史上特筆大書すべき事件にまで展開したこと

は周知の通りである——は,それが速やかに世界各国に普及したことによってもわかることだが,ジェンナーの仕事が天然痘という特定の病気だけにかかわっていたのを,80年ほど後にパストゥールの炯眼は,その原理が感染病一般に通ずるはずであることを見抜いて,いわゆる弱毒生菌ワクチンを炭疽を含むいくつかの病気に適用して見事な成果——中でも狂犬病に対するそれがセンセーショナルな事件となった——を収めた.

この画期的な業績は二つの方向に大きく発展した.その一つはワクチンによる伝染病の予防という新しい衛生学的手段の開発である.上述の病原細菌学はたしかに病原体の確認に成功はしたし,それが臨床的には感染病の診断,公衆衛生学的には流行病の防圧(防疫)に大きな実績をもたらしたのは事実だが,残念なことには治療の面では当座これといった収穫がなかったから,予防接種法の開発——それにもそれぞれ病原体の同定が先行しなければならないことは言うまでもない——が人々に歓呼をもって迎えられたのも当然の成りゆきであった.

もう一つは血清学の誕生である.パストゥールがはじめて示したワクチンによる再感染防御の機序を解明しようとする学者たちの努力は,多くの曲折の末——その間に別のきっかけでロシア生まれの動物学者メチニコフ(Elias Metchnikoff)による食作用(phagocytosis)の発見という生物学史上の顕著な事件があってそれがやがていま話題の免疫の話にも介入してくることを記憶しておこう——コッ

ホ門下のベーリング（Emil von Behring）と北里（柴三郎）によるジフテリアおよび破傷風抗毒素の発見（1890）という歴史的な業績が公けにされる．それは実用面では血清療法という新しい強力な治療法をもたらした一方，学理面ではそれを引き金として諸種の特異的な抗原抗体反応（血清療法）が続々と発見され，血清学（serology）という新しい学問が生まれた．その血清反応の鋭い特異性は，臨床的には腸チフスのウィダール反応，梅毒のワッセルマン反応をはじめ諸種の感染病の診断法の開発，生物学的には細菌学，蛋白化学等の諸分野に今日まで続く有力な研究技法を提供することになった．

　言うまでもなくその血清学は今日の免疫化学の前身である．

6. 臨床医学諸分科の状況

　19世紀の後半は，臨床医学もまたその面目を大きく改めた時代であった．ことの性質上各論的記述の要求されがちの臨床医学についてその詳細にわたることは到底不可能だが，二，三の例示を加えながらその趨勢を瞥見してみよう．地域的に言えば，ドイツ語圏の優位は争われないが，その進歩は西ヨーロッパ全土にわたり，アメリカはまだ例外的にしか第一線に登場しない．

　正確な疾病記述（nosography）が臨床医学の必須の前提であることは言うまでもないし，パリ学派や新ヴィーン学派の目立った功績の一つにそれがあったことは前にも述べ

たところだが，そうして記述された病気の理解がもっぱら病理解剖学的であったと言って大きな誤りがないとみられるのに対して，この時期に入ると前述の生理学の大幅な進展を反映して，臨床症状とその経過の病理生理学的理解が次第に深まりつつあることが見のがせない．それは前述のヴンダーリッヒやウィルヒョウがスローガンとして掲げた生理学的医学が現実に展開されていった過程でもあった．

　前述の打診法，間接聴診法の発明によってはじまった生体内部の消息をうかがう工夫は，これも前に記した検眼鏡から次いで喉頭鏡の考案，さらには血液，排泄物，胃・十二指腸ゾンデの開発によって採取が可能になった消化管内容物などの諸試料の化学的・顕微鏡的・細菌学的・血清学的検査，血圧計の発明，等々の新しい技術によって次第に有力になった．この趨勢は 19 世紀末から連続的に 20 世紀はじめに移行する．1895 年には有名な X 線の発見があって 20 世紀の初頭から X 線診断という画期的な技法が急速にその威力を発揮するようになったし，心電計の発明も 1903 年という上記の諸事項に連続する話であった．こうして，臨床症状の底にある生体の諸機能の障害がだんだんとその真相をみせはじめたのである．ことの性質上，病理形態学的方法は生前の患者には言うまでもなく適用しがたいのだが，血液はその例外で，前に一言触れた生物学的標本の染色法の発達が血球の形態学の知見を急に豊かにして，19 世紀の末には血液病学（hematology）——実は造血器官の病気を主な対象とする——という新しい分科が誕生

する．

　臨床医学の進歩の二，三を具体的な実例について述べれば，その一つに例えば腎臓疾患がある．古来，水腫（dropsy）と名づけられていた浮腫と蛋白尿を主徴とする痛みを欠く病気の研究に大きな転機をもたらしたのは，19世紀80年代の前記のブライトだが，この世紀の半ばにもなれば，それらの症状が心臓病に伴っておこることもしばしばあることがわかったし，また同じ蛋白尿でも同時に膿球や粘液の証明されることによって膀胱炎や腎盂炎がブライト病から区別された．萎縮腎やネフローゼ等の正しい記載もそのころのものである．

　糖尿病を臨床的にはじめて正確に記載したのは17世紀の巨匠ウィリスだが，症状以外に手がかりの乏しかったこの病気は，19世紀の後半，イヌの膵臓の摘出によって重い糖尿病症状が成立するという有名な実験病理学的研究によって新しい時代を迎え，1901年にはランゲルハンス島の硝子様変性という病理組織学的所見の報告によって，その輪郭をあらわした．アディソン病の記載については前に述べたが，19世紀の後半には，グレーヴス・バセドウ病や粘液水腫（クレチン病）が甲状腺の機能と深くかかわっていることが判明して，内分泌学という新たな医学・生物学分野の発展を予告する．

　この世紀の後半に大きく発展した臨床医学の分野の一つに神経病学がある．それは神経系の形態学の目覚ましい進歩と裏合せになっている．神経系の場合，形態学的知見が

ほとんどそのまま病理・生理学に通ずる面の大きいことは考えれば容易にわかる話である．

ここで眼を転じて外科学を眺めてみよう．前に述べたように，伝統的に外科（surgery）は「医学」（medicine）の外にある手仕事とされ，外科医（surgeon）は医師（お医者様，physician）からは差別をうけた下級の職能人であった．もとより時代により国により程度の差はあっても，事情は今日とはまったく違っていた．

ところで，今日われわれが日常なにげなく使っている「内科」（*internal* medicine）という言葉ができたのはおよそ19世紀の末ごろだが，ついぞ例をみなかったそうした限定的な表現の出現は，裏返して言えば「外」科が医学の中でりっぱに市民権を獲得したこと，外科もいつのまにか「医学」の仲間入りをとげたことを暗黙に示しているとみることができるだろう．

前にも言ったように，もともと医療の実力では，対象は違うにしても医師たち（medici）よりも外科医たち（chirurgi）の方が概してまさっていたとさえみられるのだが，後者の技術はこの世紀に至ってさらにまた飛躍的に向上した．それにあずかってはなはだ力の大きかったのは，この世紀半ばにおける麻酔術と防腐手術法という二つの大きな発明である．

古来，手術に伴って外科医たちを悩ました三つの大きな難題があった．出血と激痛と化膿がそれである．

第1の止血や血管結紮法については古来さまざまな工夫

があったが，ここでは省く．（輸血という出血対策の最終的な解決は20世紀の話である．）

手術に伴う激痛の対策の試みも東西古今その跡を絶たないが，気体（笑気＝亜酸化窒素，エーテル）の吸入による全身麻酔法の発明は19世紀半ばのアメリカの歯科医師たち——誰がその発明の先取権をもつかについてはいろいろ問題がある——の仕事である．それはただちに外科手術に導入され，全世界に広まった．局所麻酔法の発明がそれに続く．麻酔法の発明が外科学の発達にどれほど大きな意味をもったかは誰にも容易に想像できる話である．

第3の難関であった化膿の壁を破ったのは，周知のようにこの世紀後半のイギリスの外科医リスター（Joseph Lister）の功績である．彼は60年代にパストゥールの発酵の仕事に深い示唆をえて——化学出身のパストゥールは当時まだ感染病に手を染めていなかったし，化膿の細菌学はなお未開拓の領域であった——手術室の空気と手術野の石炭酸噴霧や石炭酸包帯という手続によって，外科手術に必発であった化膿を未然に防ぐ方法を開発した．彼の言うその防腐（antiseptic）手術はたしかに外科手術の革命とみるべき意味をもってはいたが，石炭酸の濫用に伴ってしばしば遭遇する事故は，やがてドイツの外科医たちによる今日でもそのまま通用している無菌（aseptic）手術法の開発によって回避されるようになった．その工夫が進行していた80年代のドイツは前記コッホを大先達とする病原細菌学のメッカであったことを思い合せよう．

外科手術の補助手段のこのような革命的な発達は当然外科学の躍進をもたらした．19世紀後半の外科学領域の状況を一々述べている余裕はないし，高名な外科医たちの数もはなはだ多いが，ここでその象徴的な存在としてのヴィーンのビルロート（Theodor Billroth）の名を挙げておこう．

1881年，彼は幽門癌患者の胃切除にはじめて見事な成功——それは今日言う「ビルロート第1法」であったが，やがて第2法を考案し，二つながら今日でも通用している——を収めた．それはかつては不可侵であった内臓の疾患に対する外科手術の道をはじめて開いたという意味がながく記憶されるできごとであった．古来外科医の仕事は，創傷，骨折，脱臼，膿瘍の切開など文字通り「外」回りの話にとどまっていたわけだが，このあたりからメスのとどく範囲が急速に拡大する．今日では内科と外科の区別は，もっぱら治療の手段の差異にあって，病巣の所在に基づくものでないことはお互いの常識だが，そのように医学の風景が一変するに至ったのは，この19世紀後半以来のことである．それは当然，昔は解剖学でおおむねことたりていた外科医の学識に対する要求を重くする．

このビルロートは「外科病理学」と題された病理学の古典的傑作を残した大病理学者であったし，また初期の細菌学の歴史にもその名を逸することのできない学者の1人——はじめのうちは残念ながら今では誤りとされる見解の支持者ではあったが——でもあった．1872年に成立したド

イツ外科学会の長老ランゲンベック（Conrad von Langenbeck）を古い時代の外科医の最後の巨匠とすれば，その門から出たビルロートは新時代の外科医の代表ともみるべき学者であった．

　19世紀後半における他の臨床諸科の動向を一々顧みている余裕がないが，いま述べた外科手術法の進歩の影響があちこちに強く波及したことは想像にかたくないだろう．産婦人科学の発展はその代表的なものの一つである．

第5章　現代医学の形成と日本の医学

1. 20世紀医学序説

　20世紀医学という言葉の吟味はしばらくおいて，その動向をひとわたり考えてみよう．話は急にわれわれに近くなる．

　試みに世紀の変り目に医学の外郭でおこったできごとを瞥見すれば，1898年にはキューリー夫人のラジウムの発見という大きなできごとがあったし，1900年にはプランクの量子論の提唱，生物学領域ではそれはメンデルの法則再発見の年でもあった．自然科学の現代がようやくはじまろうとする．話を狭く医学に限って，その前後数年の大きなできごとを拾ってみると，例えば，動植物ウイルスの発見（1898），ABO血液型の発見（1901），アドレナリンの発見（1901），アナフィラキシー現象の記載（1902），心電計の発明（1903），梅毒病原スピロヘータの発見（1905）等が数えられる．時代の空気をおよそ想像することができるだろう．

　その20世紀初頭は，いま記した僅かな数の実例からも察せられるように，19世紀半ばにドイツ語圏を中心に西欧医学がこぞって採用した自然科学的方法が続々と大きな成

果を生んで，そのえらんだ方法の有効性に対する人々の信頼を深めつつある時期であった．そして収穫はその後も途絶えることがなかったばかりか，加速度的にまし加わって医学は発展を続けるのである．その意味で言えば，それは19世紀後半の医学の延長とみてよいもので，暦年にかかずらってそれを20世紀医学とよぶのは，本質的には適切でないだろう．

　だが，そこにはたしかにはっきりと近代化された医学があったには相違ないけれども，そこに見られる医学風景が今日のそれとはいちじるしくその様相を異にするものであることは否みがたい．少々先回りして言えば，およそ30年代を転換期として医学の内容は大きく変るのである．その意味では30〜40年代以後の医学こそ20世紀医学とよぶにふさわしい．

　常識的にもよく知られているように，第一に目立つのは古来医学の最大の問題であった流行病の脅威の目立った減退である．最近の数十年間における肺結核症という言葉の重みの変化を考えただけでも，思い半ばにすぎるだろう．また，たしかにウイルス病は今日でも多く残っているけれど，急性細菌性伝染病患者の発生は激減して，例えば今日，東京都立の大病院のいくつかがかつては「伝染病院」——しばしば「避病院」ともよばれたほど医学はそれに対して無力であった——であったことがほとんど忘れられるまでになった．その急性・慢性の伝染病の凋落は，かつてはその蔭にかくれがちであった循環器疾患や悪性腫瘍，諸種の

代謝性疾患，あるいはやや別の意味で神経症の諸問題を代って舞台の前面に登場させ，臨床医学の風景を大きく塗り変えることになった．

それは上に言ったようにおよそ誰でも知っている消息だが，その背景には実はいろいろここで考えてみなければならない問題がある．

現象的にもっとも目立つ流行病の退潮には，公衆衛生技術の進歩を考え合せなければ片手落ちになるが，本書のこの文脈ではそこまで話を拡げないことにすれば，その地滑りのような歴史的できごとが 30 年代に発見されたサルファ剤と 40～50 年代に工業化の成功したペニシリンを先頭とする抗生物質の二つつまり化学療法の目覚ましい成果に基づくことは言うまでもない．その話は，溯れば今世紀初葉のエールリッヒ（Paul Ehrlich）・秦（佐八郎）によるサルヴァルサンの発明，もう一つ溯れば前記ロベルト・コッホの病原細菌学にすべての源があるわけだから，抗生物質の発見になにほどかの偶然的要素が絡んでいたことは事実だとしても，問題の展開には 19 世紀末から 20 世紀にまたがる連続性があるとみて誤りがないだろう．その意味で流行病の消退という今世紀最大の「医学的現象」はたしかに 30 年代を大きなめどとするには相違ないけれど，科学史的な意味では 19 世紀を延長した線上の事件とみてもよいものであった．（専門的なレベルで論ずれば，化学療法の成功は少なくともその出立時にはかならずしも病気の理解の本質的な深まりを前提とするものでなかったことを注意しな

ければならない.)

　それに対して，上に述べたように，今日流行病に代ってにわかに大きな関心が寄せられるようになった循環器病，代謝病などの理解ないし対策を19世紀から20世紀初期の医学のそれと比べると，そこには質的とも言うべき変化がはっきりと眼に映るのである．それは実は今世紀の30年代ごろから急激に展開された生物学の革命的な変化をその基底にもっている．それは現代医学の理解にとってたいそう重要な問題と思われるから，ここで節を改めて少々ていねいに考えてみよう．

2. 生物学の成熟と現代医学の成立

　科学的な意味で医学の現代はおよそ上にも一言したように今世紀の30年代にはじまったとみることができる．たしかに19世紀後半以来医学が着実な発展を続けてきたことは，本書でこれまで学んできた通りである．だから，今世紀の30年代に生物学の，おのずからその生物学を基底にもつ医科学（medical sciences）の，大きな転換期があったとは言っても，それは例えばあの17世紀のハーヴィの血液循環論の提唱といったような単一の事件が時勢の方向を一変させたというのではなしに，前世紀以来，確たる見取り図なしに進められてきた知識の莫大な集積がいわば臨界点に達して一挙に緊密な体系となり，それを転機に医学の筋道立った発展が急に加速度をつけて今日に至った，とみるのを正確とすべきだろうが，いずれにしてもそれが長

い医学史の中でも特記すべきできごとの一つであることはまちがいがない．

　考えてみると，今世紀の20年代（日本で言えば昭和のはじめ）ごろまでの医学の内容が科学的にはかなり弛んだものであったことは，例えば悪性貧血症の生肝臓療法に対して1934年にノーベル医学生理学賞が与えられた――ビタミンB_{12}（シアノコバラミン）が単離されたのはずっと遅れて1948年の話である――という事実からもなにほどか想像できるだろう．諸種のビタミン欠乏症の臨床的研究は今世紀の10年代ごろからとみにさかんになってきたにしても，ビタミンの化学もその生理作用の機序も30年代以前には皆目わかっていなかったと言っても誇張ではない．

　そうした例は実は挙げるにいとまがないのだが，ここにとりたててビタミン欠乏症の話をもちだしたのは，それがほかでもない代謝（metabolism）という生物学のもっとも基本的な問題と関係するからであった．その生物学の現代的成熟こそ現代医学の成立のもっとも重要な前提だったのである．

　たしかに19世紀に人体生理学の目覚ましい発展のあったことはわれわれの前に学んだところである．だがそれはいわばできあがった機械としての器官のはたらきの記述におおむねとどまっていて，人はその「動力」についても知らなければ，また普通の機械とは違ってその諸器官を構成する物質がたえず交代（代謝）するのが何を意味するかも

理解しないまま，問題は今世紀にもちこされたのであった．

　本書で後にまたあらためて学ぶように，その代謝が生体の維持と生長にあずかり，同時に，その諸般の活動に必須の動力を調達する生命現象の親柱とも言うべきはたらきであること，その複雑で精妙な運営のしくみを明らかにしたのが，前世紀の半ばに生まれ，長い彷徨の末，今世紀の30〜40年代にたくましい成人期に入った生化学の眼目とも言うべき大きな成果であった．

　20世紀生物学史のもっともエキサイティングな話題の一つである生化学の発展の経過を詳細にたどるのは，本書の枠の外に出る話だが，上に言った諸種のビタミンがそれぞれ人体を構成する細胞たちの代謝活動になくてはならない歯車の一つであることをここであらためて指摘すれば，30年代以後の生化学の達成によってはじめて前記のビタミン欠乏症なる臨床医学的問題の理解に基礎的な手がかりがえられた消息は了解にかたくないだろう．もとより生化学的知識が病理学の基礎をかたちづくるのはビタミン欠乏症に限る話ではない．それは本書の後段でもっと組織的に叙述されるはずである．

　上に，代謝が生体に「動力」を調達するてだてである，と述べられたことは，実は生物学・医学の歴史に照らしてもきわめて重要な意味をもつ今世紀の発見であった．

　横紋筋，平滑筋の運動はもとよりのこと，生体内で常時活発に進行しつつある生合成その他さまざまの眼に見えな

い形での生体の諸活動（後述）が，食物中に含まれるところの，起源をたどればすべて太陽光線に由来するエネルギーを豊かに蓄えた炭素化合物の生体内酸化によって調達される——後に第Ⅱ部で詳しく述べるように高等動物の消化と呼吸はその細胞たちの営む重要な仕事の下ごしらえと後始末とにほかならない——という事実の解明は古来「生命力」その他さまざまの名でよばれていた生命現象の根底に横たわる深い謎にはじめて科学的説明を与えたものであった．それが生物学の核心に迫る画期的な発見であったと同時に，諸器官の生理学と病理学にはじめて心棒を通したゆえんは了解にかたくないだろう．その病理学こそ医科学の中心である．

　現代生物学の成熟のプログラムは，やや遅れて50年代に生まれた分子生物学が，これも生物独特の現象として「生命力」に帰せられていた遺伝と発生の秘密を科学的方法によって解く大きな手がかりを与えたことによって一応の完結をみるのだが，ここではその話を略したい．

　前にも言ったように，生物学は近代自然科学の中でも立ち遅れの目だつ分野であった．今になって振り返ると，いわゆる生命現象を科学的に解くマスター・キーは生体の基本的な要素としての細胞の生化学的・遺伝学的なはたらきにあった．19世紀に細胞の再発見（シュヴァン・ウィルヒョウ）という重要な業績が出た後も，長い間その問題の解明がきわめて困難だったのは，主として，それらの生物学的活動にあずかる主役が蛋白質および核酸という古典的な

化学技法では扱いあぐねる高分子物質であったこと，しかもその様式がさまざまの特異的な酵素反応というまったく見なれぬ姿のものであったこと，に基づくとみておおむね誤りがないはずだが，今世紀もやや深まってから急速に展開された生化学・分子生物学の進歩は，その難関を見事に突破して，今世紀の30〜40年代にはじまって今日もなお激しく続いている現代生物学革命とも言うべき事態を招来したのであった．そして後にまた本書であらためて考究されるように，医科学の基礎をかたちづくるものが何よりもまず生物学であるからには，その生物学革命が当然30年代の前と後との医学の相貌を根本的に改めさせたのも当然であった．

　ところで，ここでもう少々立ち入って眺めてみると，20世紀生物学の特質は，関心の焦点をすべての生物に共通な要素としての細胞の活動に絞ったところにあるとみられるわけだから，医学に対するその直接のはね返りが，上記の代謝性疾患や肝臓病，内分泌病等の生化学的性格の強い病気や，諸種の遺伝病等にみられたことは当然として，前にも触れたように人体のすべての器官が細胞たちによって構成されるからには，生物学革命の深刻な影響が医学の全面に現われた消息は何ほどか想像できるだろう．そこに医学の現代が形成されるもっとも重要な契機があったとみておよそ誤りがない．

　ここで見のがしてならないのは，現代生物学の展開に不可欠の役割を演じた現代工学技術の強力な援護である．超

遠心機，分光光度計，電気泳動法，放射性同位元素による標識法，その他種々の現代的な技法を欠いて生化学や分子生物学の展開は考えられないし，それらの新しい研究機器の発明がほぼ30年代に集中していることは，意味するところがはなはだ大きい．

　生化学領域以外でも今世紀中葉以来の生物学・医学の基礎的な研究が物理学，工学の進歩に負うところのはなはだ大きいことは，30年代にスタートした電子顕微鏡が単に形態学のみならず生物学全体にもたらしたもの，あるいはエレクトロニクスの神経生理学研究に果した役割を考えただけでもおよそ察することができるだろう．言うまでもなく人体の生理・病理の話は細胞レベルの物理学・化学——これも今世紀的な情報理論を含めて——で尽くされるわけではなしに，より上位のレベルのアプローチを要請する局面がはなはだ多いわけだが，そこでもまた諸種の新鋭な研究機器の出番ははなはだ多く，その多彩な応用は現代医学の見ものの一つである．

　今世紀30〜40年代以後の新装なった生物学を背景とする現代医学を，前述の19世紀中葉にはじまって今世紀の初頭へと流れてきた近代医学から区別する特性はかならずしも以上の話には尽きず，治療面のいちじるしい強化と，反面それが伴ってきた暗い影の諸問題，科学の躍進の蔭に忘れられがちであった精神の復権，社会の大きな変貌のさまざまな形で医学に与えた影響，その他記述すべき点は多いのだが，それは続く本論の中であらためてていねいに考

察することにしよう．それは歴史の話であるよりはもはや今日の問題であるからである．

3. 日本医学の現在と過去

　顧みてこれまでのわれわれの叙述は，おおむね古代ギリシャにはじまり，主として西欧を舞台にして発展してきたいわゆる西洋医学の歴史の概要であった．だが，その起源と，曲折にとんだ歴史的経緯はしばらくおいて，今日になってみると，それを「西洋」医学とよぶのはかならずしも適切でなく，むしろさる外国の医学史家に倣って「コスモポリタン医学」とも名づくべき資格を具えている．それは全世界の人々の共有財産になっていて，われわれ日本人にとっても当然事情は一つである．

　だが，誰でもよく知っているように，日本の医学がその言うところのコスモポリタン医学の圏内にほぼ完全に組みこまれたのはそう古い話ではなく，それには中国の伝統医学の傘の下にあった長い過去の履歴がある．しかもその余波はいまも消えずに，いわゆる「漢方」の名で今日なおかなり多数の人々の間に根強い信頼を寄せ続けられつつあることは見のがすことのできない事実である．

　だとすれば，さきに序章で述べたように，「医学とは何か」を考究することを目的とする本書の著者も読者も，ひとしく現代日本に生を享け，そこに生活の場をもつ者であるからには，ここでその日本の医学の歴史を一応顧みることなしに話を先に進めるのは怠慢とすべきだろう．ここで

手短かにそれについて述べてみたい．（詳しくは故富士川游博士の記念碑的な著述「日本医学史」を見よ．）

4. 日本医学略史（i）——中国医学とその移入

　中国医学が新羅・高麗を経てはじめて日本に渡来したのは5世紀ごろである．やがて推古朝（7世紀）の遣隋使，遣唐使によって中国の文物に加わってその医書が多くもたらされ，7〜8世紀ごろには中国医学はわが国の土壌にどうやら根を下したようにみえる．インド的要素の含まれる仏教医学の影響が古代日本に小さくなかったことを見落してはなるまいが，主流は明らかに中国の伝統医学であったとみられるのである．

　起源のさだかでない伝説時代には触れずに歴史について語れば，中国医学は春秋時代の終り――あのヒポクラテスの活動期にほぼ当る B.C. 400 年ごろ――から次第に形をとり，前漢（B.C. 2世紀）から後漢（A.D. 1世紀）にかけて，いくつかの形で体系化をとげたものと考えられている．

　現存する最古の中国医学書である有名な「黄帝内経」――その成立年代については諸説があるが，およそ A.D. 1世紀（後漢のはじめごろ）と考えてよいだろう――は伝説的な医聖である黄帝の問答集で，「素問」と「霊枢」の2篇からなり，その内容はきわめて難解だが，前者は主として陰陽五行（木・火・土・金・水の五要素）の説を基調とする生理・病理論を，後者は経絡（いわゆる五臓六腑の機能的な連絡路が皮膚面に投射されたもので，その所々に体内と

結ぶ経穴（つぼ）があるとされる）の説に基づく針灸療法の理論と実技を述べている．

その黄帝内経が北方の黄河文化圏の医学体系を伝えているのに対し，南方の揚子江文化圏に発達した医学体系は，生薬類による湯液療法（わが国で言うところの「漢方」）を重んずるもので，後漢の A.D. 3 世紀ごろに完成されたこれも有名な「傷寒論」および「金匱要略」がそのもっとも重んぜられているテキストである．いずれも張仲景の作と伝えられ，前者は主として熱病を，後者は慢性の病気を扱っている．中国思想の基幹とも言うべき陰陽思想がここにも深く浸透していることは言うまでもないが，北方系の医学に強く出ている五行の説を中心とする思弁の傾向はこの体系には稀薄で，直観的で鋭い観察と臨床経験に基づく実証的な姿勢がここでは目立っている．もっとも，薬物療法とは言っても，四診（望・聞・問・切）とよばれる診断法の組合せによる総合的な診断，言うところの「証」に基づいてそれに対応する処方が規格処方集の中から選ばれる，という，漢方独特の，今日われわれが薬物療法という言葉で理解する治療とはたいそう縁遠い流儀に立つものであることを注意しよう．漢方医学理解の大きな困難の一つがここにある．

上述の二つとはまったく別系に属するもので，同じく後漢時代に完成されたと考えられているものの一つに，これもきこえる「神農本草経」がある．それは——原形は失われた——本草についての豊富な知識を集成した薬物書だ

が，今に伝わっているのは中国の有力な民間信仰である神仙思想の影響を強くうけた後人の改修で，この派の医術は，その影響は民間に広く深いにしても，本書のわれわれの記述の筋からはよほど離れた話と理解してよいだろう．

いずれにしても，古代中国は西洋で言えばおよそローマ時代ごろまでにきわめて高い水準の，独特の医学体系をつくり上げていたのだが，ちょうど西欧中世の医学が前述のガレノス医学を典拠としてその思弁的な根拠づけに長い間明け暮れしていたのにも似て，その後の中国医学には，これと言って実証的な意味での発展がみられなかったと言ってもはなはだしい誤りはないだろう．中で注目すべきできごとは，6～9世紀の隋・唐の盛期に行われたところの，度重なる戦火の間に失われた多くの古代医書の再編，註解，全書類の編纂等の事業と，宋代（10～12世紀）の学術の隆盛を反映する思弁的な医学理論の樹立である．陰陽五行説の精密化や，時代の哲学を反映する五運六気の説というような強靭な思弁が宋代の医学を彩った．続く12～13世紀の金・元時代に生まれたそれぞれ独特の治療法を唱道するいくつかの有力な医学流派は，すべてその宋代の医学理論を支えとするものであった．

中国の学術一般と同じく，この国の医学もまた西欧の歴史でわれわれがみたような近代科学革命を経験することなく，その後もおおむね典籍の祖述と註釈をこととして停滞を続けたが，20世紀に入って清朝を倒して成立した中華民国政府は民国3年（1914）にその国の伝統医学を固陋な医

学としてその廃止を布告するに至った．（現在の中華人民共和国がそれを復権させ，中西医学の統合を鋭意はかっていることは周知の通りだが，それについては後に本書でまた言及する折があるだろう．）

いま中国医学の歴史に紙面を割いたのは，一つにはそれが日本医学の前歴とながく緊密に結びついていたからであった．

前にも一言したように，隋唐の文化とともにわが国に入った中国医学は朝廷（平安朝）の庇護をえてこの国に根づき，日本固有の薬方と合せた医書編纂が強く奨励された．今日に残る最古の医書は 10 世紀の終り，丹波康頼の手になる有名な「医心方」30 巻で，後々まで重んぜられている．その後の長い経過については省くが，中でも鎌倉時代における別系の仏教医学の演じた役割を一言ここに書きとめておこう．

日本の医学の歴史の中で特記しなければならないのは，16 世紀のはじめ明に留学した田代三喜によって前記の金元医学，とくに有名な李・朱派の医学が伝えられ，門人の間直瀬道三(まなせどうさん)は京都でそれを大成した．朱子学の直系である金元医学はこうして徳川初期の日本医学を風靡する．

17 世紀に入って儒者の間に宋学の主流である朱子学を排斥して古学の復興を強く唱える風潮——伊藤仁斎がもっともきこえている——が高まったのと歩調を合せて——当時医学はしばしば儒者（儒医）でもあった——名古屋玄医，後藤艮山(ごんざん)等，金元医学を斥けて張仲景の傷寒論を主軸とす

る古典への復帰を強く説く古方派——これに対して陰陽五行，運気説の自然哲学に立つ金元医学に拠る医者たちは後世派とよばれた——が勃興して次第に勢いをうるようになった．「漢方医学」という言葉は厳格に言えばこの古方派をさすものと了解されている．その古方派の中には香川修庵，山脇東洋，吉益東洞等きこえた学者が多く，一般に実証的精神にとんで，それぞれ単なる中国医学の祖述にとどまらない独自の学説を展開するが，中でも有名な東洞の「万病一毒説」とその峻烈な治療法ともなると，もはや漢方医学の枠を脱したものとみるべきふしも大きい．東洞を高く評価する人は今日の漢方医家の間にも少なくないようにみえる．

古方派の隆盛は徳川中期，18世紀の半ごろだったが，それはたまたま次節の蘭学の胎動期でもあった．

5. 日本医学略史（ⅱ）——蘭学の移入

日本人が西洋医学にはじめて接触したのは16世紀のポルトガル人宣教師を介してであった．とくにその外科の信用は大きく，やがてそれに学んだ日本人医師たちの間に「南蛮流外科」を看板にして膿瘍や創傷の治療を業とするものが続々と出た．

17世紀はじめ江戸幕府の鎖国によってもその流れは遮ぎられることなく，長崎出島の通詞を介して移入されたオランダの医学は，もとよりきわめて不完全な形ながら，九州地方を中心に信用を博し続けていた．たまたま日本がそ

の扉を細く開いていた唯一の西欧の国オランダの医学が，前に述べたように18世紀前半ヨーロッパをリードする高い水準をもっていたことは幸いなことであった．

18世紀の前半，学術を重んじた八代将軍吉宗がキリスト教関係以外の洋書輸入の禁を解くに至り，オランダの医学を含めた諸学——いまになって考えれば自然科学と技術に限られた偏頗な姿であったのだが——が急速に流れこむ．初期に大きな影響をもった人々の中でとくにドイツ人の医官ケンペル (Engelbert Kämpfer) およびスエーデン出身の本草，天文，地理等の諸学にも通じた学識深い外科医トゥーンベリ（ツンベルグ，Carl Peter Thunberg）の2人の名を挙げておこう．後者の門を叩いて後に一家をなすに至った日本人学者は少なくない．

蘭学の興隆に象徴的な事件は，杉田玄白および前野良沢（蘭化）の2人による有名な「解体新書」の翻訳である．明和8年（1771）3月，玄白，良沢の2人がクルムス（J. A. Kulmus）の Anatomische Tabellen (1722) ——西洋医学史に残るほどの著作ではない——のオランダ語訳 Ontleerkundige Tafelen，彼らが「ターヘル・アナトミア」とよんだ簡明な解剖学書を携えて江戸の小塚原刑場で老女の刑死体の腑分け（解剖）を見学し，その所見が図譜と精確に一致することに感動して，数名の同志と協力して良沢のおぼつかないオランダ語の知識をたよりにその書物の翻訳を企て，4年の歳月を費やしてついに1774年「解体新書」（漢文）の刊行をみるに至った物語は，後に玄白の著わした有

名な「蘭学事始」に詳しい．それは単に医学のみならず日本におけるオランダの実学一般——「ターヘル・アナトミア」の翻訳に協力してたびたび会合を重ねた人々の間にそれを「蘭学」とよぶ習慣がいつとはなしにできた——の興隆に大きな刺激となったのであった．

玄白，良沢の2人に次いで蘭（医）学の振興に大きく寄与した人々の中に，「蘭学階梯」，「瘍医新書」（有名なドイツの外科医 Lorenz Heister の外科書のオランダ語訳からの重訳）を残した大槻玄沢（盤水），はじめて西欧内科書の記述を試みた宇田川玄随（槐園）その他がある．蘭学に志す医者はとみにその数をました．それと並んで本草学の再検討も鋭意行われるようになる．

もとよりわが国に渡来してからも1000年以上の伝統をもつ漢方医（広義の）たちがにわかに主流の座を明け渡すはずもない．だが，一般に思弁に溺れず実証的精神にとむ古方家たちの間には両者の折衷をはかる学者も多く出た．前記山脇東洋はその先達——彼はつとにみずから解剖を試み，不完全ながら「蔵志」なる著書がある——で，そのいわゆる漢蘭折衷派の中には全身麻酔法（マンダラゲとトリカブトを主成分とする通仙散）による乳癌の手術（1805）の成功で有名な華岡青洲，その門人で西洋外科学を修得した本間棗軒，産科できこえた賀川玄悦等，すぐれた医師が少なくない．

その後の蘭学についてごく簡単に述べよう．1823年，当時蘭領東印度（インドネシア）の軍医であったヴュルツブ

ルク大学出の博学のドイツ人シーボルト（Philipp Franz von Siebold）——彼の父，伯父もドイツ医学史に名の残るすぐれた学者であった——の来朝は日本文化史に意味の深いできごとであった．1830年まで8年間にわたる長期の滞在の間に彼は全国から長崎に集まった多くの門人たちに医学および博物学を教え，その成果ははなはだ大きかったし，また好学の彼がこの国で吸収した多くの知識は有名な「日本」，「日本植物誌」，「日本動物誌」等の名著となって西欧に日本を紹介する大きな役割を果した．帰国後の彼が日本の開国のために陰に陽に尽くした努力もまた忘れてはならない．国禁に触れた疑いのいわゆるシーボルト事件によって一度退去を命ぜられた彼は，後1859年再び来朝して一時は幕府の外交顧問になった．

　そのほかにも何人かの外国人学者の仕事があるが，中で特記したいのは1857年に来朝したオランダの海軍軍医ポンペ（Johannes L. C. Pompe van Meerdervoort）である．彼は長崎医学伝習所を開いて約5年間の滞在期間中に各藩から派遣された学生たちに当代の西洋医学一般を組織的に伝授した．その学生たちの代表格に幕府の医官松本良順と語学に堪能な奇才司馬凌海があったし，そのほかにも後に明治期日本の医界に指導的な役割を演じた若者たちが少なくない．ポンペ帰国の年には門弟の伊東方成（玄伯）と林研海がはじめて命をうけてオランダに留学する．

　こうして時代の動きは急速に西洋医学の側に傾いてくる．その西洋医学は幕末——ポンペの帰国は文久2年

(1862)——のころともなればもはや書物臭の濃く系統を欠いたいわゆる「蘭学」の域を脱して,曲りなりにも当代の医学であったと言ってよいだろう.

その蘭学の普及に,もともと長崎で外国人について学んだ若い医学者たちが各地で開いた私塾の演じた大きな役割を忘れてはなるまい.

文政 12 年 (1829) に坪井信道——前記宇田川玄随の子で長崎で学んだ玄真の門弟——が江戸深川に開いた日習塾という蘭学塾には数多くの俊才が学んで後々まで大きな影響を残したし,その塾出身の緒方洪庵は天保 9 年 (1838) 大阪に有名な適塾を開いて日本の次代を担う多くのすぐれた医学者をその門より出したばかりでなく,福沢諭吉,大村益次郎その他の偉才を育てた.

佐藤泰然が天保 12 年 (1841) に下総佐倉に開いた順天堂は今日の順天堂大学にまで発展している.前記松本良順は泰然の実子で,江戸に帰って幕府に仕え,後に松本順と改名して明治に入ってからは陸軍軍医を統轄した.そのほかにも京都の新宮涼庭の塾その他の私塾が蘭学の普及に力があった.

6. 日本医学略史 (ⅲ)——幕末から明治初期へ

前節でその一部に触れた 18 世紀の末葉(江戸時代後期)にはじまり約 100 年にわたる日本の医学界の大きな変革が摩擦なしに行われたはずのないことは,およそ想像にかたくないだろう.

前節末尾の記事からはやや溯るが，18世紀の半ばごろ，漢方医の宗家とも言うべき勢威をもっていたのは前記の古医書「医心方」の編者丹波康頼の後裔である多紀氏の一族であった．清朝（17〜20世紀）の考証学の流れを汲むその学風は，前述の古方派・後世派の論争をよそに中国医学の理解に独自の境地を開いたが，幕府の「医学館」——多紀家はもともと躋寿館とよばれる私学をもっていた——を主宰する一方，医心方の復元刊行をめぐる医家たちの競争にその政治力を発揮して成功し実権を拡大した．たまたま天保の改革（1840）に伴って蘭学一般に対する圧迫が強まり，蘭書の翻訳も許可制となったのを機とし，かねて蘭方の隆盛を快よからず思っていた医学館の督事，多紀元昕，世話役，元堅はその権限をほしいままにした．

　尊王攘夷の思想と結んだ保守派の勢いはさらに強まって，ついに嘉永2年（1849）幕府は外科，眼科以外には蘭方を実地に用いることを禁止さえした．もとよりその禁令は大きな実効を伴わず，やがて安政5年（1858）に解禁されるが，東西医学の競合に早くよりこうした政治的・世俗的要素が絡まっていたのは不幸なことであった．

　洋方の隆昌に大きな影響をもったのは種痘法の卓効である．天然痘の脅威は古来東西に共通だったが，前述のように18・19世紀の変り目にジェンナーの発明した牛痘接種法は，その驚嘆すべき実績のゆえにまたたくまにヨーロッパ全土にひろまり，強制接種に踏み切る国まで出た．その評判は長崎と北方ロシア経由の二つの道で日本にもまもな

く伝わり，人々の深い関心が寄せられた．初期のさまざまな試みは，接種材料の保存法の不備という今から考えれば当然の原因でたびたび失敗に終ったが，1849年オランダ人モーニケ（Otto Mohnike）がバタヴィアから送られた痘痂を小児に接種してはじめて善感例をえ——皮肉にもそれは前記の蘭方禁止令の出た年であった——それに協力した鍋島藩医楢林宗建がそれを録して，以来種痘法は急速に国内に広まった．

江戸では前記医学館の膝下であるゆえもあって，はじめは地歩をうることが難かったが，安政5年（1858），もとシーボルトに学んだ伊藤玄朴，戸塚静海その他，江戸の蘭方医80余名が集まって神田お玉ケ池に「種痘館」を設けてその普及につとめ，かつそれを隠れ蓑にして洋学の研鑽をはかった．（後にもみるように，それは今日の東大医学部の起源である．）

前記のように，その安政5年には将軍家定の病を契機として蘭方解禁があり，万延元年（1860）にはさきの種痘所を幕府は収めて直轄とし，仙台藩医大槻俊斎を頭取とする挙に出た．翌文久元年（1861）には，それは「西洋医学所」と改称されて（2代目頭取緒方洪庵），種痘のほか教育，解剖が行われるようになり，文久3年（1863）には「西洋」がとれて名を「医学所」と改めるに至った（3代目頭取松本良順）．前述の伊東（玄伯），林（研海）両名のオランダ留学が文久2年の話であったことも思い合せて，幕末日本の医学の趨勢をおよそ察することができるだろう．

いま言った「医学所」成立の4年後の慶応3年（1867）大政奉還という日本史上の革命的事件がおこる——翌1868年明治と改元——が，医学界の趨勢は大きく変らない．さきに尊皇攘夷をうたいあげた人々を中心に成立した明治政府にとっても，上述の江戸幕府末期の学術政策は制度や人事に関する若干の手直しはあったにしても，ほとんどそのまま踏襲されたとみてよいだろう．

医学所は新政府の横浜の仮軍事病院（院長はイギリス公使館付のウィリス，William Willis）からさらに東京の「医学校兼病院」となり，洪庵の子でオランダ留学から新帰朝の緒方惟準（これよし）が初代の取締となった．明治2年，江戸儒学の最高学府昌平校が大学校と改称されるに及び，「医学校兼病院」はその分局となった（大学東校）．今日の東大医学部の前身である．旧医学館は新政府の手により解体されて，洋方の採用はすでに既定の事実となっていたが，それに関連して明治2年わが国の医学教育史上一つの記憶すべき事件がおこった．

その年のはじめ佐賀鍋島藩の医師で佐倉順天堂で学んだ相良知安が医学校取調御用係に任命されたが，大学に外国人教師招聘の議がおこった際，開成学校（大学南校）教師のオランダ人フルベッキ（G. H. F. Verbeck）——幕末に来朝して洋学の教師をつとめ，後明治期の日本でながく宣教師として活動した——の意見をも徴してドイツ医学の採用を建議し，曲折の末にそれは国の方針として採択され，明治4年（1871）ミュレル（Leopold Müller）およびホフマン

（Theodor Hoffmann）の2人の陸海軍医が来朝して大学東校で教鞭をとり，一方若い医学徒が相次いでドイツに留学を命ぜられた．それは明治・大正期を通じて日本の医学に対するドイツ医学の強い影響の発端となった．（前記ウィリスは薩摩に招かれてそこにイギリス系医学の種をまいた．）

相良らの判断は当時の洋方医学者たちの大勢を反映するものであった．事実，蘭学者たちの見識が成熟して，曲りなりにも原書の選択が行われるようになってから彼らの気づいたことは，良書がしばしばドイツ医学者の著書のオランダ語訳であることであった．例えば有名な緒方洪庵の「扶氏経験遺訓」にしても青木浩斎の「察病亀鑑」にしても杉田成卿の「医戒」にしても，いずれも19世紀前半の名望高いドイツの医学者フーフェラント（C. W. Hufeland）のEnchiridion Medicum（医学ハンドブック）のそれぞれ部分的な重訳であった．19世紀後半にはオランダ医学はかつての優位を失って久しかったし，フランス，イギリスに比べてもドイツ医学の先進性はようやく顕著だったから，その採用には学問外の要素も当然絡まっていたし，またその判断がどこまで正確な資料に基づいて行われたかは問わず，大局的にみてその選択は正しかったとみてよいだろう．明治・大正期の日本医学にドイツ一辺倒の弊がみられるとすればその責はそれを採用した人でなく，むしろ後人の負うべきものであったとみてよいだろう．

明治初期の日本の医学界のもう一つの重大な案件に，漢

方医家の処遇の問題があった．

　明治の一桁代にはなお蘭方医に数倍する漢方医——およそ2万人余と言われる——が業を営んでいたが，明治8年（1875）文部省がはじめて医師開業試験を実施するに当って，漢方医の強い反対を押してその試験科目を西洋医学の枠組みで定めた．従前の漢方医たちは，特例としてその業を続けることを許された．

　たまたま明治11年（1878）に設けられた国立の脚気病院に収容された患者たちを切半して試みられた治療に漢方医たちが洋方医を凌ぐ成績をえた——いまから考えてそれは，当時としてはある意味で当然の成りゆきでもあったのだが——というような前者に有利な材料が加わったにもかかわらず，明治政府の洋方採用の意向はますます固く——当時の当局者は前記適塾とポンペに学んだ内務省衛生局長長与専斎であった——明治12年医師試験規則を全国的に統一し，漢方医は既成の人たちに限り，業務の継承や新規の開業は認められなくなった．もとよりこうした施策が穏やかに収まるはずのないことは当然予期される通りで，漢方医たちは浅田宗伯を盟主とする温知社という全国的団体をつくり，新たに学校，病院をつくって激しく抵抗した．さまざまの懐柔策を講じながらも政府の方針はさらに強化されて，明治16年（1883），太政官布告による「医師開業試験規則」及び「医師免許規則」によって，漢方の医学校もついに消えた．帝国議会に対する漢方医の再三の請願も明治28年（1895）にはついに最終的に否決される．

もとより上述の定めによって漢方に基づく医療が全面的に禁止されたという意味ではなしに，西洋医学の試験によって医術開業の資格をえた者が広義，狭義の漢方診療を行うに妨げはなかったのだが，事実上それは明治期以後の日本における中国伝統医学の急激な衰微をもたらした．その復興――往々「皇漢医学」ともよばれた――をはかった人々とその後の動向についてはここでは記述を省こう．いずれにしても，それは明治期日本の文明史を象徴するできごとでもあったし，今日の日本における漢方医療をめぐる諸問題もこの歴史的背景を抜きにしては判断に誤りをきたすおそれがあるだろう．

　洋方の公式採用による医師の不足は当然教育機関の充実を要請する．お玉ケ池と長崎にはじまる官学の拡張と新設のほか，明治8年に長谷川泰が東京小石川に開いた私学，済生学舎が有名で，多くの人材がそこから出た．女医吉岡弥生もその1人である．

7. 日本医学略史（iv）――その後の日本医学瞥見

　およそ上述のような経過で，江戸時代後期の蘭学――それは西欧医学がようやく近代化に向って着実に歩を進めるようになった最初の形態であるオランダ医学の歪みの多い形での輸入であった――の土台の上に明治期日本の為政者，学者によって鋭意摂取された西欧医学は，この国にまもなくしっかりと根づき日本の医学はほぼ一筋道の発展を続ける．その背景には明治日本の文明開化の潮流と，それ

がたまたま西欧で近代医学が加速度的に進みだした時期に当っていたという二つのことを考え合せる必要があるだろう．

　主としてドイツを留学先に選んだ——と言うよりは指示された——気鋭の学徒たちの精励により明治日本の医学は急速に形を整える．明治26年（1893），帝国大学医科大学に講座制がしかれたときには，解剖学以下23講座の担当教授の席は全部日本人によって占められるまでになった．もとより教育も診療も輸入色の濃いものではあったが，一方では明治30～40年代（世紀の変り目ごろ）には，例えば北里柴三郎（破傷風菌の発見，ジフテリア・破傷風抗毒素血清の発明，ペスト菌の発見），志賀潔（志賀赤痢菌の発見），高峰譲吉（アドレナリンの発見），田原淳（Aschoff - 田原結節の発見），秦佐八郎（Ehrlich - 秦によるサルヴァルサンの発見）等，国際的にもきこえた学者が現われるようになった．

　その後の日本医学の発展についてはよく知られている通りである．なお，第二次大戦を境とするグローバルな意味での医学の変貌——そこでどうやら主役を演じているとみられるのは，周知のように今世紀のはじめごろまでは医学的後進国であったアメリカだが——への日本医学の対応については，本書でも後にたびたび言及する折があるだろう．

第 II 部

医学の基礎としてのヒトの生物学

第6章　医学と生物学

1. いわゆる基礎医学について

　現代医学の学習が，通例，解剖学，生理学，病理学などのいわゆる基礎医学の諸課程にはじまり，やがて内科学，外科学を中心とする臨床医学の諸部門の訓練をひとめぐりして一応完了する約束になっていることは，常識的にもよく知られている通りである．たしかにそれはかなり前からほぼ定立している医学教育の方式で，近代医学の枠組みがそこに反映されているとみてよいものだが，それが国によっても多少ずつ違い，また現に日本でもあちこちでいろいろな形の手直しが鋭意試みられているのをみても何ほどか察せられるように，そこにさまざまの問題の潜んでいることも否めない．序章で述べたように，本書の課題が現代医学の「早わかり」的な解説でなしに，お互いの常識的なイメージを洗い直して，医学とは何かを問い，その方法と内容と，そしてわれわれに課せられた今後の問題とを考察することにあるとするならば，その用意の一つとして上記の現行カリキュラムの意味と問題性とを手短かに検討する手続はむだには終らないだろう．その問題性の主な点を拾えばおよそ次のようである．

第一．いわゆる「基礎医学」——これは国産の言葉である——の諸学科が今日ではそれぞれ自立した科学であって，かならずしも医学に従属するものでないことは，例えば生化学や微生物学を考えてもたやすく理解できるはずだが，それらを含めて多くのそれぞれ独立した科学部門が基礎「医学」として一括されるのはなぜか．反面，それらによっていわば慣習的に構成されている現行のシステムが，真に医学の基礎として必要にして十分の条件をもっているか，そしてまた，それは言うところの臨床医学と相互にいかなる関係をもつのか．第二．その臨床医学とは何か，それは医療という技術とどうかかわるのか．そして第三に，当面のわれわれの文脈からは少々はみだすが，病気の科学としてのその医学は健康の科学であるところの衛生学とどういう関係に立つのか．

　この第二，第三の問題はしばらくあとに回して，ここではいわゆる基礎医学をめぐる諸問題を一考してみたいのだが，その錯綜した問題のいとぐちを求めるために，少々話がとぶきらいがあるが，ずっと前に述べた18世紀の大医学者ブールハーフェの「医学指針」(Institutiones medicae) というその世紀を通じてもっとも広く用いられた医学教科書をとりあげてみよう．

　その小さな書物は短い序論に続く次の五つの部分からなっている．生理学，病理学，病徴，衛生，治療．そのブールハーフェと並ぶ同時代の巨匠ホフマンの教科書もまったく同じ形式を踏んでいる．もとより18世紀というそれら

の著作の年代を考えれば——しかもそれはハラーの生理学やモルガーニの病理解剖学よりも前の話である——その内容がまったく古風であるのは当然として、それらの叙述が、いずれも生理学を冒頭において病理学へと移り、病徴論という臨床問題へと進む順序になっているのが人の注意をひく。今から考えればなんでもないことのようだが、医学の学習が、古来の慣習の示すように、初手から病人の徴候やいわゆる診断からはじまらないで、病気の理法の考察、つまり病理学がそれに先き立って、しかも、その病気が病魔といった実体でなしに人体のはたらきのみだれであるという理解に立って、生理学の記述がその病理学のもう一つ前におかれているという明らかに近代的な医学の枠組みがそこにでき上っているのである。

ここで歴史の話にまたもや深入りするつもりもないが、今日のいわゆる基礎医学は明らかにその、生理学と病理学を2本の主軸として医学を考える新しい伝統の上に次々と展開されてきたものであったとみることができる。今日一般に「基礎医学」とよばれる科目を列挙してみると、解剖学、生理学、生化学、遺伝学、発生学、病理学、薬理学、微生物学、寄生虫学（または医動物学）、——そのほかに現状では、例えば毒物学、免疫学、分子生物学などが、あるいは他の学科の中に含めて、あるいはそれぞれ独立に、講ぜられ、状況はなお流動的である——などきわめて多彩だが、それらを点検してみると、つまるところ、かつては生理学の名で考えられていたが、今日ではむしろ拡張して生

物学（biology）とよぶにふさわしい諸問題と，広い意味で病理学の枠に入る諸問題との2群に分けることができるように思われる．そのどれがどちらの側に属するかはおいおいに明らかになるはずだが，いずれにしても，およそそのように考えると，さまざまの互いに縁遠く性格も異質な学問——例えば解剖学と生化学と寄生虫学とを並べて眺めてみるがよい——を含み，反面しばしば重複したり無責任に譲り合ったりする上記のいわゆる基礎医学に，実は一つの学問的な筋が通っていることをあらためて発見するだろう．それは病気をヒトのからだという有機体（organism）の故障と一応見立てて，それを生物学の方法に拠って考究するという，医学が前述のような長い彷徨の末近代に至ってはじめて確立した基本的な戦略の現代的な状況にほかならないと考えることができる．

　上記の基礎医学のリストが否みようもなく乱雑で，現実問題として基礎医学教室が群雄割拠して諸科目間の医学的脈絡が往々見失われがちだとすれば，その弊は，近代の先駆的な医学者たちがつとに方角をみつけはしたものの，現実には建て増しに次ぐ建て増しによって医学が今日に至ったために，そこに一貫した戦略がなかったという無理もない事情に起因するものとみられる．

　おのずから本書におけるわれわれのさし当っての仕事は，そのいわゆる基礎医学諸科目を現代的に再編成する試みからはじまることになる．

2.「生きている」とはどういうことか

　前節で述べたように，ここでは，さし当ってわれわれは基礎医学あるいは医科学（medical science）を一応病気の生物学と理解し，病気の理法，つまり病理の科学とその前提としてのヒトの生物学とをその2本の親柱とみなす立場をとりたい．

　こうして，医学の枠の中でヒトの生物学を概観する手はじめに，科学の角度からみて「生きている」とはどういうことか——「生命」という言葉は後述のような理由で本書では臨床医学ないし医療について論ずるときまで残しておきたい——という問題を手短かに検討してみよう．

　生きものたちが一つの系譜でつながっていることを，19世紀の進化論がはじめて立証し，さらに生きているはたらきの動力とその調達法が原理的に一つであることを20世紀の生化学が実証し，それに追い討ちをかけるようにして今世紀中葉に分子生物学がすべての生物に共通な遺伝暗号を発見したことによって，生物学は現代に至ってはじめてその研究の対象を一つの問題として理解し，整合した自然科学としての身分証明書を獲得したのであった．それらの問題の詳細はここでは省かなければならないけれど，同じ生物学的原理は医学の対象であるヒトにも通じているし，同じ方法はそこにも当然適用できる．その意味で，生きているとは何か，といういささか大上段に構えたようにも響く設問は，医学論の出発点として場違いではないのである．

ところで意外に思う人も多いだろうが,生物学（biology）が「生きている」とはどういうことか,という根本問題をまともに自問するようになったのはそう古い話ではない．もちろん「生命」について,アニマ（霊魂）について,あるいは生命力としてのプネウマ（精気）についての形而上学的思索なら人智の歴史とともに古いし,近代生物学史上繰り返された生気論対機械論の論争にしても,本質的には科学上の対立であるよりもむしろ哲学的な――しばしばかなりお粗末な――性格の論議であったとみることができる．それは生物学者たちが怠慢であったというよりは,さきに第Ⅰ部でも述べたように,生物学が近代に入ってもなおはなはだしく立ち遅れていたこと,生物科学の方法がその手強い対象に取り組むにはあまりにも貧しかったためであるとみるのを妥当な判断とすべきだろう.

ここで少々おちついて考えてみると,生命をもつとか,それを失うとか言ってみたところで,それが一体,もったり失ったりすることのできる実体であるかどうかは自然科学の答えるかぎりではない．（医学がそれをどうみるかについては後述.）「生命」とか「たましい」とかいう概念はどうやら科学の論議にはなじまない言葉のようにみえる．だがそれに対して,その本性は詳らかでないとしても,「生物」あるいは「生きものたち」とよばれるにふさわしい一群の特色ある実体がわれわれ自身を含めて眼の前に数多く存在することは,常識はもとより,科学もひとまずこれを承認せざるをえない．歴史の古い自然誌（博物学, natural history）が今日でも生物学の大きな部門として残っているゆえんがおよそその辺にある．

　ところで，前述のように今世紀30〜40年代ににわかに大きな力を蓄えるに至った生物学の眼でその「生きもの」とよばれる実体に共通な属性を求めてみると，第一にそれは，開放系としてたえず外界（環境）と物質を交換（物質代謝）しながら，その自己同一性（identity）を保ち，そして第二にそれは増殖して，同じ形，同じはたらきの後続世代をつくってゆく．この，同一性の維持と自己増殖——厳密に言えばこの概念には変異の可能性も含まれる——による種（species）の保存，の二つこそ細菌やアメーバのような単細胞の微生物から高等の脊椎動物，ヒトまでに共通する生きものたちの最小，不可欠の条件であると言ってよい．それを平たく「環境と折り合ってはたらきながら親が子を生む」のが生物の特性である，と言いかえてもおおむね当っているだろう．生物学の中心問題は，その二つが成り立つしくみを考究することにあると言うことができる．

　あらためてことわるまでもなく，本書におけるわれわれの関心事はもっぱら人間とその病気にかかってはいるのだが，その人間の諸問題の理解のために，解剖学，生理学から話をはじめるという既成の型に泥ずまずに，話を単純化する意味で，次節にしばらく微生物の生き方について考えてみたい．それはありきたりのカリキュラムの中では，主として微生物学（細菌学）と生化学の中に含まれている話題である．

3. 微生物の生きかたにみる生物の基礎活動

前節で，生きもの一般——当然ヒトを含めて——の基本的な属性として，同一性 (identity) の維持と種 (species) の保存の二つが挙げられたが，そのしくみを単純なモデルについて少々具体的に考えてみるために，しばらく大腸菌という単細胞生物をとりあげてみよう．

読者の大多数がおそらく別途に学習したように，液体培地に大腸菌を培養すれば，それはやがて生物学上は二分裂 (binary fission) とよばれる形式で激しく——対数増殖期には約 20 分間に 1 回の速度で——増殖をはじめる．それをもう少し詳しく言えば，大腸菌は培地中に含まれるごく簡単な物質を素材にして自分と同じ組成の原形質を合成することによって速やかに発育した上，対等な 2 匹（？）の大腸菌に分れる．蛋白質分子の試験管内合成が今日でも人力では到底できない相談であることを思うならば，一括して酵素とよばれる多くの種類の，しかもそれぞれ特異的な化学反応を促進する蛋白性の生体触媒を自由にしかも整然と駆使して行われる大腸菌のその「生きた」はたらきが，どんなに鮮やかな工作であるかは容易に了解できるだろう．

その大腸菌の蛋白合成は，一般に生きた細胞の営む代謝 (metabolism)——語源的には「変化」の意で，体内にとり入れられた物質のすべての化学変化とエネルギー変換を意味する——活動の一面だが，すべての生合成 (biosynthesis) と同様，吸エルゴン反応，つまりエネルギーを必要と

する仕事である．そのエネルギーを細菌は培地内のブドウ糖に代表される高エネルギー炭素化合物——さらに溯ってその起源を問えば，緑色植物が葉緑素を道具にして空気中の二酸化炭素（CO_2）を同化する光合成（photosynthesis）とよばれる一連の生化学反応によって太陽光線のエネルギーを炭水化物の化学結合の中に蓄えこんだものである——を酸化してCO_2とH_2Oにまで分解する複雑多岐な，しかし諧調をもった一群の酵素反応によって調達する．現代生化学の中心問題の一つとも言うべきその問題の詳細は本書の読者の多くには別途学習する折があるはずだからここでは省きたいが，本章の文脈で必要と思われる一，二のことをここで注意しておこう．

酸化反応（oxidation）とは，基質から水素原子または1個の電子が失われることを意味し，それは直接，もしくは最終的に分子酸素（O_2）と結合することによって行われる．細菌を含めて一般に生体の細胞が営むいわゆる生体内酸化（biological oxidation）には，有気的（aerobic）条件，すなわち酸素の存在下に行われる「呼吸」と，酸素不在の，無気的（anaerobic）状況で進行する「発酵」——この呼吸も発酵もそれぞれそれらの言葉の常識的な用法とは一見違うようにみえるが，実は見る水準なり角度なりが異なっただけの話である——との二つの形式があって，エネルギー代謝の面からみると後者の方が能率が悪いのだが，いずれにしても，生体内酸化は，同じく酸化とは言っても例えば石炭の燃焼のような一挙に巨大なエネルギー（熱や光）の

放出される酸化反応と相違して，緩徐な燃焼とも言うべき段階的で温和なプロセスである．基質としての炭水化物その他の炭素化合物に含まれていたエネルギーは，その過程のいろいろなステップで産生される ATP（アデノシン・三燐酸）とよばれる燐酸化合物の中に，生体が利用しやすい形に移しかえられる．

今世紀の 30 年代に確認されて 40 年代のはじめ以降研究が進んだその ATP は，生物の営むさまざまなはたらきの動力調達のいわば通貨ともみるべききわめて有用な化合物で，上に話題になった蛋白質その他の高分子物質の生合成だけでなしに，本書の主題であるヒトの多種多彩な仕事にもなくてはならない重要な役目をもっていることをここで先回りして一言しておくのもむだではないだろう．

ところで，さきに生物の特質は「環境と折り合ってはたらきながら親が子を生む」ことにあると述べられたことを思い出そう．

上述の大腸菌は，読んで字のように，元来動物の腸管内に寄生する細菌で，試験管内にしつらえた培地はその人工的な環境にほかならないわけだが，いずれにしてもそれは環境から細胞の膜を通じて取り入れた物質を代謝することなしには生存しえないことは論をまたない．しかもその菌は環境から酸素を除いたとしても（無気的条件），呼吸を全面的に発酵に切り換えて増殖することができる．すべての生物は環境と交渉をもちながら生き，しかもその変化にある程度まで折り合って（「適応」して）生きることができ

る.

　ところで，それが「はたらきながら」生きると言われたその「はたらき」とは微生物の場合一体何を意味するのだろうか．これは実は本書の最後まで尾をひく大問題の発端である．

　例えばジフテリア菌はジフテリア毒素をつくり，アルコール酵母——念のために言えばこれは細菌のクラスには属しない微生物だが——アルコールを産生する．しかし考えてみると，その毒素にしてもアルコールにしても，それぞれの微生物が代謝して増殖する過程でつくられた副産物，いわば排泄物にほかならないものであって，たまたま通りかかってその菌に感染したヒトの子どもがジフテリアという病気にかかったり，人間の祖先が，ウシを家畜に飼いならして牛乳を集めることを覚えたように，その微生物を利用して酒をつくる技術を発明しただけの話であった．病原性やアルコール産生をそれらの微生物のはたらきとするのは，要するに人間本位の解釈で，生物学的には視座の横滑りと考えるのが妥当だろう．

　たしかに大腸菌は鞭毛によって運動し（ここでも ATP が利用される），発光細菌は光を放出し，アメーバは偽足を出して食物をとりこむ，というようないわゆる「はたらき」らしいはたらきが微生物の世界にもないとは言わないが，いま述べたことからもおよそわかるように，単細胞の微生物の「はたらき」はどうやら自己増殖とその前提としての代謝活動にほぼ尽きるとみることができる．言いかえれ

ば，もっとも単純な生物である微生物は，全能力を挙げて
ひたすらに生きるためにはたらいている，と考えられるの
である．生物をかりに機械とみるならば，それは存在する
ためにはたらいている奇妙な機械である．実はそれはヒト
まで含めてすべての生物に基本的に通じる認識であること
を，われわれはこれから本書でおいおいに学ぶだろう．

　もう一つ，「親が子を生む」とさきに言われたことを少々
検討してみよう．細菌が二分裂によって無性的に増殖する
ことはさきに言われた通りだが——この場合厳格に言え
ば，親と子の関係はなく，世代が変るということは1個の
細菌細胞がDNAの複製によって均等の2個に分れること
である——，大腸菌は世代を重ねても大腸菌であること，
「ウリのツルにはナスビはならぬ」ゆえんが遺伝子のはた
らきに基づくことを明らかにしたのが，メンデルにはじま
る遺伝学の功績であることは言うまでもない．その遺伝情
報の伝達のしくみを解明し，それを細胞の生化学活動と結
びつけたのが，ここ20〜30年ほどの間に目覚ましく発展
した分子生物学の貢献であった．しかも，その遺伝暗号の
綴り（スペリング）が，生物界一般，つまり微生物，植物，
動物，当然ヒトにも共通であるという驚くべき事実が確認
されたことは，ヒトの生物学，ひいては医学を考える上に
きわめて重要な意味をもっていると言ってよい．

　分子生物学の輪郭については，本書の読者は別途学習す
る折があるだろうと予期されるから，これ以上立ち入らず
に，ここではその新しい科学の生物学の構図の中での——

4. 微生物からヒトへの展開

　医学について考えることを目的とする本書が，ヒトの生物学を病気の科学の先に立てるのは今日では当然としても，大腸菌を例にとって微生物の生き方について検討を試みる迂路をあえてとったのは，細菌という単細胞生物の生物学的活動の形式が，多細胞生物——もとより後者の細胞のもつ遺伝情報（DNA）量は桁違いに多い——にも本質的に繰り返されているとみるからである．

　もちろん細菌と高等動物との距離はきわめて遠いし，その高等動物たちの間でもヒトが生物学的な意味でも特殊の位置にあるとみられることはおいおいに学ぶ通りだが，一面ヒトがおよそ10^{14}個（100兆）に近い数の細胞——とその産生した物質（血漿，線維，毛，骨など）——の集合にほかならないことにまず注目しよう．

　人体を構成するそれらの細胞たちの生物学的活動は，基本的には前述の細菌細胞のそれと同一である．それらはそれぞれの環境である間質液から物質をとりこみ，それを代謝して同一性を維持し，自己増殖を営む——胎生期は言うまでもないが，成人でもその増殖は例えば骨髄細胞（血球の母細胞）などにとくに目立っている——力をもっている．その意味で人体の細胞の一つ一つを微「生物」（mi-

狭く本書の立場で言えば，いわゆる基礎医学の地図の中での——位置づけを示した上述の話で一応十分とみてよいだろう．

croorganism）に見立てることもできる．現に近年目覚ましく発達した細胞培養の技法で試験管内で培養できる人体細胞の種類も少なくないのである．

　反面，人体細胞の話には細菌細胞の枠からはみ出す問題の多いことも事実である．

　第一に，試験管内で活発に増殖しつつある大腸菌の培養は，すべて均一な性質の細胞たち——生物学的に厳格に言えば，ごく小さな確率でそこにはいつも突然変異がおこっているはずだが，さし当りこの文脈ではその問題は無視してよいだろう——の集団であるのに対し，人体を構成する細胞たちは，例えば肝細胞と筋細胞と神経細胞を並べて考えれば容易にわかるように，形もはたらきも一様ではない．しかもそれは，読者が別途に組織学や解剖学で学習しているように，上皮組織，支持組織，その他の組織（tissue，原意は「織りもの」）に織り合わさった上，さらに肝臓，腺，筋肉，脳脊髄などというようなそれぞれ異なる構造と機能をもった諸器官をかたちづくっている．おのずからそこに微生物学には顔を出さなかった形のさまざまの生物学的問題が生まれる．

　考えてみればしかし，人体を構成するすべての細胞たちは，もともとは両親の性細胞が合体して生じた1個のディプロイドの細胞が二分裂を繰り返す間にでき上ったものだから，当然すべて同一の遺伝子構成をもっているはずである．現代生物学の教えるところに従えば，細胞核に含まれる遺伝子のセットこそ細胞の営むすべての生化学的活動の

司令部とも言うべき役割をもっているわけだのに、上記の肝細胞や神経細胞などのように現象的に明らかに異なった（different な）生化学反応を演出するまでに分化（differentiate）し、形も違えば、また生後の神経細胞や心筋細胞などのように分裂能力（上記の自己増殖力）までも失う、といった状態が成立するのが何に基づくか、とくに、その司令部の物質的な構成は不変としても、機能上の再編成がどういったメカニズムで行われるか、といった種類の問題がそこにある。発生学（embryology）あるいは発生生物学（developmental biology）とよばれる現代生物学のもっとも活気にとんだ研究分野の一つが、その分化（differentiation）の問題を研究対象の一つとするのだが、ここではその内容に深入りしている余裕がない。

　実を言えば、発生学がそうした分化の原因やメカニズムの問題を探究の対象とするようになったのは、とくに生化学や分子生物学が急速に進んだ比較的近年の話で、それまでは「胎生」学（embryology）といういまではおおむねすたれた訳語――語源的にはその訳語は適切なのだが――が示唆するように、諸器官の形成される過程の形態学的追究がその主な内容となっていた。その記述は今日ではあらましでき上っているから研究者の関心がそちらに向くことが少ない――もちろんいろいろな水準での形態形成（morphogenesis）のダイナミックスという難解な問題は今日でも残っている――にしても、発生学のそうした局面が、例えば奇形の成立などという病理学上の問題との関連におい

て今日でも医学的に大きな意味をもっていることは理解にかたくないだろう．

　生物学的論議にあまり長滞留することの許されない本書の構成上，いま余儀なく話を細菌から一跳びにヒトに移したのだが，言うまでもなく発生という生物学上の大問題は，本来は比較生物学的視座に立って考察するのが適切であった．ところで，同じく時間軸に沿った生物学的問題ではあるが，とくにその本性上，時間的性格のきわめて強いヒトにおいて，したがってまた当然医学にとって，はなはだ意味の大きい現象に成長と老化の問題がある．

　発生と成長の生物学的理解を欠いては小児科学や産婦人科学が成立しがたいことは誰にもわかる話だし，老化の問題が老人病学という近年とみにその意味を重くしつつある分科の基礎になければならないことは言うまでもないだろう．とくに老化については，かつては現象的な記述にとどまっていたその問題に現代生物学的なアプローチが部分的には可能になってきたふしがあって，その研究が活気を加えつつあることに注目しよう．

　以上，本節では，「微生物からヒトへの展開」という標題の下に，終始孤立した単細胞のままでとどまっている大腸菌のような微生物と相違してヒト——一般に後生動物（metazoa）——には発生から成長，そしてやがては老化という時間的過程をめぐる諸問題があることを述べた．それらの生物学的諸問題が一々「基礎医学」的意味をもっていることについては，後にもまたあちこちで言及する折があ

るはずだが,それはそのときの話として,ここでぜひ読者の注意を喚起しておきたいのは次の点である.

　上述のような発生（development）の過程を経てでき上った人体は,当然細胞とその生産物とから構成されるわけだが,前にも述べたようにその細胞たちの一つ一つが細菌と等格の微生物ともみることのできる存在であると同時に,その人体は言ってみればあたりまえの話ながら「1人のヒト」として生き,行動する.日常語をつかって言えば,人間はきわめて多数の――出生時にはおよそ 10^{12},成人では 10^{13} のオーダーの――生命たちから構成されている一つの生命をもつという奇妙な存在である.そして,本書の主題である病気というきわめて多彩なできごとは,その二重構造をもつ実体を舞台に成立するさまざまに異質なメカニズムをもつ生物学的現象である.その意味を次章以下に順を逐って考えてみよう.

第7章 ヒトの生物学（I）

1. ヒトの生物学序論

　後にまたあらためて述べる折もあるはずだが，「病気」とうけとられる事態は実は生物学的にはむしろ些細な異常に基づいている場合が少なくない．（本質的に重大な，つまり vital な異常はおのずから短い間に死を招いて医学の関心事の外に出てしまうだろう．）したがって，医師は各論的な意味では本職の生物学者にもまさって精密な知識が要求されるいささか皮肉な局面にしばしば遭遇するのである．例えば手術野の局所解剖学について外科医が用意する知識あるいはさまざまの神経病の理解の前提となるヒトの神経系の配線図の精度などはもちろん生物学の問題であるには相違ないのだが，事実としてはほとんど医学者，医師だけの関心事にとどまっていると言っても過言ではないだろう．そうした問題は挙げればほかにもきりはないのである．解剖学や（人体）生理学が，本来生物学の分科であるにもかかわらず，今日でもしばしばそれが医学の話であるかのごとく早合点されているのには，歴史的の，またそのほかのいわれはあるにしても，いま記したことと無関係ではない．

だがその反面，現実問題としては，それが医学の学習に際して，人が往々木を見て森を忘れる弊に陥りやすい原因にもなっていることを見落してはなるまい．何ごとによらずそうには違いないが，ことに生物学・医学においては，部分は全体との関連においてはじめて意味をもつことが忘れられてはならないのである．

　そのことを含んで本章では，前に微生物を通じて学んだ生物学の基本を踏まえて，ヒトはどのようにして生きるか——それが故障したときに本書の主題である病気がみられるわけだが——という1本の筋の上に，通常の医学のカリキュラムでは，いわゆる「基礎医学」の大枠の中で解剖学，生理学，生化学，遺伝学などといった形で講述される諸問題をやや自由な形で組み立ててみたい．もとよりこの試みには，それぞれ歴史をもち，独自の問題設定と方法とをもつそれらの学科の区別を不要とみる気持は毛頭ないばかりか，それを十分に重んじ，別途に読者の熱心な学習を期待した上で，それらの学科の教えるところがここでは自由に利用されるだろう．だが，世上しばしばみられるように，それらの諸学科の教科書を積み重ねれば，おのずからそこにいわゆる基礎医学の輪郭が浮んでくるだろうと思いこんで怪しまない安易な姿勢に対するいささかの抗議の気持が以下の叙述に含まれていることまで隠そうとは思わない．

2. 消化と呼吸の生物学的意義（付，栄養）

　ヒトの生物学の話にはいろいろの入り口が考えられる

が，ここでは前章で述べたことを考慮においた上で，まず消化と呼吸の問題にそれを求めよう．

環境と物質を交換しながら同一性（identity）を維持し，種（species）の保存をはかる，という生物一般の特質が，あの解剖学が詳しく教えるようなヒトという複雑な器官構成をもったひとまとまりの有機体——有機体（organism）とは器官（organ）をもつものという原意である——においても，前述の細菌のような単細胞の微生物にみたと相似な形で観察されることは，考えてみれば不思議な話ではないだろうか．

たしかに微生物も microorganism とよばれるように，その内部にはそれなりにさまざまの小器官（organella）とよばれる装置をもつ一種の機械に相違ない．だが，単細胞の微生物の場合には話がそこで完結するのに対し，ヒトの場合には，前に述べたように，それを構成する細胞たちがそれぞれ「生きて」はたらいている上に，と言うよりはその面はあまり表に出ることなしに，一つ高い次元での「ヒト」という全体の姿での同一性の維持と種の保存とが目立つのである．

ところで，さきに大腸菌が細胞膜を通じて環境からとり入れる物質は，栄養物質——原形質の合成素材とエネルギー源——と呼吸のための酸素との２種類であったが，その物質は原則として，細胞がそのまま利用できる有機・無機の簡単な化合物でなければならなかった．ヒトが日々口から摂取する食物の大部分を占める蛋白質，多糖類，脂肪な

どは細菌細胞には利用不可能な重荷であると言ってよい．（あの日用の寒天培地の寒天がそのよい例証である．）

その事情が人体を構成する細胞たち——前にも言ったようにそれらは微生物と等格の生物学的実体である——にもほぼ共通だとすれば，ヒトが環境から獲得した食物が，細胞たちを直接とりまく環境（クロード・ベルナールの言う内部環境）である細胞外液または間質液に達するまでに，それらは細胞たちが利用しうる形にまで下ごしらえされる手続が必要であるゆえんが容易に理解できるだろう．（重症患者に行われる点滴による栄養輸液を思い出そう．）唾液のジアスターゼにはじまり，胃，膵臓の外分泌等の協力による狭義の消化の生理学的意義がそこにある．その消化は，しかし消化管腔という，見方によっては「体外」とも言うべき場所で行われるから，こうして消化（加水分解）された物質は，その管腔をとりまく消化管粘膜——いわば身体の「内表面」——から吸収されることによってはじめて真の意味の「体内」に入るはこびとなる．

こうして，消化は生物学的には人体を構成する細胞たちにそれらが利用しうる形の栄養を提供する準備の過程とみることのできるものだが，人体生理学の観点からそれを見れば，もとよりそれは単に加水分解酵素による化学反応のアンサンブルとみただけですむ話ではない．そこには，咀嚼による食物の細挫という往々軽く見すごされている機械的な処理からはじまって，幽門の開閉や，腸管の蠕動による食物の攪拌と輸送，上記の外分泌腺のほかにも肝臓の分

泌する胆汁酸塩，後述のセクレチンのようなホルモンのはたらき，というようなさまざまな性格の違った活動の協同作業がその仕事を完遂させる条件になっていて，それらの一々が前にも言ったようにその細目まで本書の主題である病気の科学的な理解の予備知識を構成している．だが，ここでは消化生理学のそうしたさまざまな局面を「人体」生理学の教科書に譲って，一般生物学的観点から離れないで話の筋を先に追ってみよう．

およそそのような手続によって「消化された」物質は，人体を構成する細胞たちによって代謝されるはこびになるわけだが，その代謝の目的がエネルギーの調達と生物質の合成にあることはもはや繰り返すまでもない．

人体のエネルギー調達にもまた呼吸と発酵との二つの手段があるが，その主途は呼吸，すなわちブドウ糖の有気的（aerobic）な酸化である．

単細胞の微生物と違って直接外界と接触しない人体の細胞たちが，その呼吸（内呼吸）に必要な酸素分子を赤血球のヘモグロビンを介して供給され，それと交換に，細胞内酸化の終末産物である二酸化炭素をヘモグロビンが持ち運ぶことは常識的にもよく知られている通りである．鼻からいきを出し入れして，肺胞上皮細胞に絡んだ毛細血管を通過するヘモグロビンに空気中の酸素の運搬を供託し，細胞から持ち帰った二酸化炭素を呼気によって外に放出するいわゆる呼吸（外呼吸）の生理学も，また上記の消化と同様にきわめて複雑なしくみをもった生体の活動だが，同じ理

由でここではその詳細を省きたい．

一つここでぜひ注意しておきたいのは，次の問題である．

「いきが絶える」という日常語が死を意味することからみても，呼吸がヒトにとって文字通り vital な意味をもつことは誰にもわかる話だが，おそらくそうした経験的な事実に基づいて，洋の東西を問わず「いき」（気息，プネウマ）なり宇宙を充満する「精気」なりに生命の源を求める考え方がきわめて強かったのは無理もない話であった．現代科学は，それと違って，前述のように，生物の動力，エネルギーの源を，もともと仲間の生物たち（緑色植物）が太陽の恵みをうけてつくった炭素化合物に求め，空気中の酸素の役割をいわばその燃えかすの処理を担当するものとして眺める．人体にとって酸素が一刻も欠かすことのできない必須の物質であるという事実にはまったく変りはないのだが，その役割の認識は近年に至って180度転回した．それは生物学史上きわめて大きなできごとであった．（蛇足ながら一言すれば，上に「人体にとって」と言って「生物一般にとって」と言わなかったことに注意せよ．例えば破傷風菌やボトリヌス菌などのような，無気的な発酵によってのみエネルギーを調達し，酸素がかえって毒物であるような「嫌気性」細菌なる微生物が，医学関係の畑にも存在することを覚えておこう．「空気なしの生命」の存在というパストゥールの発見が19世紀の生物学者たちにとってたいそうショッキングな事実としてうけとられた理由が，い

ま述べたことからも了解にかたくないだろう．）

　以上略述されたところから，本章でヒトのからだの話を，おそらく常識が予想するような脳・神経系とか心臓とかの「中枢的な器官」からはじめずに，消化という一見地味な問題からはじめて，それを呼吸の生理学というこれも常識的にはいささかとび離れたようにも思われる話題につなげたのが，生物学の基本原理に照らして考えれば当然な道筋でもあったことが理解されるだろう．

　ところで，生物とは「生きてはたらくもの」の謂いである．はたらくには当然エネルギー——昔は人はそれを「生命力」とよんだと思われるのだが——が入用なわけで，ヒトにおけるそのエネルギー調達のしくみをいまわれわれは学んだのであった．それは本質的にはさきにわれわれがみた微生物のそれと同じで，ただ細胞の現場の前後に，口腔からはじまる消化と，肺を主役とする外呼吸という二つのこみいった過程があっただけの話とみてよいのだが，それにしても大腸菌がそうして調達されたエネルギーをほとんどすべて原形質——酵素蛋白を含めて——の生合成にあてたのに対し，ヒトにおいては，基本的にはひとしく同一性の維持と種の保存をはかるとは言っても，そのはたらきが多様であるのに応じて，その用途もまた多岐である．

　ヒトのはたらきとして誰にもまず目につくのは運動（第9章の3参照）である．歩行し，ものを持ち上げ，等々の運動にエネルギーが必要なのは常識でもわかることで，ATPを活用した筋肉の収縮のメカニズムの生理学的・生化学的

研究は電子顕微鏡による筋肉細胞の形態学的知見の拡張とあいまって, 近年目覚ましい進展をみせた生物学領域の一つである. また言うまでもなくこの横紋筋による運動のほかにも, 体内で常時活動している心筋や内臓平滑筋も大量のエネルギーを消費する.

常識の眼からはながく隠れ続けていたエネルギーの需要に, 細胞膜の能動輸送とよばれる重要な生理学的機能がある. それは浸透圧に逆らった物質の輸送を必要とする局面で, 実は前に一言した腸管粘膜からの栄養物質の吸収にもそれは物理学的な拡散と並んで一役演じていたのだが, そのメカニズムのもっとも重要な出番は, 後に述べる腎臓の尿細管の巧妙なはたらきや, 神経の刺激伝達に当って文字通り瞬間的に波及するイオン勾配の原状回復においてみられる. その詳細は, それぞれの場所で述べられるだろう.

温血動物であるヒトの体内での諸種の酵素反応を円滑に進める上に要求される体温の維持——「体熱」(animal heat) は古来生命をめぐる大きな謎の一つであった——もまた上述の化学的エネルギーが熱に変換された形にほかならないことは言うまでもないだろう.

細菌においては炭水化物の生体内酸化によって調達されたエネルギーがほとんどもっぱら原形質の合成に充てられていることは前に述べたことだが, たしかに最盛期には20分ごとに二分裂を繰り返す大腸菌などに比べれば見かけ上無為に近いヒトの場合にも, 実は生合成は体内で常時活発に進行していることを見落してはなるまい. 血液細胞や粘

膜上皮細胞などのように成人期に入っても激しい交代を示す細胞の存在もその例証の一つだが，前述の消化管腔に現われる諸種の加水分解酵素や，後述の内分泌腺におけるホルモンの合成など，単細胞の細菌の場合とは性格の異なった生化学的活動が少なくない．

たまたまいま述べたことは，ヒトのような進化の進んだ多細胞動物の不思議な特質をあらためて考えさせるきっかけを与えている．例えば，上記の骨髄における血液細胞のさかんな増殖——およそ $10^{10～11}$ 個程度と見積られる全身の赤血球は約 3～4 カ月で全面的に交代する——がエネルギーの供給なしには行われえないことはいま言った通りだが，そのエネルギーの調達が同じ赤血球のヘモグロビンなしには実現しないことをここで思い出そう．あるいはまた，胃や膵臓の腺細胞の合成する消化酵素なしには全身の細胞が「生きて」いけないことは繰り返すまでもないが，その全身の細胞の中には当の腺細胞も含まれていることを思い合せよう．

それは単に消化と呼吸だけにかかわる話ではなく，後に述べる他の諸器官を構成する細胞たちについてもほぼ同じことが言えるわけで，ヒトのからだを構成する細胞たちの同一性の維持には，すべてが自前でまかなわれる単細胞生物と違って，全身的な協力による援護がなければならないが，反面その全身の同一性の維持には，「分化した」諸種の細胞たちそれぞれが「生きて」はたらかなければならない．言いかえれば，部分が全体に仕え，全体が部分に仕えるこ

となしにはヒトは生きることができない，という循環的な構造がそこにある．それは近代生物学の先覚者たちが19世紀に至って予感しはじめ，今世紀半ばに近づいて確かめえた新たな認識であった．

　消化と吸収の生物学的意義を主題にした本節を結ぶ前に，それに関連して生理学にとっても，また医学にとってもきわめて大切な意味をもつ問題が残されていた．

　ヒトの場合にも，呼吸酵素や加水分解酵素をはじめとして諸種の蛋白質の生合成が vital の意味をもっていることは繰り返すまでもない話だが，その合成能力という面からみると，前述の大腸菌などに比べてヒトがはなはだ不器用な生物であることが注意されなければならない．大腸菌の栄養要求はきわめて単純で，若干のミネラルとエネルギー源としてのブドウ糖があれば硝酸塩，亜硝酸塩，アンモニアなどのごく簡単な窒素化合物からその固有の蛋白質をりっぱに合成することができる——もっともそれはかならずしも細菌一般に通じる話ではなく前に一言した嫌気性細菌などのようにかなり贅沢な栄養要求をもつものもあって一口に細菌とは言っても話は一律ではないのだが——のに対してヒトの場合，数種のいわゆる必須アミノ酸（例えばリジン，トリプトファン，フェニルアラニン，メチオニン等）はみずからこれを合成することができないから，それを含む「良質の」蛋白質を食品に加えなければならないし，脂肪についても必須脂肪酸なるものがある．周知のビタミンとよばれる一群の有機化合物——多くは補酵素の役割をも

つ——もまた既成品の形で食物から摂取しなければならないことは言うまでもない．

細菌の培地成分と同様，ヒトの食物は生合成（同化作用）のための素材と，エネルギー源としての物質の補給という二つの意味をもっている．したがって上に言った食物の質もさることながら，上述のようなさまざまの仕事，熱，貯蔵（普通には脂肪の形での）に必要なエネルギーの総需要をみたすに十分な量が日々摂取されなければならない．言うまでもなく前述の体温の維持に伴って熱が体表や呼気からいわばむだな形で外界に放出される分も予算に入れておく必要がある．

生体内で食物の異化作用によってそこから出てくるはずのエネルギーの量と，その食品を生体外で完全に燃焼したときに放出されるエネルギーの量とはひとしいから，いま言った食物の必要量の問題は直接物理学的に測定できるカロリー（ただし生理学・医学で通常言うところの，あの日常語にもなっている「カロリー」は物理学上の単位としての1カロリーの1,000倍，つまり1キロカロリーを通常さす約束である）を単位にとって考察できる．

食品の質と量と代謝，とくにその衛生学（後述）を考究する科学は栄養学とよばれる．もとよりそれと生化学，生理学との間にきっちりした境界はない．

3. 循環と血液と排泄の生理学

前節でわれわれは，ヒトの消化と呼吸の生理学をもっぱ

ら人体を構成する細胞たちに焦点を合せて考えてきたのだが，食物が細胞たちに利用できるような形にまで消化管腔で消化された上，それを囲む消化管粘膜から吸収されて体内に入ったとしても，それが人体の諸器官の細胞たち——さきに述べたような意味で消化器自身の諸組織を構成するいろいろな細胞を含めて——にまで送りとどけられるためには，当然なんらかの輸送路がなければならないはずである．

腸管から吸収される物質には，リンパ管を経て血流に入る道と，門脈系を経由して肝臓という多目的の化学工場——それは生化学に言うところの中間代謝のきわめて活発に行われる舞台で，胆汁の生成，炭水化物の貯蔵，解毒，血漿蛋白の合成，等々，かずかずの生化学反応が肝細胞によって遂行される——でさまざまの処理をうけて全身的な循環に加わる道との両途があるが，いずれにしてもわれわれは，ここではじめて循環器系という人体解剖学・生理学上のきわめて重要な機構の問題に遭遇する．

その循環器というシステムの中心に心臓とよばれる自律性の強い，精妙なポンプがあって，そこから動脈を通じて全身に送り出された血液は末梢で毛細血管の網を通過した後，静脈を経由して再び右心臓に戻り，一度肺を回って左心に入った上，そこからまた上記の動脈に押し出されるという様式で，ヒトが生きているかぎりその循環をたえまなしに繰り返すことは今日では誰でも知っている通りである．それは第Ⅰ部で述べたように，近代生理学の扉を開い

たハーヴィの発見したところ——ただし前述のように毛細血管は後のマルピーギがはじめて記載した——だが,前にも記されたように,それが医学にとって真に役立つ知識となるためには,なお多くの事実によって補完されなければならなかった.そのハーヴィ以後に加わった知見の要点を以下に摘記してみよう.

それが古来「生命」と直結することがほとんど自明とされながら,具体的には長い間何も知られていなかった血液が,骨髄で増殖し分化した血球と,主として肝臓で産生された血漿とからなること,前者から派生した赤血球,白血球,単球,リンパ球,血小板等のそれぞれの役割や,その血球をはじめさまざまの物質の運搬具(vehicle)でもある血漿の成分,役割等については,それぞれ別の課程の教科書に譲ってよいだろう.それに関連して血液凝固,血液型,白血球・単球の食作用,とくにまた最近目覚ましい展開をみせつつある免疫といったような,医学色の強い諸問題に関しては,後にまた触れる折があるはずである.

話を循環に戻せば,単層の細胞で囲まれた毛細血管を流れるその血液は,諸器官・組織の細胞を浸している間質液との間に主として拡散による活発な物質の交換がある.(その間質液はまた別途リンパ管を流れ,胸管から全身の血流に入る.)血流から細胞側に入るのは消化された栄養物質,赤血球が運んできた酸素分子,さらにはまた後に述べる諸種のホルモン等で,復路細胞側から血流に入るのは細胞の分泌した諸種の物質,二酸化炭素と尿素をはじめと

する細胞の代謝によって生じた種々の老廃物である.

こうしてみると,循環系はいわば上水道と下水道とを兼ね,そこを流れる血液は細胞たちの必需物質と,代謝の結果生じた有用な物質(例えばホルモン),あるいは全身的には有害な物質(例えば尿素)の双方を含んでいるという奇怪な事態がそこに成立していることがわかるだろう.

腎臓とよばれる1対の器官がその厄介な状況を見事にさばいてみせる.それは,腎動脈を通じてそこに流れこんだ血液から人体にとって不用ないし有害な代謝産物を選択的に排泄して血液を浄化する巧妙なしくみをもっている.腎臓はネフロン(nephron)とよばれる単位的な構造物から組み立てられているが,腎動脈の末端の毛細血管の塊である糸球体を通る血液から機械的に無差別に濾過された低分子物質は,上記ネフロンのはじまりであるボーマン嚢とよばれる腎臓側のミクロの受け皿に一旦すべて収容される.そのまますべて排泄されれば全身は飢餓に陥るよりほかないわけだが,ボーマン嚢より下流の尿細管と言われる部分で,ブドウ糖をはじめ種々の有用な物質を前記の能動輸送の機序によって選択的に回収し,さらに大量の水も再吸収され,腎静脈を通じて血流中に戻すという離れ業がそこに演ぜられる.一方,低級な窒素化合物と一定量の水分——その量は後述の下垂体後葉ホルモンによって調節される——とは,尿を形成して無数のネフロンから集まって腎盂,輸尿管,膀胱という周知の経路をとって外に排泄される.

もう一度話を循環系に戻そう.

前節で述べた消化と吸収が生化学的性格のきわめて強い生物現象であったのに対して、巧妙なしくみをもった自動ポンプとしての心臓のはたらき——その律動的な運動に伴う電気現象が心電図として記録されるのはよく知られている通りである——をはじめとして血行の力学とその調節、そのほか物理学的なアプローチにふさわしい問題がきわめて多いことは、およそ理解にかたくないだろう。いまその詳細に立ち入っている余裕はないが、それは当然後々循環器病を考える際に思い出されなければならない問題である。

　一つ付言しておきたいのは、血液循環はたしかに全身的な問題には相違ないが、同時にまたあちこちに特殊な局所的な解剖学的・生理学的問題をもつという事実である。心臓自身の面倒をみる冠状循環の異常が重篤な心臓疾患を招くことは常識的にもよく知られているところだし、また、脳の循環、肝臓を中心とする腹腔の循環などについてもさまざまの特殊な問題が絡まっている。解剖学（人体形態学）の正確な知識が生理学・医学にとって欠かせない用意であることを考えさせる例証の一つである。

第8章 ヒトの生物学（Ⅱ）

1. 内分泌の諸問題と生殖（付，ホメオスタシス）

　前述の消化も外呼吸も，実は身体を構成する細胞たちが「生きる」ための内部環境を用意する裏方であるという見方はかなり近年にかたまった話だとしても，マクロの水準での生理学は19世紀の後半にはほぼ体系化されていたことは前に第Ⅰ部で学んだ通りである．

　だが，本節の主題である内分泌については，それとよほど事情が違っていることをまず注意しよう．あとで補足して述べられるように，ホルモンの産生とはたらきはもっぱら細胞の生化学的活動に属する話であると言っても過言でなく，呼吸が胸郭の運動と肺の，消化が胃腸の営みであるという常識も弁えているような目立った担当器官をもっていない．そのことは，例えばインシュリンを産生する特定の細胞（ランゲルハンス島の β 細胞）が膵臓の中に肉眼的には眼につかない形で埋まっているのをみてもわかることである．中には，例えば甲状腺や副腎などのように，それ専門と言ってもよい堂々たる器官がある——皮肉なことには内分泌の総司令部である下垂体は眼につきにくいところに小ぢんまりと収納されていた——のは事実だが，長い間

内分泌の生物学的役割が知られないまま残されていたのも無理もないことだった．しかも，一般にホルモンのはたらきが表面化するのは，当の産生細胞ないしその近傍でなしに，一見かけ離れた場所なり機能なりである——1例を挙げれば前述の尿の水量に対する下垂体後葉ホルモン——という事情が，ホルモンなるきわめてはでな生物学的活性をもつ一群の物質の存在を人に容易には気づかせなかったのである．

　こうみてくると，内分泌の研究がまずバセドウ病，粘液水腫，あるいは糖尿病などのような，ホルモン分泌の異常によっておこるさまざまな病気を手がかりにはじまり，ずっと遅れてその活性物質の研究に進んできたのも自然な成りゆきであったと言えるだろう．これは，病気といういわば自然がみずからの手で行った「実験」が新しい生物学研究の道を開いた顕著な事例の一つだし，大小のそうした話は実は今日でも絶えないのである．「異常」が「正常」について考えさせる手引きとなるのは病気に限った話ではない．

　ホルモン（「刺激する」という意味のギリシャ語 hormaō より）という言葉は，今世紀のはじめイギリスの生理学者スターリング（Ernest Starling）の命名にかかり，十二指腸粘膜が産生して，一度血流に入って膵液の分泌を高める物質の発見（W. M. Bayliss と共著）から予想された一群の化学的伝令物質に先どりして与えられた名称である．それはそれぞれ体内の特定の腺細胞が分泌して血流中に放出され

——それは例えば唾液腺などにみるような排出管をもたないから「内」分泌とよばれる——微量でそれぞれ一定の代謝過程を精妙に調節する作用をもった物質である．

ホルモンには大別してポリペプチド系とステロイド系の物質がある．それらが上に一言したように，それぞれ特定の標的器官をもつのは，それぞれに特異的な受容体（レセプター）をもつ細胞の存否に基づいているが，ホルモンの作用は，細胞にとりついて，休止している遺伝子の発動を促してその細胞の生化学的な活動を方向づけることにある，と言っておおむね誤りはないだろう．その作用機序の詳細にはしかし今日でも不明の点が多く残されている．

数多い内分泌腺とそれらが産生するかずかずのホルモンの生理学的作用については，生理学・生化学の教科書に譲って一々ここでは述べないが，生物学的な意味でぜひここでも注意しておきたいことがいくつかある．

その第一は，解剖学的にはこれと言ったつながりをもたない多くの内分泌腺がいわば機能的な一つのシステム——例えば下垂体と副腎や性腺あるいは甲状腺との関係を見よ——をつくって，血流を介してしばしば相互にそのはたらきをチェックし合い，よく協調して均衡のとれた活動を常時続けているという事実である．それを適切にも「内分泌オーケストラ」とよぶ人がある．

ここで退いて考えてみれば，人体という莫大な数の，しかもそれぞれが「生きもの」でもある細胞たちから成り立っているデリケートで複雑な機械が，整合した1個の開放

系として環境と交渉し合い，ながくその同一性を維持し続けるためには，その内部にさまざまの生化学的・生理学的反応を滞りなく進行させる安定な条件がなければならないだろう．今世紀 20 年代の終りにアメリカの生理学者キャノン（Walter B. Cannon）は，とくに細胞たちの環境，クロード・ベルナールが「内部環境」とよんだ間質液，彼の言う「液体マトリックス」が，さまざまの揺さぶりに対してきわめて安定であることに着眼して，そのしくみを詳しく考察し，それをホメオスタシス（恒常性，homeostasis）と名づけた．この言葉は，その後人体のさまざまな面での平衡の保持という意味に拡張されるようになって今日に至っているが，少なくともその原意における間質液の恒常性を成立させるもっとも有力なしくみの一つがホルモンのはたらきにかかっていることはここで覚えておいてよいことである．

　もっともホメオスタシスがすべてホルモンの指示に基づく生理現象でないことは，例えば体液の pH が常時一定に保たれているのは血液中に含まれる両性電解質の緩衝作用というむしろ物理化学的な機序に基づくこと，また例えば血液の CO_2 分圧の恒常値——誰でも知っているように酸素の不足は息切れを招く——が後に述べる神経系の調節に基づくことからもその一斑が察せられるだろう．

　高等動物におけるホメオスタシスの成立は，原理的には体内の一部で発生した変化の探知と中枢部に向っての通信，その情報に即応した命令の発信とそれをうけた生理学

的・生化学的活動に基づく常態の回復という一連のフィードバック機構のはたらきであるから，それを操つる主役はむしろ神経系・自律神経系にあるとみられ，ホルモンのはたらきはその一連の機構の遠心肢にしばしば大きな役目を演ずるものとみるのが正確だろう．

ホメオスタシスという横道にしばらく入った話をここでもとの内分泌に戻せば，言うところの内分泌現象の最高司令部とも言うべき重要な役割を演じているのは，下垂体または脳下垂体とよばれ，後述の間脳の視床下部から細い柄で垂れ下っている小さな内分泌腺——発生学的にも機能の上でも互いに異なる前・中・後葉の3部から構成されている——の前葉とよばれる部分である．それは成長ホルモン——成長は遺伝や外的因子もさることながら，この下垂体前葉の成長ホルモンのほかに甲状腺ホルモン，アンドロゲン，インシュリンなどの影響をうける複雑な生物現象である——のほか，臨床的にもよくきこえた ACTH（副腎皮質刺激ホルモン）をはじめ種々の下位内分泌腺を刺激するペプチド・ホルモンを分泌する．

その下垂体前葉は間脳の視床下部と一種の門脈系をつくって血管によって直接に連絡し，視床下部のある種の神経細胞が分泌する物質の制御をうけている．その視床下部は後に述べるように種々の内臓反射の中枢であるほかに情動やある種の本能行動の統合中枢でもあることを，本書の後々の話のために覚えておこう．

内分泌の影響をきわめて強くうける生物現象の一つに，

生殖の諸問題があることは常識的にもよく知られた事実である．

　生物の特性が同一性の維持と種の保存にあることは，これまで本書でたびたび繰り返された話であるばかりでなく，実はある意味では医学のすべての問題がその二つの障害にかかっているともみられるからには，「医学概論」と標題にうたった本書の話はすべてその二つの主軸をめぐって回転するとみなければならないと考えられるのだが，顧みて消化と呼吸の生物学的意味の追究からはじまった本章の話の大部分は，同一性の維持のしくみの諸問題にかかっていて発生，成長，老化など縦の時間軸に沿った生物学的諸問題については，一言かすめて通っただけだったし，中でも種（species）の保存についてはこれまでまったく触れるところがなかった．

　ところで，ひとしく同一性の維持とは言っても，ヒトにおいては単細胞の微生物にみられないさまざまのこみいった機構があり，その円滑な運営が一つのまとまった「システム」としてのヒトの同一性の維持にとって欠かせない条件になっていたわけだが，種の保存という面に関しても似たような事情がある．たしかに人体の要素である細胞たちは，前に述べた微生物と同様もっぱら二分裂によって増殖するが，それは要するに人体の要素の増量の域にとどまって，種（species）の保存と言われるのはシステムとしてのヒトについてのみ意味をもつ話である．そのヒトの種の保存が，前述の同一性の維持と同様，これまたきわめて複雑

な手続を踏んだ有性生殖によってはじめて行われることは誰も知る通りで，その詳細の科学的な記述については，本書のたてまえ上，これを別の教科書に譲らなければならないのだが，本章の文脈に照らして必要な二，三のことを記しておこう．

　上にその輪郭を学んだように，ヒトにおける同一性の維持をめぐる多岐な生化学的・生理学的現象の調節にあずかる強力な機構の一つが内分泌であったように，生殖による種の保存という時間軸に沿った生物現象においても内分泌の役割がきわめて重いことは，例えば思春期における男女の第二次性徴の発現，排卵と月経周期，妊娠の経過，分娩とそれを転機として急にはじまる乳汁の分泌等が，精巣，卵巣，黄体，胎盤，さらには上位の下垂体前葉等の分泌するかずかずのホルモンによってどんなに精妙にコントロールされているかを考えればおよそ了解できる話である．ところで，同一性の維持においては，その内分泌と並んで，しかもおそらくはそれ以上に重い意味をもつのが次章で述べる神経系のはたらきであるのに対し，ヒトの生殖現象においては，神経系のはたらきを無視ないし軽視することは許されないとしても，優位は内分泌の側にあるとみて誤りないだろう．それは生殖が本来，細胞学的・生化学的性格を強くもつ生物学的現象であることとかかわっていると考えられる．

　もとより前に述べた同一性の維持に際しても，基本的には細胞たちの内部に代謝の機構が一揃い揃っていて，ホル

モンのはたらきはそれをコントロールするにとどまっていたと同様,生殖の場合にも,主役は遺伝子とその複製——ただし真核生物でしかも有性生殖を行うヒトの場合には,染色体の減数分裂とか受精とかいうような微生物ではみられなかった新しい過程がそれを修飾していることは言うまでもないけれど——にあって,ホルモンのはたらきは,現象的にはいかにそれが強力にみえても,本質的にはあくまで傍役のそれであることを注意しよう.

内分泌の話をここでひとまず打ち切る前に,一つのことを指摘しておこう.

多細胞生物としてのヒトには,前にも一言したように,そのシステムを管理する機構の存在が当然要請される.次章で述べる神経系と並んで,とくに身体的 (somatic) なはたらきを管理する内分泌系の生物学的意味がそこにあった.

ところでその内分泌腺のはたらき方は,例えば上述の思春期における性機能の開花というようなはでな形をとることも多いが,実は前にも一言したように間質液のホメオスタシスのような,平常態の維持という地味ではあるが不可欠な仕事にもあったことを注意しよう.それに似た話は実は後述の神経系のはたらきについてもさまざまな局面でみられるのだが,その神経系という大きな問題に取り組む前に,やや違った意味で平常態の維持に関与する「免疫」の問題を次節で一瞥しておこう.

2. 免疫の生物学

　免疫の話がここに挟まることに少々場違いの感をもたれる読者が多いかもしれないが，実は最近の免疫学の急激な発展が生理学の地図を大きく塗りかえてしまったという事実がその背景にある．

　「免疫」の原語である immunity は，元来，「病気にかからない」というほどの意味で，ことにその強調された姿は，感染病の回復後，あるいはワクチン接種をうけた人が，同一の病原体に再度出合ったときにみられることは常識的にもよく知られている通りである．だから，前世紀の末葉パストゥール（Louis Pasteur）によって開拓され，その後急速に発展した免疫学は，従来，病原微生物学ないしは感染の病理学，もしくは予防医学の関連学科として眺められるのが例で，伝統的な医学教育のカリキュラムの中では，「細菌学・免疫学」教科書によって講ぜられることが多かった．

　免疫を，かならずしも感染病とか，あるいはその予防とかいう角度からでなく，もっと広く生物学の問題として考える必要のあることを例えばボルデー（Jules Bordet）のような先覚者が古くから気づいていなかったわけではない．だが，生物学におけるその位置づけが正確に理解されるようになったのは実は今世紀も後半に入ってからの話で，人体生理学の教科書の中に免疫についての1章を設けられたものがポツポツ見うけられるようになったのは，やっと1970年代になってからであった．

　パストゥールの発明したワクチンの目覚ましい成果によ

って，再感染に際する免疫が何に基づくかという強い疑問を人々がおこしたのは当然だったが，ベーリング（Emil von Behring）と北里（柴三郎）によるジフテリアおよび破傷風抗毒素の発見という画期的な業績によって，感染（あるいはワクチン接種）に際してやがて血液中に現われる抗体とよばれる物質の意義がにわかに脚光を浴び，病原細菌やその毒素が人体に侵入したとき血流中に出現する抗体が再感染を防御するとみる見解がほぼ一般にうけ入れられるようになったが，そこには未解決の問題が多く残されていた．

　生体を刺激してそれぞれ特異的（specific）な抗体の産生をひきおこす物質は一般に抗原とよばれるが，免疫学の出発点であった病原細菌ないしその産生する物質だけでなしに，その生体にとって異種の蛋白質一般——人体について言えばヒト以外の動植物由来の蛋白——が抗原性をもち，試験管内で抗体と結合してそれぞれ特異的な抗原抗体反応を営むという事実がやがて発見されるに及んで，抗体産生が単に感染防御という角度だけから眺めてすむ話でないことが強く示唆されたのだが，その生物学的意義はなお長い間深く考慮されることなしにとどまっていた．一つには，日常，異種の蛋白質は食物の形で摂取されるが，それは当然，消化されて抗原性を失った形で体内に入るのがならいで，病原菌以外の蛋白質に対する抗体の産生は，強いられた条件下——具体的に言えば注射——でみられる実験的現象を出ないとおおむね了解されたからである．それが免疫

学をながく感染病学——感染病は「病」理現象だとしてもまぎれもなく自然界のできごとである——に同伴させ，生理学者によって無視される，といういまから考えれば変則的な事態を招いたゆえんであったと思われる．

　免疫現象が生理学者の関心事になりにくかったのには，もう一つ前に述べた内分泌学の遅れと似たような理由があった．内分泌といういわば細胞学的なはたらきが伝統的に器官中心の見方をとる生理学になじまなかったのと同様に，むしろそれ以上に，免疫は器官としてまとまってそれを担当するものが容易にみつからなかったし，現象的にはその主役と衆目の一致してみる抗体とその特異性の本態が，今世紀30〜40年代以後の蛋白化学の進歩を背景にしてかなりはっきりしてきた後になっても，それがどこでどうしてつくられるかはいたずらに甲論乙駁であった．

　今世紀の半ばごろ急旋回をとげ，それ以後今日に至るまで目覚ましく展開しつつある現代免疫学の詳細はもとより本書の尽くすところではないが，後々の話の用意のために，ここでその生物学的意義の要点を摘記しておこう．

　脊椎動物の体内に「自己」（'self'）固有の蛋白質と少しも構造の異なる蛋白質が出現——前に述べたように食物中の蛋白質は，消化管腔といういわば体「外」で消化されて抗原性を失って体「内」に入る——したとき，生体の免疫細胞（後述）はその「非自己」（'not-self'）の侵入を異常事態と「認識し」て，それを無力化し，排除するはたらきをもつ抗体とよばれる物質を急に増産しはじめ，しかもその

活動の履歴はその後ながく細胞たちによって「記憶」され，後日の活動を容易にする．それをあらためて免疫（immunity）——もはやここでは免「疫」という訳語は適切ではなくなっているのだが——とよぶ．言うまでもなく病原微生物はヒトにとっては「非自己」の物質だから，原義の免疫は今日的のそれの特殊な場合にほかならないと今日では理解される．

その抗体には，特異性をそなえたグロブリン分子として血清中に現われる古くからよく知られているタイプ（あらためて循環抗体とよばれる）と，細胞の表面構造の一部としていつも細胞とともに行動する新しく知られた細胞抗体というタイプのものとの2種がある．後者は細胞免疫とよばれて，近年その生物学的・病理学的意義の重さが正しく認識されてきた免疫現象の主役である．

上にも記されたように，長い間その産生部位も産生のメカニズムも不明であった抗体は，いま言った細胞抗体を含めて，免疫細胞あるいは免疫適格細胞とよばれるリンパ系の細胞によって産生される．それらの免疫細胞は，すべての血液細胞の母細胞である骨髄の幹（stem）細胞にその由来をもつが，それは体内の小環境の影響をうけてT細胞およびB細胞——それらの名称の説明は免疫学教科書に譲る——の2群に分化し，脾臓，リンパ節，リンパ組織にそれぞれ別々の縄張りをつくって平素は居すわっている．ごく大ざっぱに言って，B細胞が循環抗体の産生細胞に転化し，T細胞が活性化して細胞抗体をつくると言って大き

な誤りはないだろうが，その二つの中でも，免疫という実ははなはだこみいった生物現象の万端を通じて役柄のとりわけ重いとみられるT細胞をめぐっては，たいそうむずかしい話が多いのだが，ここでは深入りしないでおこう．実はT，B二つのリンパ系細胞とそれらの相互関係のほかにも，マクロファージ（大食細胞）という別系の間葉性細胞の協力も無視できないのだが，それらの問題もすべて割愛しなければならない．

　ところで，古くから抗体をめぐるもっとも大きな不思議の一つは，どうして抗原の異なるのに応じてそれぞれ特異的な結合能力をもつ抗体が産生されるのかという問題であった．侵入した抗原がいわば鋳型になって，写真で言えばそのポジに対するネガとして生まれたグロブリン分子が抗体で，それによって両者がフィットするという，かつては有力だったいわゆる鋳型説（指令説）が捨てられて，それに代って，体内のリンパ性細胞には，あらゆる種類の抗原にそれぞれ特異的に対応するいわば一揃いのセットがあらかじめ用意されていて，ある特定の抗原（非自己物質）が体内に侵入ないし出現したとき，それに見合う特異性をもったリンパ細胞（TもしくはB）がその刺激によって増殖し，あるいは循環抗体を産生し，あるいは細胞抗体となる，という一見つくり話のようないわゆるクローン選択学説（F. M. Burnet）——クローン（clone）とはこの場合特定の単一の細胞の子孫の意——が1960年代ごろから多くの実証的根拠を携えて提出され，今日ほぼ一般の承認するとこ

ごく乱暴に概括しても，抗体の産生がおよそ上述のようなこみいった過程であるとするならば，免疫の生物学がごく近年まで謎としてとどまっていた——もちろん今日でも残された問題ははなはだ多く，かつては思いも及ばなかった形の展開を活発に示しつつあるのだが——のは無理もない話だし，それは裏返して，リンパ球ないしリンパ組織という，血液学や生理学が長い間理解しえなかった構造物の機能をはじめて捉えた大きな事件でもあった．

　前にも述べたように，古典免疫学の発端はパストゥールの予防接種の成功に続く感染病をめぐる諸問題にあったのだが，考えてみると，みずから増殖する微生物の寄生（感染）は，見方を変えれば「非自己」の物質の宿主体内における自律的な増産でもあるわけだから，感染がいつも上述の現代的な意味における免疫，すなわち循環抗体および細胞抗体の大量の産生と「記憶」(memory) を継起するのは当然予期される話だし，それがさまざまな形で病気の治癒にも慢性化という形での病気の変貌にも，あるいは回復後ないしはワクチン接種後に再感染の機会がその人に訪れた場合に示される抵抗にも，強く口をきくのも理解しがたい話ではない．しかも第Ⅰ部でも述べたように，感染病は古来きわめて重要な医学上の課題でもあったからには，免疫学という生物学の根本問題に関する知識が，感染病学という「医学的な」問題の一環として，いわば逆立ちした形で歴史に登場したゆえんも了解しがたいことではない．言う

まで もなく，感染病学は今日でも免疫現象と切っても切れない関係にあるし，現代免疫学の展開によって感染病における免疫の諸問題——例えばながく隠されていた細胞免疫の演ずる多面で重要な役割その他——の理解がいちじるしく深まったのも，また当然の成りゆきであった．

　医学と免疫学とのかかわりをめぐっては，感染病のほかにもいわゆるアレルギーの問題や移植免疫，癌の免疫，血液型不適合（輸血時または母児間の）の問題，趣を変えて諸種の先天的・後天的の原因による免疫不全症など，さまざまの重要な話が残っているが，それらはむしろ後に病気について考える際にとりあげるのが適切だろう．

　ヒトの生物学について考え続けてきた本章の文脈の中で，最後に述べておきたいのは次の問題である．

　前述のように生物学的には免疫はヒトのからだから「非自己」の蛋白質を排除する機構であるとみてよいだろう．ところでこれも前に言ったことだが，非自己の蛋白が人体に侵入する，より正確に言えば抗原性をもったままで免疫細胞と遭遇するチャンスは，感染や後述のアトピーを除けば，そう多くないようにみえたから，免疫は，目的論的な表現をすれば，高等動物の外敵に対する有力な防御のしくみの一つ——生体の防御にはほかにも食細胞，補体その他さまざまの役者があって，それらはいろいろな形でしばしば免疫細胞のそれと緊密に協力することが注意されなければならないのだが——と長い間みられていたのであった．その解釈がそのかぎりでは今日でも正しいことは，例えば

いろいろな形の先天性免疫不全，つまり免疫機能の欠損が，重篤な感染をもたらして乳幼児期に早くもその子どもの生命を奪うのを例とすることをみても了解にかたくないだろう．

ところで，ここで見落せないのは，癌免疫の問題である．癌の病理は本書後段の話題だが，諸般の原因によって免疫機能が衰えた場合に癌の進行が目立って速やかになるという事実から推測して，なんの原因にもせよ体内における癌細胞の出現が，非自己の抗原を含むことによって特異的な免疫細胞の活動を促がし，その進行をくいとめる可能性はあっておかしくない話である．生物の細胞にいつも一定の（ごく小さな）確率で起こる突然変異がヒトの体細胞にもたえずおこっていて，それが癌のたねの一つであるとする仮説がもし正しければ免疫細胞がたえずそこにパトロールの役目を演じている――「免疫学的監視」（immunological surveillance）の説――という学説も十分もっともなふしがあるとみてよいだろう．

主として癌との関連において論ぜられている免疫学的監視の説の当否は，なお今後の研究にまたねばならぬふしが多いとしても，上にその概要を述べた免疫系なる全身的なリンパ系細胞のオーケストラが，いろいろな意味における人体の保全――前節で内分泌について言われたのとやや違った局面での平常態の維持――に，縁の下の力持ち的なきわめて重要な役割を果たすために常時待機していることはおよそ想像にかたくないだろう．免疫の問題を生理学の文

脈の中で語ることが今日では場違いと言えないばかりか,広義のホメオスタシスにあずかる重要な機構の一つとして本章の中でぜひとり上げなければならないと考えられる理由がおよそその辺にある. おのずからそれは後段の病気の話のさまざまな局面に顔を出すことになるだろう.

第9章 ヒトの生物学 (Ⅲ)

1. 神経系の役割とその進化

　環境の中でたえずはたらいて同一性を維持し，種の保存をはかるのが微生物，植物，動物に通ずる生物の基本的な営みだが，前二者の場合には，その生活はいわば「あてがい扶持」で——その代りには簡単な物質から原形質をつくり上げる強い生合成能力に恵まれていた——環境をみずから選ぶ自由がなかったのに対して，動物にはそれを選びまた避けて多少とも自由に移動する能力がある．こうして動物はひたすらに，そしてまた，巧みに生きるすべをもつ．

　それを可能にするためには，少なくともそこには環境の情報をキャッチするしくみと，自体を移動させるしくみとがなければならないし，その二つの間には，外界から入ってきた情報を処理して適切な命令を打ち出す管理の機構が挟まらなければならないだろう．高等動物の感覚器と，運動器官と，そして神経系とがそれぞれいま言った三つに相当する．

　もともと系統発生的には神経網の形ではじまった神経系は，やがて昆虫などにみられるような神経細胞の集まりである神経節をつくって組織化されるが，とんで脊椎動物に

至ると, 硬い脊柱と頭蓋骨の中に保護されて中空の管状構造をもった中枢神経系が成立し, そのはたらきが格段に整備されてくる. それは, 後にあらためて説明されるように, 現代風の用語をかりて言えば, 一種の電気的な通信機関とみることができる. しかも, その管理の中枢は進化が進むにつれて次第に上部に昇る傾向を示し, それとともに脳の構造と機能が複雑さを加えて, ついにヒト (Homo sapiens) という特別な動物の出現をみるに至る. どういう意味でそのヒトを特別とみるかの話は後に譲ろう.

もう一つここで注意しておきたいのは, これまで学んできたように, 進化とともに同一性の維持と種の保存のためにはたらく身体のしくみが複雑化するに伴い, その内部の運営を円滑にするための管理機構が求められるようになるのは当然の話だが, もともとは環境に対応する営みの管理機構, いわば外務省ともみられる中枢神経系に付属して, 新たに自律神経系——副交感神経系および交感神経系——とよばれる互いに拮抗する機構が成立して, 内臓・血管の平滑筋や腺の分泌など内部の管理に当るようになる.

もっとも, 考えてみると, 内部諸器官の管理調整は, 前に述べた内分泌系の重要な任務の一つでもあった. そこにはしかし, 血流を介して要所に送りとどけられるホルモンという化学物質による管理と, 神経線維を伝って迅速に運ばれる電気的メッセージによって行われる管理との原理的な違いはあるのだが, 系統発生的にはむしろあとから生まれた神経系が, 機能的には内分泌系に支配的な意味をもっ

ていて，両者がしばしば緊密な連携をとってはたらくことを見落してはなるまい．

2. 神経細胞と刺激の伝達機序

　神経系の基本的な要素は神経細胞（ニューロン）とよばれる分化のきわめて進んだ細胞である．それは生後は分裂もせず，また全体としては再生能力ももたないことをとくに医学に関連して覚えておこう．

　ニューロンが細胞体，多数の樹状突起，および1本の長い軸索（神経線維）をもった三つの部分からなること，軸索を囲むミエリン鞘（髄鞘）の有無によって有髄神経と無髄神経に区別されることは，読者がすでに解剖学で学んでいる通りである．

　後に述べるいろいろな感覚の主役である分化した受容器細胞は，光，音，その他異なった種類の外界からの刺激を一様に細胞の活動電位に変換して神経系に送りこむが，そこから神経細胞の主務である刺激の伝達という本書でこれまで述べたことのない形の生物現象がはじまる．

　神経刺激の伝導は，およそ次のようなメカニズムによって行われる．神経細胞――当然軸索まで含めて――の被膜である形質膜は，電解質溶液である細胞間質液に常時浸されているわけだが，静止時には膜の内外のイオン濃度差によってそこに一定の電位差（静止電位）が成立している．種々の刺激をうけて細胞の一端に生じた過渡的な物理化学的変動をインパルス（衝撃）とよぶが，それは活動電位と

名づけられる一定の経過をもった電位変化——脱分極・発射・再分極——として検出される．それによってある一点におこった局所電流はその先き隣りの点の脱分極を招くという形で，ちょうど紐状火薬の一端に点火されたときに次々と末端まで燃え続けていくように，軸索を伝わって次々と速やかに波及する．神経衝撃（興奮）の伝導と言われる現象がそれである．それは電気的現象には相違ないのだが，きわめて生物学的性格の強いメカニズムで，その間に生じた強制されたイオンの流れを濃度勾配に逆らって原状に戻すために，膜のいわゆるナトリウム・ポンプを通じて前述の能動輸送を激しく繰り返すために大量のエネルギーが消費される．そのために，神経系の作動にははなはだ大きなエネルギーの補給が求められるのである．

　およそこうして軸索の末端まで伝わった神経の興奮は，次のニューロンにリレーされなければならないのだが，軸索の末端にある多数の終末ボタンとよばれる小さな膨らみの一つずつと，次のニューロンの樹状突起とは密着せず，その間には実は電子顕微鏡レベルのごく狭い間隙があって，末端までとどいた興奮は何かの方法でそのクレバスのような裂け目を飛躍しなければならない．シナプスとよばれるその連結部における興奮——場合によっては逆に抑制——の伝達は，終末ボタン（シナプス小頭部）の中に蓄えられていたアセチルコリン，アドレナリン，その他種々の活性物質の放出によって，そこに待ち構えた次のニューロンの発電がみられるという形で行われ，そこからまたその

軸索に上述の活動電位の伝導がはじまる．

一つ大切なことを書き落したが，上にも記したように，一つの神経線維の末端には数多くの終末ボタンがあって，それはしばしば複数の，場合によっては多数の神経細胞との間にシナプスをつくるから，言いかえれば，リレー・レースのように単一走者によって順々にバトン・タッチが行われるのでなしに，一つの「シナプス前線維」はしばしば多数の「シナプス後線維」にいわば箒のような形で興奮あるいは抑制を伝達するから，神経系は全体として極度に複雑な配線構造をもつことになるのである．その複雑な回路なしには，ことにこれから述べるような精妙きわまる中枢神経系のはたらきが到底成立しえないことは了解にかたくないだろう．

3. 受容器と効果器（感覚，運動，分泌）

解剖学教科書がことこまかく教えるように，あの複雑きわまる構築をもった神経系も，前にも一言したように，基本的には種々の受容器から入った刺激を効果器に伝達してそれを活動させる通信機関にほかならない．その刺激伝達の原理については前節で略述したところによっておよその見当のついたいま，まず受容器，つまり刺激の入り口にしばらく眼を向けてみよう．

すべての神経細胞のうけとる刺激は，溯れば，外界から人体に臨む諸種の情報，すなわち特殊感覚とよばれる視覚，聴覚，嗅覚，味覚，諸種の皮膚感覚（痛，触，温，冷，

圧）のほか，体内からくるさまざまの深部感覚（痛みを含む），諸種の内臓感覚がある．ただこの内臓感覚は，通常は意識に上らない自律神経系の活動と結びついていて，話の性格がやや違うから，その問題はしばらく後に回そう．

　ところで，後にまたあらためて述べる機会もあるはずだが，病人自身にとっての病気はしばしば症状のアンサンブルであるわけで，中でもさまざまな形での痛みがその主な訴えの一つであることは誰でも知っている通りだし，また，とくに眼や耳のような複雑な構造と重要な役割を演ずる感覚器におこる病気が眼科学，耳鼻科学というそれぞれ独立した臨床専門分科を構成することからもおよそわかるように，感覚生理学がいわゆる基礎医学の大きな話題を構成することは推察にかたくないだろう．ここではしかし，話を原理的な諸問題にとどめ，個々の感覚器官についての各論的な詳細は，これを専門の教科書に譲らなければならない．

　感覚の受容器はさまざまである．例えば皮膚感覚の場合，痛覚などのように裸の（無髄の）神経終末がそのまま受容器であることが多いが，触覚などにしばしばみられるように，同じく神経終末には相違ないのだが多少とも特殊な小構造をとるものもある．だが，例えば視覚のような高級な感覚を司る眼ともなると，直接神経細胞でなしに，高度に分化した受容器細胞が外界からくる刺激をまずうけとめる．網膜の杆状体と錐状体と言われる細胞がそれで，それぞれ特殊の光感受性物質をもっていて光エネルギーを捉

え，その光化学反応によって生ずる物理化学的変化が起動電位をつくり，一つ別の細胞を挟んでそれと連絡する神経細胞の活動電位をひきおこし，そのインパルスは脳に向って流れてゆく．

そのほかの感覚器官については一々述べないが，ここで注意しなければならないことは，眼にうつる光のエネルギー，耳に入る空気の縦波の振動，鼻を刺激する揮発性の物質などを並べてみればすぐわかるように，外からくる情報の物理学的・化学的性質が一様でないにかかわらず，それぞれの分化した受容器細胞を経て神経系に入ったときには，一律に前述のインパルス（衝撃）というニューロンの形質膜におこる電気現象に転換されているという事実である．つまり眼から入ってくる情報も，皮膚の圧受容器から入ってくる情報も，その他さまざまの形の情報も，神経線維を伝わるときにはまったく同質の活動電位という物理学的現象として転送されるのである．それらが異なった種類の感覚として弁別されるのは，それぞれ神経伝導路をたどって行き着く終点である大脳皮質の部位の相違に基づいている．前述の19世紀の大生理学者ヨハネス・ミューラーの有名な「特殊神経活力（エネルギー）の原理」がそれで，もう一つピンとこないその呼び名の適否は別として，それは今日でも感覚生理学の基礎原理だと言ってよい．

話をもう一度眼に戻せば，視覚なるものの内容を考えればすぐわかるように，前記の2種の受容細胞が光エネルギーの刺激をうけて電気現象に転換するといういわば単位的

な変化がおこるに先き立って、外界の状況が網膜面に正しく結像するために、あのカメラよりもさらに精巧な解剖学的構造と、とくにレンズの曲率を自動的に調節するしくみに関する知識がなければならない。それと似た話は、鼓膜と耳小骨を介して内耳に伝わる聴覚——内耳はまた回転加速度、直線加速度を感覚する器官でもあるわけだが——その他にもあるわけで、それらの構造とメカニズムに関する正確な知識が、感覚器を舞台にするさまざまな病気の理解の基礎になることは多言を要しないだろう。

　さてここで、後述の中枢神経系を間に挟んでいま述べた受容器としての感覚器官の対極にある効果器としての運動器官に話を移そう。

　運動器官を構成する骨格や関節の解剖学なり力学なりの諸問題は、言うまでもなく、整形外科学の対象とするさまざまの病気——当然外傷も含めて——やスポーツの生理学などの基礎になる生物学的知識に属するわけだが、ここでは先を急いでその話は省略しよう。

　骨格筋は誰も知るように二つの骨を連結する強い紐帯で、その収縮によって随意運動の主役を演ずる重要な器官だが、それは、骨に張りついて両端の腱の間に並列する筋線維たちから構成される。その部分的な屈折率の違いによってできる模様によって古くから横紋筋——内臓の平滑筋に対して——と名づけられていた筋線維は、それぞれ1個の多核細胞だが、近年電子顕微鏡やX線回折等の新しい技術によって、その微細構成の研究が進み、すぐ後に触れ

る筋の収縮のメカニズムの研究に形態学面から大きく寄与している．

　筋肉を支配する運動神経の終末は，筋線維側の運動神経終板とよばれる構造物にはまりこんで，いわゆる神経・筋接合部を構成する．それは前述の神経細胞間のシナプスに似た間隙で，インパルスの到達した神経末端から放出されるアセチルコリンのはたらきにより終板電位が発生し，終板から両方向に向う活動電位が筋線維の収縮を招く．

　筋線維の収縮は，その細胞の構成要素である筋原線維の膜から放出されるカルシウム・イオンのはたらき，筋原線維を一定の配列をもって構成するアクチン，ミオシンとよばれる蛋白質分子の位置移動に基づく精妙な一連の営みで，近年研究のいちじるしく進んだ問題だが，その詳細はここには省く．

　その筋の収縮には言うまでもなく大量のエネルギーが必要である．それは血流で運ばれるブドウ糖や骨格筋に含まれるグリコーゲンのほかに，肝臓で数種のアミノ酸から合成されたクレアチンの燐酸化されたクレアチン燐酸なる高エネルギー燐酸化合物から供給される（詳細は生化学教科書を見よ）．

　筋肉の激しい運動，例えば疾走が息切れをもたらすという日常的な経験が，炭水化物の有気的（aerobic）な酸化による酸素分子の強い要求に基づくことは説明を要しないだろうが，それでもなおおこりがちな ATP の不足を補うために，いわば窮余の策としてあの微生物にしばしばみられ

た効率の悪い無気的酸化つまり発酵が行われる．ブドウ糖が酸素の存在において CO_2 と H_2O とに分解されるのと違って，一般に発酵はいろいろな有機化合物を副産物としてつくる——酵母によるアルコール発酵がその典型的な例である——が，この場合できる乳酸の蓄積がいわゆる疲労の原因の一つであることもよく知られた事実であると言ってよいだろう．

ところで，いま効果器という名のもとにもっぱら骨格筋（横紋筋）について述べたのだが，そうしたいわゆる「運動」（随意運動）のほかにも，平滑筋や心筋による内臓諸器官のさまざまな不随意の動き，例えば心臓・血管の運動，腸管の蠕動，子宮の収縮などや，趣を変えて諸種の腺の分泌の促進など，前に簡単に触れた自律神経系の支配下にあるさまざまな現象があって，それらの効果器は，互いに拮抗する副交感神経および交感神経の二重の支配をうけていることを忘れてはなるまい．

それらの効果器にとどく指令は，溯れば種々のいわゆる内臓感覚の受容器で，例えば動脈血圧の変化とか，血液の CO_2 分圧の変化とかいうような内部状況の物理学的あるいは化学的状況の変化を敏感にキャッチして，生体の広義のホメオスタシスの維持に重要な役割を演ずるものが少なくない．

4. 反射弓とその統合作用

神経系の活動は，われわれが上に学んできた諸要素を連

結してできている反射弓を基本的な単位として、それらを統合（integrate）することによって成立する．その反射弓は、「受容器・求心性ニューロン・中枢神経系における一つ以上のシナプス・遠心性ニューロン・効果器」という構成をもっている．

もっとも簡単な形の反射は、臨床検査にしばしば利用されるのでよく知られている膝蓋腱反射にみられる．それは伸張反射とよばれる反射型の一種だが、膝がしらの腱を叩打して大腿四頭筋を伸張させると筋肉内にある筋紡錘とよばれる巧妙な機構をもった受容器がその情報をキャッチし、そこに発生したインパルスが求心性ニューロンを伝わって脊髄後根から——そのニューロンの細胞体は解剖学で学ぶように後根神経節にある——脊髄に入り、同じ水準の脊髄前角にある遠心性ニューロンとの間にあるシナプスを介して興奮をリレーする．その脊髄前角の遠心性（運動性）ニューロンの長い軸索は、脊髄前根から出てもとと同じ大腿四頭筋に至り、前述の神経・筋接合部を介してその筋線維に興奮を伝える．こうして腱の叩打によって筋に与えられた刺激は、ほとんど瞬間的とも言える短い時間でひとめぐりして同じ筋を収縮させて、爪先を無意識にはね上らせることになるだろう．

この膝蓋腱反射においては、いまみたようにその間に挟まるシナプスは一つだけだから単シナプス反射とよばれるが、これに対して反射路が複雑な枝分れをして間に多数のシナプスが挟まるのが多シナプス反射である．あの、熱い

4. 反射弓とその統合作用

ものに手を触れて「反射的に」手をひっこめる逃避反射がその1例だが、内臓の調節機能にあずかるさまざまの反射を含めて、多シナプス反射の種類はきわめて多い．いずれにしても，上に言ったようにあの複雑な神経系の活動の基本的な単位である反射が，それぞれ特定の刺激がいつも特定の反応をよびおこす型にはまった活動であって，機械的な性格のきわめて強い営みであることが注目されなければならない．

ところで，中枢神経系は基本的にはこうした性格をもつ反射弓の中心部にあって，いつも受容器と効果器の双方を睨んで単位的な反射弓の刺激伝達を統合する．身体の運動にしても——実はそれらすべての随意運動の前提には正常な姿勢の保持，という筋肉や腱，関節などの受容器，内耳の前庭感覚，視覚など諸方の受容器からもたらされる数多くの複雑な回路をもった反射弓を統合することによって成立するところの，常識的な眼ではしばしば不注意に看過されているきわめて重要な生理現象があって，それなしにはヒトは紐の切れた操り人形のようなぶざまなことになって，円滑な運動などは到底望むべくもないことを注意しておこう——あるいは内臓のはたらきにしても，いま言ったように個々には動きのとれない反射弓の無統制な集合では成立しえないことはみやすい理であると言ってよいだろう．

中枢神経系独特の任務であるその統合（integration）の作用には，ヒトでは大脳皮質を頂点とする階層的な秩序が

あって，全体が一つの渾然たるシステムを構成していることはおいおいに学ぶ通りだが，いまその間の消息を下位の水準から順次瞥見してみよう．

前述の膝蓋腱反射が脊髄の一断面でおこることは繰り返すまでもないが，その単シナプス反射の過程にはもとより統合の要はないにしても，もう少々複雑なはたらき——内臓諸器官を含めて——について脊髄の種々のレベルでの統合がないわけではない．だが多少とも複雑な統合を話題としなければならないのは，上って延髄からであると言ってよいだろう．

よく知られているように，延髄が「生命中枢」(vital center) と言われることがあるのは，そこに呼吸とか循環とかいう文字通り vital な生体のはたらきを支配する機能の中枢があって，頸動脈や大動脈にある高度に特殊化した受容器からくる求心性線維の情報を処理しているからである．その延髄ではそのほかにも嚥下，せき，嘔吐等，いろいろな生理的のはたらきが統合されている．臨床的にも大切な意味のあるそれらの生理現象にここでついでながら少々の説明を加えれば，例えばせきは，呼吸気道内面に発する刺激に応じて声門が一度閉じ，呼吸筋が強く収縮して肺内圧が高まった途端，声門が急に開いて空気が爆発的に外に出る一連の現象だし，嘔吐も，似たようなタイプのこれは消化器系のさまざまな動作の複合による瞬発的な現象であって，いずれの場合にも，数多くの単位的な神経活動が統合されて，それぞれあるまとまった形の営みとして表

現されていることはおよそ了解にかたくないだろう．

　延髄から脳に上って間脳，とくにその視床下部とよばれる部位は，前に述べた内分泌オーケストラの指揮者格である下垂体前葉と下垂体門脈という特殊の血管系によって密接に連絡しているし，後葉は発生学的には神経系の一部とみてよいものだから，その視床下部の機能が内分泌系という体液性の調節機構と密接な関係をもつのはそれほど意外な話でもない．

　ところで，視床下部の統合のはたらきをめぐってはいろいろむずかしい問題がある．たしかにその中には，例えば体温の調節——このきわめて大切な生理現象にはいろいろ複雑なしくみが含まれているのだが——などのような，明らかに内臓反射の統合とみるべきものはあるし，また，空腹とか渇きのような身体的（somatic）な現象がその部位の制御をうけていることが実験的にも証明できるのは事実だが，しかし，食物や水の摂取などのような広く行動（behavior）と言われる話題に入ってくると，前に述べた脊髄反射のような紋切り型の反射とよほど様子が変ってきて，より高位の水準の脳の制御が織りこまれるようになり，問題の性質が複雑さを加えてくる．

　その水準をもう一つ上ったところに大脳辺縁系とよばれるこれまたきわめて重要な部位がある．それは，系統発生的には原始的な大脳皮質（古皮質と旧皮質）で，哺乳類でも下級の動物では主として嗅覚を司る嗅脳とよばれる部分に相当しヒトでは大脳半球の入口の周辺を縁どっている——

——したがって頭蓋骨から取り出したままの脳髄の標本では外からはちょっと見にくい場所にある——ので辺縁系の名がある．それは機能的には上に述べた視床下部と密接な関係にあって，情動（emotion）行動——例えば怒りによる攻撃行動，恐怖による逃避行動など——や性行動，上にも一言した摂食行動，あるいは集団本能（群居本能）などといったような本能行動の中枢と考えられている．

　それらの詳細は別途の教科書に譲らなければならないが，究極的に人の病気について考えるためにいま生物学・生理学の見取り図をつくろうと試みつつある本書の枠の中で眺めても，見すごすことのできない重要な問題がどうやらここで浮び上ってきたようである．実は統合の水準の問題には辺縁系からさらに先のむずかしい話がいろいろ残ってはいるのだが，しばらくここで立ちどまってヒトの神経系の役割について次節で少々考えてみよう．

5. ヒトにおける神経系の役割

　おさらいがてら言えば，同一性の維持と種の保存との二つは，環境の中におかれた開放系としての生物のもっとも基本的な営みである．ところで，環境を選んで位置を変えることを覚えた動物には，その運動のために神経系が用意されたこと，そして，身体の内部機構が次第に進むにつれて，中枢神経系の配下に新たに自律神経系なる特殊任務をもった機構が出現して，内部諸器官の管理調整という重要な仕事を担当するようになったことも前に述べた通りであ

ところで，微生物の生き方を参照しながら，消化・吸収をいとぐちにして考え続けてきたわれわれのこれまでの話は，おのずから微生物が環境と交渉する唯一の形式である代謝の問題を軸にして進められてきた．その代謝が，微生物の場合には同一性の維持にも種の保存にも深くかかわっていること，と言うよりはそこでは同一性の維持と種の保存とは一つながりの問題であることは前に詳しく学んだ通りだが，高等の動物にもなると，考えればすぐわかるように，性を異にする二つの個体が種の保存にかかわっていて，個体としての同一性の維持とは一応切り離して眺められなければならないのである．

　たしかに，ヒトの場合にも代謝を離れて種の保存が成り立たないのは言うまでもない話で，胎児の速やかな発育はもとよりのこと，前にも触れたように思春期における性機能の成熟，女性の性周期，分娩から授乳の諸問題等がすべてホルモンの強い支配下にあること——ホルモンは代謝の調整者である——を考えても，それは容易に理解されるはずである．だが，言ってみればあたりまえの話だが，高等動物における種の保存はすべてそうした細胞水準の生化学的・遺伝学的問題に還元できる問題でなしに，その必須の前提に両性の交尾という性行動がまずそこに実現されなければならない．

　顧みて，中枢神経系の下位からだんだん水準を上げてきたわれわれの話が大脳辺縁系に至ってはじめてあの脊髄反

射や内臓諸器官の活動のような意識にのぼらない反射とはかなり趣を異にする情動行動や、いまも一言触れた性行動その他の本能行動などを取り上げるようになったことを注意しよう．

ところで、前節ではじめて情動の問題に触れて「怒り」とか「怖れ」とか多分に擬人的な表現がとられたとしても、実を言えばそれらはあとで言うような人の怒りや怖れと同じ次元のできごとではなしに、本質的には脊髄反射と変ることのない「紋切り型」の反射の統合されたものであった．いわゆる情動行動にしても本能行動にしても、主として下位の受容器から視床下部を経て辺縁系にとどいた「動物的な」反応形式にほかならないものと理解される．

そのことは、昔から人が怒りや怖れや性欲などを「心」のはたらきとして素朴にうけとっていた一面、人の中にいろいろな形での「動物性」が潜んでいること、つまり人間の本性の二重性格をつとにぼんやりとでも気づいていたことをあらためてわれわれに思い出させるのである．

だが注意しなければならないのは次の点である．いまも言ったように、本質的には紋切り型で「動物的」なさまざまの情動行動や本能行動が、ヒトの日常生活においても当然プログラムにのぼることは否むことのできない事実だが、ヒトの場合には、次節以下に述べられる上位からのコントロールがいつもそこに強くきいている、平たく言えば、「人の心」がそれらを規制する可能性が大きく開けていることを見落してはなるまい．その現象が強調された場合

には，人——もはや動物学用語としてのヒトからはみ出して——は「怒りを抑える」ことができるし，あるいは「怖れずに戦う」ことも「顔で笑って心で泣く」こともできる．また飢えという内臓由来の情報が，「内臓脳」(visceral brain) ともよばれる辺縁系で食欲と摂食行動をひきおこす事情は動物もヒトも共通だとしても，人はしばしば満腹しながら「いじきたなく」食い続けるし，逆に「寝食を忘れて」仕事に熱中することもある．

　人の心とは何か，という古今の難問はもう少々あとの話に譲るとして，概念的な思考や倫理，創造といった高位の世界から恐怖や快感といったレベルの話までさまざまな意味をもつ「心」という言葉のある局面が，辺縁系・視床下部の水準でからだのはたらきと密接に絡んでいるとみられることは，医学を考える上には見すごすことのできない点である．

6. 大脳新皮質のはたらきと運動

　系統発生上は両生類あるいは爬虫類に芽ばえて，哺乳類に目立って発達する脳の新皮質は，とくにヒトに至ってあの大脳皮質とよばれる驚くべき性能と秘密を蔵した器官にまで飛躍的な展開をとげる．

　機能上局在的な性格の強い大脳皮質のはたらきについて述べる前に，今世紀の半ばごろはじめて記載され，その後研究の目覚ましく進んだ網様体のはたらきについて一言しておこう．大脳の活動のかなり大きな部分がはっきりした

意識の下に進行することは言うまでもないが，その意識の水準は，延髄から上の脳幹で感覚神経が側枝を出してつくるバイパス的な構造物である網様体を経て上行し，大脳皮質全体に拡がる網様体賦活系なるシステムのはたらきによって保たれている．

この問題はとくに睡眠という日々繰り返されるきわめて意味の深い生理現象や，いわゆる意識の混濁から昏睡といった臨床症状，さらには全身麻酔など，さまざまの医学的問題にもかかわるふしの大きい近年の重要な研究分野の一つだが，ここではそれらの話に深入りする余裕がない．

全面的な覚醒状態における大脳皮質のはたらきは，上にも一言したように局在的・分業的な性格を多分にもっている．それは，解剖学的な区分とは別に，機能的な意味において感覚野，運動野，およびそれらをつなぐ連合野の三つに大きく分けられる．末梢との間に直接の線維連絡のない連合野は，後にもまた述べるように，ヒトにおいて高度にこみいったはたらきをもつ場所である．

動物の神経系が元来，目的をもった個体の移動のために，平たく言えば餌を探し敵から逃げて巧みに生きるためにできた器官であったという本章のはじめに述べたことを思い出した上で，高等動物の頂上にあるヒトの脳のはたらきをごく大づかみに言えばおよそこうである．ヒトを取り巻く環境から入ってきたさまざまな情報は，前に言った視覚，聴覚，判別性の皮膚感覚などの感覚として大脳皮質のそれぞれあちこちの部位を占める感覚野——その局在性が

もっともはっきり確かめられているのは，中心溝の後にある頭頂葉の皮膚感覚野だが，視覚は後頭葉に，聴覚は側頭葉に，というふうにあちこちに分散している——に入る．それらの情報は，一方では側頭葉で記憶——前述の辺縁系の一部である海馬がそれに協力する——され，他方ではかつてより記憶されているものと照合して知覚，認知，判断などの知能的な処理をうけ，それらの資料によって思考をめぐらし，意欲する．

　それらの知能的な手続は，ヒトにおいてとくに発達した前頭葉のはたらきに属することはほぼたしかだが，その過程の詳細はほとんど不明と言ってよいだろう．その意欲が運動（随意運動）として表現されるためには，中心溝の前にある運動野で統合されて，全体としては統制をもった指令が個々の筋肉に送り出されるはこびになる．

　その運動野から出た命令は，別途解剖学で学ぶように，下行して，しばしば出血のおこることによって臨床的に注目すべき場所である内包および大脳脚を経て延髄の錐体を通りそこで交叉する錐体路とよばれる経路と，大脳基底核で何度もニューロンをリレーしながら錐体を経由しないで脊髄前角の運動性細胞に至る錐体外路系とよばれる二つの道によって筋肉を二重支配する．系統発生的には比較的新しい錐体路が精密な運動を操っている．それらの知識は，神経病の臨床上の諸問題を理解する上に大切な用意となるのだが，詳細は本書では省かなければならない．

　およそそうした経路で伝わった指令の協調によって成立

する随意運動の前提には、前に一言したように複雑な反射の統合によって無意識に成立している正しい姿勢の保持がなければならないのだが、それはそれとして、例えばいま眼の前にある「物をつかむ」というような一見単純そうにみえる運動ですら、その隅々まで意識的にコントロールされているわけでなしに、生体の自動制御的な「機械装置」に任されているふしが大きい。この場合、大きな役割を演じているのは小脳である。運動に際して、それにあずかる多くの屈筋、伸筋、関節等、末梢の受容器から求心性線維を伝わって上行する情報は、分れて配線されている小脳にも末梢の現況を刻々に伝え、一方、大脳皮質から上位錐体路への発信は小脳にも伝達されてそこで二つが照合されて誤差信号を大脳に戻し、こうして成立するフィードバック（帰還）回路が運動を精密に調整する。小脳のはたらきの詳細は今日でも論議の多い問題だが、いずれにしても神経系の精妙な仕事の多くの局面が、この種のフィードバック機構を巧みに利用している消息は、近年次々と明らかにされている。

7. 人の「心」について：人間存在の二重性

　脊髄反射に、典型的にみられる反射弓とそれらを統合する中枢神経系のはたらきという枠組みで神経系という大きな謎を解く道を拓いたのは、今世紀前半の生理学者シェリントン（Charles S. Sherrington）の功績で、それが今日でも神経生理学の指導原理になっていると言ってよいだろ

う．ヒトの神経系は，その底辺とも言うべき脊髄で作動している比較的単純な制御系の上に，いろいろ複雑な機構をもっている制御系が次々と積み上げられて，上下交渉し合う階層的構造をもつ自動制御的通信機関とみることも可能だろう．

　もっとも，それは機械だとしても，すぐれて「生物学的な」特性をもっている．前にも一言したように神経細胞は心筋細胞などと同様，生後その数をふやすことができないが，新たなシナプス結合の形成を重ねることによって配線図を極度に複雑にする——言うまでもなくそれが生後から幼少年期を経て成人に至る脳のはたらきの発達を一応説明する——し，また例えば小脳の一部の損傷による運動障害はやがて残った部分で代償される．およそそうした自律的の可塑性（成形性，plasticity）は無機物の「固い機械」の世界にはみられない消息であると言ってよい．もっとも，それがよし可塑性とか成熟とかいうような生物の特性をそなえているとしても，その「生物学」を本書ではこれまでおおむね機械モデルによって説明してきた方針をここで外挿して，それをも一種の「機械」としてみることに基本的な妨げはないはずで，前述の生物機械論がここにきて大きく揺さぶられたとみるのは，その意味ではかならずしも当らない．

　だが，ここにたいそう困難な問題が浮んでくる．われわれの「こころ」もまたその脳のはたらきとして機械モデルで説明できるのだろうか．それは機械論的必然性の完全な

支配下にあるとみることができるのか．機械がいつも誰かに使われるものならば，その心という機械を誰が，もしくは何が使うのか．

「こころ」とは何で，「こころ」と「からだ」とはどうかかわるか，という古今の難問——そもそもそうした問題の立て方からしてすでに異論の出ることが予想されないわけではないにしても——を前にして，今日でもわれわれはジャングルの中にいる思いが深いのだが，後にもたびたび触れるように，それは本書の主題である医学にとっては避けることのできない問題であると考えられるのである．以下，もとより誰もが納得する答の出ようはずもない話だが，問題の所在を探る意味で，多分に自己流をまじえてしばらく考え続けてみよう．

「こころ」を身体に宿っている実体としての「たましい」（霊魂）——しばしばそれは「生命」そのものとうけとられていた——とみる古来の人々の通念が今日では大幅に崩れて，常識的にもそれが脳のはたらきとぼんやり了解されているとみて大きな誤りはないだろう．もっともその消息は常識がもしかしたら科学に期待しているようにすっきりした話にならないことは，心理学と言われる科学のあの百家争鳴——それは学派によってまったく違った学問であるようにさえみえる——が示している．

考えてみると，その心とはもともと厳密な規定を欠いた日常語で，それに該当するとみられるいろいろな外国語（mind, spirit; Geist, Seele; âme, esprit, *etc.*）についても事情

はほぼ共通——それを「意識」と言いかえればそれはそれで学者たちの尽きぬ論議の題目となる——なのだが，前にも述べたように，怒りとか怖れとかいうような，常識的には心のはたらきとみて人が怪しまない情動が，少なくとも動物においては，一定の刺激に対して紋切り型の，つまり機械的な因果性に支配された生物現象であることは，いわゆる心のはたらきについてのわれわれの素朴な理解には訂正の求められるふしが少なくないことを教えるものとみてよいだろう．（もっとも前に記されたように，人については話がそこまでで終るものでないことを見落してはならないのだが．）

　ただ，ここで注意しなければならないのは，われわれには動物の「心」に立ち入るすべはなく，われわれの見て，しらべることのできるのは外に現われた彼らの行動（behavior）にほかならない，という点である．脳の一定の場所に電極を入れて刺激されたネコが表情を荒らげて，人に襲いかかる動作を示したとき，それを彼が怒ったとみてまず見当違いはないだろうが，実のところその場合われわれが観察しているのはネコの行動以外の何ものでもない．動物でなしに人についても見方によっては同じことが言えるわけで，行動主義心理学とよばれる学派の中でも極左の人々は，環境からの刺激が行動をどのようにして変化するかにもっぱら注目し，その法則性の研究と予測とを仕事として，「心理」学から「心」（あるいは意識）というキー・ワードを放逐しようと企てる．それが常識的な気持を逆な

でするからといって一概に反発するのはもとより学問的な姿勢ではないが，そこに共通する生理学への強い傾斜は注目に値するものであった．

19世紀以来の感覚生理学は別として，およそそうした心の内奥への生理学の接近に画期的な意味をもったのは，それより溯って今世紀はじめのロシアの生理学者パヴロフ (Ivan P. Pavlov) の条件反射の研究であった．それは摂食本能のような生得の紋切り型の反射をよびおこす刺激（無条件刺激）に一定の新規の刺激——彼の有名なイヌの胃液分泌の実験ではベルやメトロノームの音——を繰り返し組み合せることによって「条件づけられて」新しく生まれた反射で，上に言った脳の可塑性を前提とする生物機械的な現象と理解される．

いわゆる心のはたらきを情動行動や本能行動——それがどんなに多彩で生存上の意義の大きなものであるかは近年目覚ましく発展した動物比較行動学の興味深く教えるところである——のような生得の無条件反応とさまざまな条件づけによる学習によって説明しようとする，言いかえれば，心を種（species）の遺伝的な基礎の上に経験と学習（心理学的な意味での）によってつくり上げられた機械と観ずる行動主義心理学がそこに成立する．もっとも，刺激と反応が直結する上述のパヴロフ型の古典的な条件づけに加えて，その後，目標に向う反応の強化，つまり自発的な条件づけの実験的研究が進んで，その方面の展望は大きく開けたし，また言語活動を行動の中に加える学者も現われ

たりして，一口に行動主義とは言っても，今日では中にさまざまな流派があるが，その詳細はもとより本書の話題ではない．

ここであらためて考えてみると，主として内省（あるいは内観）によって自分の心のうごきを分析し，それを他人の心にいわば投影して心について語っていた古典的な心理学——そこに「心理学的」とよばれるある種の実験的手続がしばしば織りこまれているのは事実だとしても——の方法の免かれえない弱味を行動心理学が鋭く衝いたのは事実だし，それが今日まで心理学研究の一つの大きな流れとなっているゆえんは理解しがたいことではない．

だが反面，後者の実験科学的方法への執着は実験のデザインの成立する事象に関心を集中して，人の心——よしそれが言葉としてはどんなにあいまいであろうとも——に絡まる多くの事実をともすれば見落す弊に陥ってはいないだろうか．とくに後にもたびたび述べるように，人をめぐる事象のあらゆる局面，つまり日本語では生命とも生活ともさらには生涯（人生）とも訳される "life" の全貌に用意を怠ることの許されない医学と医療にとって，それは方法的潔癖さよりももっと「心すべき」点であると言わなければならないのである．

ここで話をもう一度あの心という多義な言葉に戻って考えよう．

たしかにわれわれは，ネコが「怒っている」か，また主人を門口に迎えて尾をふっているイヌが「うれしい」かど

うかを知らない、と言うのが正確だろう．しかし、お互いがうれしい、またはかなしい、のを腺の分泌と、心拍数の増加と、顔面筋肉の収縮とで説明しただけでは、少なくとも医学にとっては、そこに失われるものが大きすぎるのではないだろうか．それは、要素的な情動としては説明できない人の感情——例えば恋愛にしても友情にしてもさては嫉妬にしても——の豊かな内容に触れず、その「人間的な」内容がそこではまったく見失われてしまうように思われるのである．

同じことはまた人を目的に向わせる意欲という心のはたらきについても言えるのではないだろうか．「自由意志」なるものの有無、言いかえれば、人の心がすべて因果的な決定論の支配の下にあるか否か、といった古今の哲学者たちを悩まし続けてきた疑問はそれとして、現実にわれわれは、思考をめぐらしてそのときどきに与えられたいくつかの選択肢の中から一つを選んで行動する可能性をもつと思っているのは、はたして幻想にすぎないのだろうか．

知能については後に触れたいが、その感情にしても、意志にしても、経験と学習によってできた心のはたらきとして、ある種の法則性の下にあることは快く認めるとしても、その経験も学習も、もはやそれはネズミの迷路実験の話ではなしに、もちろんその種の事象を底辺にもちながら、重ねて「人間的な」それであることを忘れてはなるまい．

この第Ⅱ部で、生物学から生理学へ、そして本節で心理

学にわたる問題を順次考え続けてきたわれわれは，ここではじめて「人間とは何か」というたいそうむずかしい問題に遭遇した．それは，最初に述べたように，医学とは何かを主題とする本書とは切っても切れない話で，これからもいろいろな局面でいろいろな角度からとりあげられなければなるまいと予期されるのだが，ここではひとまず上述の神経生理学の延長線の上でそれを考えてみよう．

　ヒト（Homo sapiens）という動物は，同じく霊長類のヒトニザルとの間にすらおそらく常識が想像する以上に大きな隔たりのあることがしばしば指摘されているが，中でもそのヒトをすべての生物から決定的に孤立した存在とするのは言語の発生である．

　生理学的にそれをみれば，以前から知られているように，言語活動は側頭葉の聴覚野をとり囲む後言語野（ウェルニッケ中枢），前頭葉の運動野の下にある前言語野（ブローカ中枢）のほかに，大脳半球の内側面にある補助的な意味をもった上言語野との，互いに離れた三つの中枢の協力によって成立する神経系の機能である．

　その言語とは何で，どうしてヒトに至ってはじめてそれが出現したか，という難問はこれを別途の専門家たちの論議に委ねなければならないだろう．だが，誰の眼にも洩れない顕著な事実は，その言語の出現と並行して「ヒト」がはじめて「人」となったとみえることである．それを生物としての Homo sapiens がはじめて人間性を獲得したと言いかえることもできる．その間に存する深い断層にあえて

目をつぶって言うならば，人の言語もまた動物たちの間に
みられるさまざまの信号の発達あるいは変貌したものと考
えることができる．だが，言語の出現は外には仲間たちと
のコミュニケーションの内容を格段に豊かなものとした
し，内には人の思考のはたらきに大きな将来性を約束し
た．

　ある意味で思考の萌芽とみられるものが動物の間にない
とは言えないにしても，言語をもって思考することを覚え
たことによって，これまでもっぱら環境との受動的・能動
的なかかわり合いにおいてひたすらに，そして巧みに「生
きて」きた動物たちの中に，はじめて，みずからと対話し，
「頭の中で」複雑な手続を踏んだ上でそこに決定された意
志によって，生得の本能によっては解決できない状況に的
確に対応する方法をもつ「人」が出現したと考えることが
できる．みずからと対話することによっておのずからそこ
に意識とくに「自己についての意識」というたいそうむず
かしい話——それをひたすらに，そして巧みに生きる上に
重ねて弁えて生きると言ってもよいだろう——がもちあが
るのだが，その点については後にまたあらためて述べるこ
とにしよう．

　抽象的な思考能力の獲得による人のその後の驚くべき発
達について考える上に，ここでぜひ顧みなければならな
い問題は，上にも一言したように，その言語という新しい
てだてを獲得したことによって，人が仲間たちとのコミュ
ニケーションを精密化し，その次元を高めた，という点で

ある．そこにはじめて「人間の社会」が成立し，文化が発生する欠くことのできない基盤ができたと考えることができるだろう．たしかに，動物の間にも種によっていろいろな形で社会とよぶべきものが存在することは今日では周知だし，それが社会と言われるからには単なる似たものたちの群れではないし，メンバーたちの間に役割の相違と全体の秩序のあることもまた言うまでもないとしても，それらの営みが，ここでもまたそれぞれ生得の，紋切り型のもので，おのずからそれは世代が変っても一つのパターンの退屈な繰り返しに終らざるをえないのに対し，思考と記憶と，精密化されたコミュニケーションの手段と，伝承によってそれを子孫に伝えることのできる人の社会には，おのずからそこに文化と歴史を生みだすことになるだろう．その後に生まれた文字の発明はそのはたらきをもう一つ有力なものとした．

　こうして人は自然の環境にとりまかれて，前に述べた生きるためにはたらいている機械であることをやめないまま仲間たちと「意識的に」交渉し合いながら，言いかえれば人間同士が互いに環境となり合って，いわば「メタ自然界」ともみるべき状況の中で生きることになった．この新しい環境は言語による思考とともにはじまったと考えられるふしのあることはいま述べた通りだが，逆に，そこに生まれた社会と，その中における他の「人」々との交渉が，人めいめいにはね返って，その思考とさらには感情の内容を豊かにするという結果を招く．抽象的な概念をつくり，論理

をみがき，未来を想像し，是非善悪を判断し，理想を画き，創造的行為を営む……およそそうした「精神的な」，つまり人らしい世界のできごとが，どのようにして「機械的に」営まれているかを知らない——それを連合野としての新皮質の前頭前野のはたらきとみて生理学的にはおそらく誤りないだろうが，それは残念ながらそう言っただけの話にとどまっているとみるのが正直だろう——が，人の心を発生的にはおよそそのように言語と関係づけて考えてはなはだしい見当違いはあるまいと思われる．

そうした「意識された」心の世界の深層に，「無意識」ではあるがまぎれもなく人の心のはたらき——単なる情動や本能でなしに——が強い力でうごいていることが見落されてはならないのだが，話の筋をあまり多岐にしないために，その医学にとってもきわめて重要な問題は後にまた心の病気について語る折に触れることにしよう．

ところで本書全体にもかかわる肝要な問題がここにある．

さきにわれわれは生物機械論の見地に立って生物を「存在するためにはたらいている」奇妙な機械とみたことを思い出そう．生気論対機械論という論争がいろいろなヴァリエーションをつくりながら 17・18 世紀以来繰り返されていることはよく知られている通りだが，もしもその生気論という言葉を「生命」とか「たましい」とかいう実体に操つられているえたいの知れない存在として生物をみる立場と理解するならば，本書はこれまで一貫してその考えをと

らずに，機械モデルで生物を眺めてきた．その意味でわれわれはヒトをもまたその線に沿った生物の一つとして考えてきたことは繰り返すまでもないだろう．話が脳のはたらきまできても，上に一言した前頭前葉をさし当りブラック・ボックスとして残した上でそれを機械とみる見方も，当然強い言い分をもつはずである．現に，かつては「こころ」のはたらきと考えて人が怪しまなかった計算を人よりも速やかに行い，ある形での記憶を営み，チェスの勝負を人間に挑みさえもする機械がつくられたことをみても，心——繰り返して言うように，洋の東西を問わずそれははなはだ多義の言葉ではあるのだが——を機械とみる立場をいちじるしく強化したとみることができるだろう．

　それを一応認めた上で，それならば，上に言ったように「自然界」と「メタ自然界」とに二重国籍をもつに至った人という「機械」は，一体なんのためにはたらいているのだろうか．

　上に生物を「存在するために」ひたすらにはたらいているとみたのは，単にわれわれの解釈であって，彼らは機械一般と同じく，その用途を「意識」することがない．上に一言したコンピューターですら，単に人間が組んだプログラムに従って「はたらかされている」まさしく機械的な機械であって，みずからの仕事に思いをいたす，つまり弁えてはたらくことがないし，また他者と積極的にかかわることもしない．

　それに対して人は，繰り返し言うように，存在するため

にひたすらにはたらいている——例えばあの心臓の休みないはたらきを見よ——生物であると同時に，これも前述のように自己と「対話」をはじめることによって自我の存在を知り，それとともに，みずからを他者から区別される「個」として自覚する．こうして人は，はじめて「メタ自然界」および「自然界」における己れの位置を問い，自分は何のために生きるかを問題としてもつようになったのである．それとともに彼ははじめてその自然的存在としての己れをかたちづくっている身体——言うまでもなくそれが人間としての彼の主体を支えているのだが——の解体として，彼に，また彼の仲間たちにも同様に，必然的に臨む死という運命を知るようになる．現生人類に至る経過の中で，ネアンデルタール人が約10万年前にはじめて死体の埋葬の習慣をもつようになったという事実は示唆するところがはなはだ深い．その死が，本書の主題である医学と終始きってもきれない問題であることは言うまでもない．

　人がなんのために生きるか，という人めいめいが自己の責任において考えるべき問題にここで深入りするのはもとより本書の任務ではないが，それがただ存在するためにひたすらにはたらいている機械であることをもはやこえたものであることは明らかだと言ってよい．人は「パンのみによって生きる」ものでないことを弁えて，よりよく生きることを求めもするだろうし，生きる意味を見失って自殺する可能性さえも残されている．そのいずれも人間を生物一般から鋭く区別する．

蛇足を加えて一言すれば，たしかに人は「パンのみによって生きる」ものではないにしても，反面パンがなければ生きえないことを忘れては人間学，おのずからまた医学は自然科学と社会科学との両面からたちどころに崩壊するだろう．およそこのあたりにどうやら医学概論の核心的な問題が潜んでいるように思われる．第Ⅲ部の主題である病気はそうした個々の人の生涯の歴史の中でしばしばおこる——そして老衰死もさらには事故死や自殺までも含めて死の前にはかならずおこる——ところのエピソードにほかならないからである．

第 Ⅲ 部

医学と医療（その1）
——病気の理法——

第10章 病気の生物学（Ⅰ）

1. 病理学の方法（ⅰ）——病理解剖学

　さきに第6章の「1. いわゆる基礎医学について」の中で，長い歴史の歩みを経て近代医学がようやく確立した基本的な戦略が，病気をヒトのからだという有機体（organism）の故障と一応見立てて，それを「生物学の方法によって考究する」ことにある，と述べられたことを思い出そう．近代医学の主たる関心が「病気の生物学」にある，というのがそこでのわれわれの理解であったしその目覚ましい達成もまたその戦略戦術によるところが大きいとみて誤りないだろう．

　もっとも，もう一つ話を溯れば，本書の序章の「はじめに病人があった」の中で言われたように，医学のアルファでありオメガであるものが，ほかでもない「病人」であることを忘れているわけではないし，有機体の故障と言われた「病気」がその病人の近代科学的な一つの裁断面にほかならないことは，前章の終りの部分でわれわれが少しばかりのぞいた人間の本性に照らしても了解にかたくないところである．

　だが，その辺の消息を弁えた上でならば，病気の生物学

がわれわれのもつ最大の武器の一つであることはことあらためて強調するまでもない.

ところで,今日までおよそしきたりになっている医学のカリキュラムの中ではじめていわゆる「病理学」を習う人々がしばしば戸惑う——筆者自身の過去の経験でもまさにそうだったのだが——のは,例えば肥大・萎縮,壊死,変性,滲出などといったさまざまの,多くははじめて耳にする病理（形態）学的概念が,われわれが経験的に知っているカゼとか,頭痛,下痢とか,胃潰瘍あるいは糖尿病とかいう「病気」——そのあるものは症状であり,あるものは後にまた検討されるいわゆる病名でもあるのだが——とどうかかわるかについてはっきりしたイメージがなかなか浮んでこない,という点にかかっているように思われる.

われわれのこの話は,早くもここで医学という科学としてもあまり類例のない性格をもつ学問の核心的な問題にどうやら一気に入ってしまったようにみえる.本書の冒頭でも注意されたように,その由来も質も雑多な常識の上に寝そべらずに,振り出しに戻ってその辺の消息を考えてみよう.

ずっと前にも述べたように,病人にとって病気はなによりもまず症状のアンサンブルである.痛みをはじめとするさまざまの症状,そしてその経過がしばしば招きよせる死,それが病気というものの原事実であり,それからの解放を求めてすべての形の医療がはじまった.われわれの今日の医学もまたその例外ではない.

痛みがあり発熱があり，さまざまの身体的な不如意があり，そしてなぜかは知らずあげくのはてにしばしば死というこの上もない不幸が訪れるのだから，それが第Ⅰ部で学んだように，神罰とか仇敵の呪いとか，病魔の侵入とかいうふうに考えられたのは無理もない話だったし，もっと合理的に思考することをはじめた人々にとっては，すべてが人体というあかずの間の中でおこることが，有効なアプローチを阻んだのであった．医学の歴史については第Ⅰ部で一通り話したから，それをここで詳しく繰り返す必要はないが，病気が体液の混和の不調なり，線維の「緊張・弛緩」なり，陰陽五行の説なり，さまざまの自然哲学的思弁ないしは擬似科学的説明に基づく憶測の域から長い間抜け出せずにいたのも無理もない次第であった．

そうした症状——さし当ってここでは病徴（sign）と症状（symptom）とを西洋流に区別しないで話を進めたい——の集合を経験的に組織立てて，それとさまざまの定式をもった治療法とを対応させる，という漢方医学の大きな流れについての論議はあとに回して，そうした症状の背景，あるいは基底にある「病気」の理法を解明する上での最初の，しかもきわめて有力なステップが18～19世紀にはじめて科学的な形をとった病理解剖学であったことは，われわれのさきにやや詳しく学んだところである．いまそれをとりまく事情を少々検討してみよう．

「人命」の座であるゆえをもって聖域視される人体も，「たましい」の抜け殻である死体ともなれば話は違うと了

解されるから，学者は無遠慮にそこに解剖刀を入れることができる．そこに見出されたさまざまな異常なかたち——単にそれだけなら昔からそれらを記載した人は多いのだが——と生前の病気の経過とを子細に関係づけたところに，言いかえればその所見を病変として正しく認識したところに病理解剖学の開拓者としてのモルガーニの偉大さがあったことは前に述べた通りである．こうして，鉄のカーテンならぬ「皮膚のカーテン」に隠されていた「病気」がはじめて視覚にうつる形の変化としてとらえられるはこびとなった．

続く多くのすぐれた学者たちによって目覚ましく展開した病理解剖学の強味は，何よりもまずそれが古来の医学者たちの通弊であった空論ぬきに，その言明が直截に視覚に訴える点にあった．やがて切片標本の製作と染色法の技術が開発されて顕微鏡がこの領域でも役立つようになり，病変の形態学はますます進む．しかも，おいおいに述べられるようなさまざまの医学研究の手段を人が手にするようになった今日でも，死体解剖の特質は，対象がそのものずばり人の病気である——あとで指摘されるように「であった」と言うのをより正確とすべきだろうが——ことと，身体の隅々にまで——「頭から踵まで」(de capite ad calcem)——眼を光らせて，形にあらわれたかぎりでのどんな異常をも見落さずにすますことができるという点にある．たとえそれが死後の話だとしても，あかずの間を徹底的に解体し観察できるというその方法の医学的意義がどん

なに大きいかは，19世紀はじめのあのパリ学派（第Ⅰ部参照）がはじめて励行した死体解剖といういわば病気の現場検証の手続が，今日に至るまで大病院の解剖室で鋭意繰り返されていることをみても了解にかたくないだろう．医学教育の伝統的なカリキュラムの中で，病理学と病理解剖学とが往々同意語のように理解されているのにも無理もないふしがあると言ってよい．

その病理解剖学の歴史的ならびに現代的意義にもかかわらず，そこにはいろいろな制約のあることもまた事実である．

ヒトの病気が疑いもなく「生」物学的な現象であるからには，「死」体に認められる病変は，いわばその爪跡にほかならないものと理解される．もちろんモルガーニ以来今日まで病理解剖学者たちはその辺の消息をよく弁えていて，解剖台上の死体について正確に記載された形態学的所見――今日では当然ミクロのレベルまで掘り下げて――を，いつも綿密に生前の臨床記録と照らし合せて勘考する手続を怠ることがない．言いかえれば病理解剖とは，死体に形として残された病変の目録を資料として，病気の起始から死に至る経過，つまり病気の「生物学」を再構成しようという企てである．

だが，その方法が前に言ったようなユニークな強味をもつ反面，いろいろな弱点を蔵していることもまた否みがたい．フィルムの逆回しにも似たその溯行的な無理は上記のようにそれがいつも臨床のプロトコル――たしかにそれは

その症例の現象的な記述を多く出ないものだとしても（なお次節を見よ）——を参照することによって，かなりの程度まで救われるだろう．だが，形の変化として認められない生体のはたらきの異常は，とくに生理学的活性物質の活躍する病気をめぐっては，そうめずらしい話ではないし，またその推理は「死因」の分析には多くの場合鋭利だとしても，例えばインフルエンザ（ただし細菌による混合感染のない場合）のような治癒傾向の強く，それだけではめったに死なない病気に対しては出番がない．また，物質の変化に対する発言力の争われぬ弱さも形態学的方法一般のもつ大きな欠陥とみてよいだろう．

　繰り返して言えば，病気は時間的経過をもって展開される異常な生物学的プロセスであって，死という断面に現われたさまざまの形態学的変化は，病気の理法を考察する上にきわめて有力な資料ではあっても，いろいろの制約がまつわりついたその資料を有効に駆使して，それを病「理」学とするには十分の訓練が要求されるのである．さきに述べた変性，壊死，あるいは炎症，腫瘍といった種々の病理学的概念——今日では後に触れるような理由で病理形態学的と言うのがより正確だろうが——が医学の初学者を戸惑わせたのは無理もない話であった．

　病理解剖学は病気の理法を究める上での一つの門にほかならないのである．

2. 病理学の方法（ⅱ）——臨床病理学と実験病理学

　その対象が前章の終りに述べたような意味での「人間」の病気であることに医学を単なる科学技術の次元から抜け出させるゆえんがあるのだが，その人間のはたらきをひとまず生物学的な問題に還元して考えたとしても，人体の聖域性とでも言うべき多分に科学以前の問題が病気の生物学へのアプローチを強く妨げていた消息は理解にかたくないだろう．そうした状況において近代に発展した病理解剖学は，長い間症状のアンサンブルとうけとられていた病気が実は身体内部の諸器官にそれぞれの座をもつことを形態学的方法によって確認し，病気の生物学への道を拓いた次第は第Ⅰ部で学んだところである．そこでは病気は死体において形として残されている病変のみつかった諸器官の，溯って生前におけるはたらきの異常であったと理解される．19世紀後半のフランスの大生理学者マジャンディー（François Magendie）が喝破したように，医学とは「病むヒトの生理学にほかならない」とみることのできるものであった．

　幸いなことに，その生理学は上述のモルガーニにはじまりパリ学派，新ヴィーン学派，さらにはウィルヒョウとその門下たちへと継承された病理解剖学と並行して，19世紀中葉から後半に目覚ましく発展したことは第Ⅰ部でわれわれの学んだ通りである．おのずから，形態学的方法によって病気の科学にはじめて突破口を開いた病理解剖学に先導されて，生理学的方法による病気へのアプローチが次第に

軌道に乗ってくる．生理学的方法——遅れてはじまった生化学を当然それに含めて——と形態学的方法とは病理学にとって車の両輪でなければならないのである．今日，一般に病理形態学の教祖のように思われている大ウィルヒョウのもともとの志向も，実は病理（病態）生理学（pathologische Physiologie）であったことを注意したい．

だが，「病むヒトの生理学」を研究しようとする場合，われわれはあらためてまたあの人体の聖域性という壁にぶつからざるをえない．

その禁制は死体においては緩められる代りには，病理解剖学は極言すれば病気の「生物」学（biology）でなしに往々病気の「死物」学（'necrology'）に堕するきらいがなかったでもない．これに対して，生きた動きをとらえるはずの「生」理学は現場に立ち入ることを禁ぜられたまま内部の消息を推論せざるをえなかったのである．第Ⅰ部で学んだように，あの実証をまったく欠いた液体病理学説，固体病理学説，あるいは東洋のさまざまな思弁がながく病気の科学の展開を阻んでいたのも理由のないことではない．

人体が立ち入り禁止の場所であること，またみだりに実験の対象とすることが許されない事情には，今日でも原則的な変更はないとしても，人はなんとかしてその隘路を突破しようとしておよそ二通りの解決策を考えた．広い意味での臨床病理学的方法と実験病理学的方法がそれである．いま順次それらに簡略な説明を加えよう．

最初にことわっておきたいのは，多くの症例についての

臨床的に綿密な観察に基づく症状・病徴・経過の記載が病理学の貴重な資料でなければならないという点である．それは病理解剖学者たちにとって必要な記録であるばかりでなしに，病理生理学にとってもその出発点を構成するとみてよいだろう．

それらの臨床的な記録の集積は，しかし，ことの性質上病気の科学にとってはおおむね粗資料にとどまらざるをえないことは事実だが，前に詳しく述べた生物学・生理学の飛躍的な発展と，近年の科学技術の目覚ましい発達とはあいまって人体の内部の生物学的な動きについてわれわれの手にすることのできる情報の内容を見違えるように豊かにかつ精密にして，人体の病気の実相とそのダイナミックスについての理解をいちじるしく深めるはこびになった．それをここで「臨床病理学」とよびたい．それは前に説明されたいわゆる基礎医学（第6章の1）に対して慣習的に「臨床医学」とよばれている幅広い営みの中から，診断，治療，予後判定等，医療技術にかかわる諸問題を除いたその学理的側面を構成するものとみておおむね誤りがないだろう．種々の病気についてそれぞれ正確な疾病記述（nosography）がそこに成立する．

近代的な意味で人体内部の消息をうかがう可能性を開いたのは，第I部で述べた診断技術としての打診法および聴診法の発明だが，その後のこの方角の興味ある発展の経過を詳しくたどっている余裕がここにはないので，そうした歴史的な見方も少しばかり加味しながら主として類に従が

って，上に言った「あかずの間」の制約の下に今日われわれがもっている臨床病理学の方法をざっと眺めてみよう．蛇足ながら一言つけ加えれば，以下の多くは通例「臨床検査法」とよばれる．だが，たしかにそれは今日，日常の病院業務の中では患者の診断（後述）のための中央「検査」室の仕事には違いないのだが，同時にそれは臨床病理学の「研究」方法でもあることを注意しよう．

人に傷害を与えることなしに身体内部を直接のぞく工夫の可能性の幅は，今になって考えれば実は意外に大きかった．今日では物理学史の上で一層高名な19世紀の医学者ヘルムホルツ（Hermann von Helmholtz）が発明した検眼鏡は，網膜の微細な変化まで直接観察することを可能にして，単に眼科学のみならず医学一般に画期的な寄与をもたらしたが，それを端緒とする諸種の内視鏡の発達は写真術の進歩とあいまって，今日では外部から到達できる管腔はくまなくと言っては言いすぎだとしても，かつては予想もできなかった範囲にまで照らし出されるようになった．

方角は大きく変るが，「人に傷害を与えることなしに」と上に言われた条件が完全にあてはまる対象の代表的なものに血液がある．血球の形態学的検索——実はそれはその背景にある造血器官の病気の反映であるわけだが——によっていわゆる血液病理学が早くから進歩していたのはゆえのないことではない．今日喀痰や膣塗抹標本などについて広く行われる細胞診は，その名のように診断的目的（癌の発見）があらわだとしても，本質的には同じ性格の臨床病理

学的方法の一つとみるべきものである．

それと似た形態学的方法に近年のいわゆる生検（biopsy）がある．骨髄，肝臓などの穿刺によってえた標本の病理組織学的検査がそれだが，「傷害を与えずに」という前記の制限はここでは「実際上無害な程度にまで」と緩められている．（前記の内視鏡にも場合によって似たような事情がある．）

大きな傷害の加わることがはじめから納得づくで実行される現代のさまざまな外科手術が身体内部の消息をうかがう上に，生理学的にも病理生理学的にもしばしば貴重な情報を提供することは誰にも容易に了解できる話である．

上に述べたのは原理的には比較的単純な話であったが，近年の物理学・化学・工学技術の進歩は当然あかずの間の内部の消息をうかがう上に，さまざまの方法を病理学に提供した．

前世紀末に発見されたX線の威力は誰も知る通りである．それが単に臨床診断（後述）の武器でなしに，いまわれわれが話題にしている臨床病理学の方法でもあることは，生前の臨床所見とX線像の追跡と病理解剖学とを巧みに組合せて行われた肺結核症の病理学に対する戦前の日本の結核病学者たちの大きな貢献を思い出しただけでも了解できるだろう．X線撮影は種々の造影剤の工夫によってその用途を大幅に広げたし，最近ではコンピューターの発明という技術革命とあいまって，いわゆるCT（コンピューター断層撮影）という驚嘆すべき装置をわれわれはも

つに至った．ついでながら言えば，そのコンピューターはまた超音波の反射を処理して身体内部の消息を一部視覚化することに成功したし，そのほかの工夫も進行中で，その応用の豊かな将来を予想させる．

まったく原理を異にする生理学的・臨床病理学的方法に周知の心電図の解読がある．それは心筋の活動電位を体表面へ誘導して経時的に記録するという生理学的原理に立つもので，それが循環器病の臨床病理学，ひいてはまた個々の患者についての臨床診断に果たしつつある役割の大きさ重さについては，ここで多言を要しないだろう．同種の原理に立つ方法に脳電図（脳波），筋電図がある．

それらとは原理を異にするが，同じように動態的な——静態的な形態学的方法に対して——生理学的・生化学的方法に，ラジオ・アイソトープ（RI）のさまざまな形での応用が近年臨床病理学にも大きな役割を演じつつあることを見落してはなるまい．

血液の形態学的検索については上に触れたが，周知のように，その血液は尿と並んで古くから諸種の臨床検査にとってきわめて重要な試料を提供していたし，その事情は今日でもまったく変りがないばかりか，その二つを代表として諸種の無害に採取できる体液，排泄物の臨床病理学研究における用途は，生化学，免疫血清学，病原微生物学などの進歩を背景にして一層広いものとなっていることは，よく知られている通りである．その一々についてはここでは述べない．

上に一言した外科手術の場合にもみられたように，目的がその患者の治療をめざしているのであれば，「傷害を与えることなしに」という制約はある範囲までは解除されるが，同じような意味で，研究のために実験の対象とすることが原則として許されないはずの人体についても，それが治療の方針を定めるものであれば，「実験的な」操作が行われる——もちろんそれによって現状がそれ以上悪化しない保証つきで——ことが今日ではしばしばある．機能検査とか負荷試験とかよばれるさまざまの手続がそれに該当する．それは本来個々の患者のための話であったとしても，そうした知見の集積が臨床「病理学」の進展に大きく貢献するふしの多いこともまた当然予期される通りである．

　およそこのようにして，臨床病理学的方法がかつては思いも及ばなかったような大きな射程を今日ではもつに至っていることは，例えば心臓疾患などにその典型をみる通りだが，それがいつも診療の場において，その任務とかみ合せてさまざまのきびしい制約のもとにある事情は当然もとのままだから，病理「科学」の方法として残念ながらそれだけで充足しえないこともまた明らかであると言ってよいだろう．

　こうして第三の実験病理学的方法があらためて考慮に上るはこびとなる．

　病理学を自然科学とみるからには，実験的方法がいまここではじめて話題にされるのは遅きに失するという感を抱く人も多いだろう．現に生理学の領域では古くハーヴィが

実験的方法を採用していたし,その後も呼吸生理学その他の研究にその方法は早くから威力を発揮していたことなどを思い合せても,実験病理学がやっと19世紀も深まって医学研究の日程に上るようになったのは不思議なようでもあるが,その理由はおよそ次のように説明することができる.

実験的方法による病気へのアプローチがとりあげられる前提には,人々がまず,長い伝統をもつ病魔説や種々の思弁的な病理学説から解放されて――これが決して昔話でなく実は今日でもさまざまに形を変えてしばしば常識の中にも忍びこんでいることに注意したい――病気を人体の諸器官のはたらきの失調,言いかえれば,それを異常の生理学とみる科学的な視座を確立しなければならなかった.その土台を固めたのが前述の病理解剖学の誕生と生理学の進歩とであったからには,病理学を解く上に実験的方法の採用されるのがはなはだ遅れたのも当然であったと言ってよいだろう.

実験病理学とは言っても,現実に病床で患者にみられる病気そのままの変化と経過を実験動物に再現することは不可能にちかいし,もとよりそれはぜひ要求されなければならないことではない.病理学における実験的方法とは,ヒトの「病気」と言われるいわばシナリオをもつ(後述)異常な生物学的現象の単位的な現象なり――例えば炎症とか血糖値の上昇とか麻痺とかいうような――過程なりの理法を実験的に追究する手続にほかならない.18~19世紀の

境目におけるイギリスの大外科医ジョン・ハンター（John Hunter）の炎症研究が近代的な実験病理学の皮切りとみられているのはその意味だし，前記クロード・ベルナールの名がこの領域で高く聳えているのも，およそそうした趣旨に基づく彼のかずかずのすぐれた研究によるものであった．

病理解剖学と実験生理学の勃興という二つの前提条件を考えればすぐわかるように，実験病理学が進みだしたのは19世紀中葉からの話だが，今日それが医学研究にどのように大きな役割をもつかはよく知られている通りだし，その課題と方法の多彩な様相を詳述することはもとより本書の枠を大幅にこえている．

3. 臨床的な病気の区分（臨床病名）

医学とよばれる学問より前に「病人」というのっぴきな
・ ・
らぬ事実があって，医術はもとより医学にとっても，その真の対象は，その病んでいる人間でこそあれ科学の定規で截断された「病気」でないことは，たびたび繰り返されるように本書の基調となる陳述である．それを一応心得た上でわれわれは，第Ⅰ部で順を追って学んだように，古来の長い模索の末に近代医学が発見した自然科学的方法というみのり多い手続を採用して，いま病気の生物学について考え続けているわけであることを，ここで再度確認しておこう．

先き立つ2節において，われわれはその病気の生物学に

近づく方法について学んだのだが，本章のはじめに一言されたように，それらの方法と不可分の病理学的諸概念，ことに病理学学習の当初に出っくわす変性とか壊死とか滲出とかいう形態学的な諸概念が，初学者を戸惑わせた理由は，それらと臨床的に日常用いられている，したがってその多くが常識の中に入りこんでいる種々のいわゆる「病名」との間のギャップがあまりにも大きすぎたためであると考えておそらく見当違いではないだろう．その臨床病名は前述の疾病記述 (nosography) の拠りどころにもなっているわけで，医学と医術の双方にまたがるきわめて重要な問題を構成するから，ここでとくに1節を設けてその辺の消息をややていねいに考えてみることにしよう．

試みにいま，医療の現場でいわゆるカルテの肩に記載されている臨床病名を思いつくままに並べてみよう．

胃潰瘍，カゼ，本態性高血圧症，動脈硬化症，脳卒中，虫垂炎，バセドウ病，肝硬変，インフルエンザ，日本脳炎，マラリア，コレラ，はしか，風疹，心筋梗塞，前立腺肥大症，じんましん，湿疹，肺癌，子宮癌，胃癌，肺結核症，白血病，糖尿病，細菌性食中毒症，ビタミン欠乏症，脚気，痛風，急性腎炎，肺性心，リウマチ性関節炎，川崎病，水俣病，在郷軍人病，スモン，イタイイタイ病，四日市喘息，胆石症，急性角結膜炎，トラコーマ，網膜剥離症，エリテマトーデス (SLE)，進行性筋萎縮症，急性ウイルス肝炎，老人性白内障，偏頭痛，顔面神経痛，メニエール症候群，大腸ポリープ，クローン病，急性腹症，イレウス，フェニ

ルケトン尿症，夜尿症，帯状ヘルペス，口唇ヘルペス，むし歯，歯槽膿漏，斜頸，無ガンマグロブリン血症，血友病，ダウン症候群，鼠径ヘルニア，先天性股関節脱臼，卵巣嚢腫，子宮内膜症，子宮外妊娠，精神分裂病，老人性うつ病，てんかん，強迫神経症，自閉症，等々．

　おそらくこれには著者の無意識の作為が入っていないとは言えまいから，余計無秩序の相を呈しているかもしれないが，それにしても，それらがほとんど無原則とも言える雑多な基準で命名されたきわめて不均質な集合であることは一目瞭然と言ってよい．

　たしかにそこに病因による命名（例：インフルエンザ，日本脳炎，赤痢，ビタミン欠乏症など）や，主病変の所在とその生物学的特性（例：胃癌，肺炎，肝硬変，網膜剝離症など）によって一通り合理的な根拠をもつものが少なくないのは事実としても，人名（例：バセドウ病，クローン病，川崎病など），地名（例：水俣病，四日市喘息など），さらには略語（スモン，SLEなど），俗語（例：カゼ，むし歯，痛風，イタイイタイ病など）でよばれるものや，さらには症状がそのまま病名になっているもの（例：偏頭痛，顔面神経痛，夜尿症など．とくに救急時の仮の名としての急性腹症など）もあって，そこには原則的な思考が見当らないことが気になるのである．医療の現場では当面するその患者の要請に適切に応ずることが何よりも先き立つ，言いかえればプラグマティックな姿勢が強く求められるから，人がこうした問題を気にとめずにすごしがちなのは諒

としなければならないとしても，それは医学という学問にとっては見すごすごとのできぬ話だと言わねばなるまい．

それは，われわれが第Ｉ部で学んだように，医学が曲りなりにも体系を整えるようになったのがそれほど古い話でなく，手がかりのついた辺からいわば仮建築の建て増しに次ぐ建て増しによって，青写真なしの発展を続けてきたという歴史的の事情に基づいているふしも大きいが，問題の所在は実はかなり深いところにある．

上にいくつも例をみた病気の原因に基づく命名はたしかに合理的であると言ってよいだろう．可能なかぎりそれを取り除くことが治療の要諦であるはずだからである．だが，後にあらためて述べるように，病気の原因の問題は実は言うほどに簡単ではないばかりでなく，比較的話の筋の立ちやすいいわゆる外因による病気に限ったとしても，例えば破傷風や狂犬病，あるいはまた一酸化炭素中毒などのように，病因と病気とがおおむね１対１に対応する場合があるとしても，例えば結核菌感染に基づく肺結核症，粟粒結核症，胸膜炎，尋常性狼瘡，脊椎カリエス，フリクテン，アディソン病等々をそれぞれ別の病名でよぶのは臨床的な立場ではむしろ当然だし，溶血レンサ球菌（溶連菌）感染にしてもほぼ同断で，単一の外因から皮膚の化膿炎，アンギーナ，急性腎炎，丹毒，さらには猩紅熱，リウマチ熱，敗血症（産褥熱その他）等多岐な臨床疾患の発生するのは周知の通りである．アルコール中毒も肝臓疾患として現われるか精神神経症状を主として示すかによって話は一つで

ない．また逆に，数多くの異なるウイルスを病因として日常きわめて頻繁に遭遇する重要な病気が「カゼ」という名で一括してよばれるには，それなりにもっともな理由がある．

　病因の問題をしばらく離れてもう一度上記の乱雑な臨床病名集を眺めてみると，そこで気づくのは，例えば胃潰瘍，子宮癌，気管支炎，心筋梗塞などというような，主病変の所在とその病理形態学的性質に基づく病名が多いこと，しかも伝統的に人名その他でよばれていた病気の中にも，改名してそこに移籍しようと思えばできるものも少なくないという事実である．

　そうした病名のほとんどすべてが，前に学んだ病理解剖学ないし病理形態学の登場以後に次第に固まってきたものであることは考えればすぐわかる話だが，前節で述べた臨床病理学の進歩によって，今日ではその多くは「臨床」的にも有効な——かなりな程度にまで確実に生前にも診断（後述）できるという意味で——名称であると言ってよい．しかも，その中にはしばしば上述のようないわゆる外因に基づく命名とも連立しうること，しかも，それによって話がもう一つはっきりすることは，例えば肺結核症，Ａ型ウイルス肝炎，マイコプラズマ肺炎とかにみるごとくである．

　こうしてみると，病理形態学的所見に基づく病名が今日のいわゆる臨床病名の大多数を占めるゆえんは理解にかたくないと言えよう．それは長い歴史がもたらした実際上の

知恵であった．だが，繰り返すまでもなく静態的（static）な性格の強い形態学的方法による病気の命名が，本質的には人体のはたらき——「生きている」とははたらくことである——の故障である病気の真相を指示する上に弱味がないわけではないことも，またわかりやすい話である．周知の本態性高血圧症，逆に低血圧症，をはじめ，例えば急性腎不全とか，ショックとか，肺性心とかいうような生理学的色彩の強い病名が近年臨床医学の領域に頻繁に登場するようになったのは，その欠けたところを補うものであったとみられる．

そこではしかし，古典的な病理形態学的所見ではさまざまに異なった名のつく病気が一つの病名に統一される，つまり異なった視角に基づく臨床病名の交錯という事態が往々おこる可能性がある（例：肺結核症や肺気腫症と慢性肺性心．高血圧性腎硬化症や慢性糸球体腎炎と萎縮腎）．

病理形態学的方法にしても，また，いま記されたかぎりでの病理生理学的方法にしても，通じてそこには病気の局在観が強くにじみ出ていて，おのずから器官中心的な病気の見方が優勢になる傾向がどうやら否みがたい．伝統的に内科学が呼吸器病学，循環器病学，消化器病学，神経病学などという形で，それぞれ中には生物学的にはさまざまに異質な病気を抱えながら——例えば呼吸器病の中に急性肺炎，肺結核症，肺癌，気管支喘息，肺塞栓，自然気胸などまったく異なる角度からの生物学的分析を必要とするものが含まれているのを見よ——それぞれ「専門化」している

半ば合理的で半ば不合理な事態がそれに基づいていると思われる．

その器官の枠組みからはみだしていたのが，いわゆる内科学からはしばしばまま子扱いにされていた諸種の感染病（伝染病）であった．それは概して全身的な熱病——とくに往時蔓延していた腸チフス——の形をとるから，そこでは器官別の見方はしばしば大きく破綻する．18～19世紀の変り目，つまり近代臨床医学の草創期の大問題であった病気分類論（nosology）をめぐる論争の焦点が実はその辺にあった．上に記した溶連菌や結核菌感染のような厄介な問題は残るにしても，とにもかくにも細菌学の勃興による病因論的立場による命名がその難境を打開した歴史的功績は大きい．

それはしかし，実は感染病だけの話ではなかった．生化学や内分泌学が進んで，それまで本態のわからなかった全身的な代謝の異常がだんだんはっきりしてくると，この方角でもまた旧来の局在論的・器官的観点に立つ命名法の不都合が目立ってくる．そのよい例が歴史の古い糖尿病——これはギリシャの昔から知られ17世紀の前記ウィリスが明確に同定した——である．それは，いまとなってみれば膵臓という特定の器官の中に散在する内分泌腺の病気ではあるが，持続する全身的の代謝異常とそれに基づいて諸方の器官——腎臓，網膜，脳——に出現するさまざまな病気がいわば一様の筋書き（シナリオ）をもって出現する独特の病気であるゆえに，糖尿病という派生的な一病徴に基づ

く昔ながらの病名を，その内分泌学的な含意のゆえに，今日でも捨てがたいものとする．バセドウ病とかアディソン病とかいう人名が今でも残っているのも同じような理由に基づいている．

追いかけて最近目覚ましく発展した分子遺伝学，免疫学がかずかずの新しい臨床病名を設けつつあることもまたよく知られている通りだが，刻々変りつつあるその現況の詳細をこの文脈で詳しく紹介するにも当るまい．

考えてみると，人間がその長い歴史を通じて経験的に「病気」とよびならわしてきた一群の現象——「病気とは何か」という七面倒な議論は後の話題に残して，ここではその年輪を重ねた言葉をそのままうけとっておこう——は，おいおい説明されるように生物学的にはきわめて多岐多端で一律の扱いになじまない現象だから，こうした事態のおこるのはいわば宿命的だったと言えないこともない．上のようにしてさまざまな基準で，よく言えばしなやかな姿勢で，悪く言えば往々その場しのぎに病名がつけられてきたまま，それが現代医学にまで引き継がれて，おのずからそこにはしばしば交錯もあれば重複もあって，今日でもなお編成がえがさかんに行われつつあるという混乱した状況下におかれていることはよく知られている通りで，近代医学が確実に進みはじめた18世紀の末ごろから19世紀はじめにかけて，熱心に試みられた病気（病名）分類論（nosology）がすべて失敗に終って，今ではnosologyという外国語すらほとんど廃語のようになってしまったのもゆえのな

いことではない.

4. 生物学的にみた病気——病気の種（species）とは何か

病気の理論と実際の両面を抑えて整合した分類（nosology）は不可能だとしても，現実に医者を訪れる多くの患者たちの間に病気の区分を設けることなしには技術としての医療の遂行はその手がかりを失う．

現行の臨床病名の検討を続けてきたわれわれは，ここであらためて病気の「種」（species）とは何か，という古くシデナム（第Ⅰ部参照）以来の学問的な問題をどうやら避けて通ることができなくなった．それは無用な言挙げにも似たようだが，実は医学者たちの間にさまざまに形を変えては論議の繰り返された難問だし，現に今日でも一部の学者の間には，現実に存在するのは個々の病人であって，さまざまの病気の区分は人為的な虚構にすぎない，という現代医学の月並調になれた人々の意表をつく，しかし一概に奇矯として斥けることのできない見解さえ往々まじめに表明されていることを見落してはなるまい．ここでその問題を事実に即して検討してみよう．

例えば前にも一言した狂犬病や破傷風のような比較的話の単純な感染病や，同じく外来性の病因に基づくフグ毒中毒などのような病気では，単一な原因と，ほぼきまった筋書（シナリオ）で推移する経過と，一定の生理学的・形態学的異変——もっとも厳密に言えば破傷風には形態学的病変は欠如するのだが——とがあって，当然そこにほぼ同じ

図柄の諸症状が出現するし，まったく別の方角では例えば典型的の遺伝病（内因病）である鎌型赤血球貧血症は，その分子遺伝学も蛋白化学も，血球の異常形態の成因も諸症状も科学的にほぼ解明できる一つながりの生物学的事象で，いつも同じ形で再現される．およそそうした一定の一次的原因をもち，同じ形と経過をもって再現される一連の生物学的事象をそれぞれ単一のカテゴリーの病気，つまりそれぞれ独立した病気の種（species）——ただしこの現代的な観点に立つ種は医学史で言う species morborum と厳密に同じではない——とよぶに難点はないだろう．

　だが，同じ外因病つまり一次的に細菌，毒物など外来性のはたらき手を病因とする手がかりの一応はっきりした病気でも，前節でも一言した溶連菌感染症のさまざまな形を一つの病名でよぶのは不都合が大きすぎると言わねばなるまい．黄色ブドウ球菌感染によるフルンケル（おでき）と同じ菌による食中毒とが一緒の話にならないのもまた同断である．たしかにそこでは一次的の病原（寄生体）を共通にするが，宿主側のさまざまな条件によって，それが到達し，病原性を発揮する行先つまり病気の座も違えば，病理生理学的にも，経過においても互いにいちじるしく違った様相を呈する．前にも言ったように，それらは臨床的にはそれぞれ別の病気とみるのが穏当である．

　一次的の病因（外因，内因）のない，少なくとも判然としない多数の病気については話がもう一つめんどうである．

たしかに，例えばバセドウ病や痛風——もっともそれらは一次的の原因はつきとめられないとしても，それぞれ甲状腺機能亢進もしくはプリン代謝異常という近因は確かめられているが——を互いに独立の種とみて誤りはないだろうし，また，条件を大幅に緩めれば，例えば胃癌や子宮癌を——形態学的のヴァリエーションやいわゆる悪性度の相違にしばらく目をつぶって——それぞれ病気の種，少なくとも「類」と認める現実の習慣は学問的にも不当ではないだろう．その原因はもとより，本性もいまだに解けぬ謎であるにはしても，癌は生物学的に定着した概念だからである．

 だが，上に記されたいくつかの病気はむしろ例外的にきっちりした事例で，現実に診療の場で行われている病名の多くが，そのまま病気の種（species）として通用しうるものでないことは考えればすぐわかる話である．二，三の具体的な例を挙げれば，脳卒中（cerebral apoplexy）は，誰でも知っているように急激におこる意識障害と神経機能（とくに運動）の脱落症状を主徴とする重篤な病気だが，それは，脳出血，脳血栓，脳塞栓，くも膜下出血，一過性脳虚血発作など病理学的にはさまざまの異なった現象を含んでいる．あるいは，急性腎不全は，多くは腎虚血や毒物に基づく急性の尿細管壊死による病気だが，尿路の下流または上流のさまざまな病理学的事件によっても発生する．およそそうした事例は，ほかにも挙げるにいとまがない．

 ここでわれわれは，一体，生物学的に考えて病気とはな

んだろうか，という本書の核心的な問題について考えてみなければならない．

上述の狂犬病や鎌型赤血球貧血症などのような流れをモデルにおいて，わたくしは「病気」を次のように解すれば，生物学的にはじめて筋道立てて考えを進めることができるのではあるまいかと思考する．

内外いずれかはしばらく問わず，一次的な原因が人体に臨んで，そのもっとも広義のホメオスタシス（第Ⅱ部参照）が，一時的に，ないしは長期的に大きく崩れたとき，そこに人体のはたらきの異常，すなわち「病気」(disease) とよぶべき事態が成立する．その病因が何かのきっかけで退去すれば，完全にあるいは何かの爪跡を残して，いわゆる臨床的治癒がみられるが，もしその一次的な原因が持続するか（例えば遺伝，病原体の寄生，毒物の滞留，内分泌異常，アレルギーなど），あるいは初期病変が将棋倒し的ないし悪循環的に二次，三次の病因となったとき，病気は発展し，変貌し，その歪みの状態で長期的平衡を保つか，あるいは死（第12章参照）が到来する．病気とはおよそこうした因果的のかかりむすびと，そして時間的経過をもった生物学的過程であると考えることができる．

このように考えられた「病気」は，臨床の現場における個々の患者の「やまい」(illness) ではなしに，それら無数の事例を生物学的に考究するために立てられた抽象的な概念にほかならないと理解すべきだろう．もとよりその背景には第Ⅰ部で述べられた長い学問の歴史がある．

いま述べたことをひとまず頭においてもう一度病気の「種」の問題に話を戻そう．

いま，病気を人体におこる生物学「過程」と考えたからには，病気の「種」という表現によって古い病魔説に象徴されるような人体から独立する実体とみる——医学史上論議の絶えない存在論的（'ontological'）病気観——ものでないことは言うまでもない．原因も経過も斉一であるという意味で，前記の破傷風や狂犬病は典型的な意味での病気の種であった．もっとも感染病や中毒のようなそれぞれ特定の一次的外因をもつものがかならずしも一々独立の病気の種を構成するものでないことは，前に記した溶連菌感染やアルコール中毒のような病気をみてもわかることである．

ところで，病気の一次的な原因については次章であらためて詳しく考察される予定だし，それが人体の平衡を破るメカニズム，すなわち発生病理（pathogenesis）の話も後の論議に譲らなければならないのだが，生物学の立場からみて病気の「種」がおよそ上のように考えられるとすれば，それと前節以来われわれが話題にしてきたいわゆる臨床病名とはどういうかかわりに立つのだろうか．これは病気の生物学——それを狭義の基礎医学と言ってもよいだろう——と臨床医学との双方にかかわる重要な問題だから，いまそれを上に触れた糖尿病を例にとって立ち入って考えてみよう．

よく知られているように，全身性の代謝障害としての糖尿病は，しばしば細小血管症や動脈硬化症を伴うが，前者

は網膜症や腎症を，後者は当然二次的に脳血栓や心筋梗塞等を惹起する公算が大きい．ところで，糖尿病はりっぱな臨床病名であると同時に，上に記されたところに照らして，全体として生物学的に単一の病気の種——その一次的な病因は未確認だとしても——とみることもできるだろうが，だからと言ってその一連の生物学的過程の中に登場する動脈硬化症なり，脳梗塞なり，心筋梗塞なりがそれぞれきわめて重要な意味をもつ臨床病名でもあることを誰も否定する人はないだろう．

　ところで，ひるがえってたたまいま話題に上ったその動脈硬化症について考えてみると，その病理が解明し尽くされたなどとはもとより言えないにしても，糖尿病のほかにも，加齢（老化），高脂血症，本態性高血圧症，その他さまざまの成因があることはよく知られている通りである．だとすると，いろいろの生物学的には異なる成因によって動脈硬化症という一つの臨床病名をもった病気が成立し，そこからまた分岐して，諸般の条件によってあるいは脳血栓が，あるいは狭心症や心筋梗塞が，あるいは腎硬化症が継起する，というこみいった生物学的・病理学的チャートが用意されていることを，人はそこから学ばなければならない．動脈硬化症はその意味ではいわばスクランブル交叉点のような臨床病名だと言うことができる．

　よく考えてみると，その交叉点を通過するものの中に，例えば「加齢－動脈硬化症－脳梗塞あるいは心筋梗塞」というようなほぼ一定のシナリオをもったもの，つまり生物

学的な意味での病気の種が存在することはほぼまちがいないはずだが、それはそれとして、もともと病理形態学的方法に由来する動脈硬化症という臨床病名が、要するに種々の病気の一つの限定された局面——不可逆的ではあるが——を指示するにとどまって、上述の意味での病気の「種」の約束には合致しないものと解してよいだろう．もっとも、その動脈硬化という事態が二次的に、上に記されたようなさまざまな病気の原因となる、言いかえれば、そこから新しく多岐な病理生理学的問題がはじまる可能性を孕んでいる、という意味では、その静態的な概念が病理学上大きな意義をもつことを否むものではないが、臨床病名としての動脈硬化症が、病気を生物学的に一貫した過程とみようとするわれわれの立場からみれば、前記の狂犬病、痛風といったような病名とは異相のものとみないことには話が混乱する．

　もう一つここで肝硬変という重要な臨床病名を考えてみよう．この場合にもその原因は多種で、ウイルス感染、薬物・毒物、アルコール、胆汁鬱滞、心不全等さまざまな病因が、これも病理形態学的由来をもつ臨床病名としての肝硬変症を導くのだが、この場合には前記の動脈硬化症の場合と違って、肝不全、門脈圧上昇（腹水、脾腫、食道静脈瘤等）を主徴とするその病気のかぎりで話が終る——稀に食道出血のような派生的の現象がみられることはあるにしても——ものであって、動脈硬化症のようにそれが二次的の原因となって脳梗塞からさらに進んで、持続する片麻

痺, 心筋梗塞, 痴呆状態といったさまざまの異類の病気を導くことはないと言ってよいだろう. 動脈硬化症がスクランブル交叉点ならば, 肝硬変は言ってみれば多くの登山口をもった山の頂——しばしば重篤な肝不全で死の転帰をとる——とみてよいだろう. 比喩はどうとしても, 肝硬変もまた病気の種とみるよりは諸「種」の病気の一局面を臨床病名にとったものと考えなければなるまいし, 一面また, それが新たな病因となりうるか否かという点で, 動脈硬化症とはその病理学的意義を異にするものであることを注意すべきだろう.

　この辺に絡まる複雑な病理学的問題にこれ以上深入りするのは, 本書では場違いとすべきだろう. ここで言いたかったことは, 前節以来われわれの話題にしてきたいわゆる臨床病名なるものが, 本章の1, 2に述べられたような方法上の制約に強く縛られている人の病気について, 臨床的に与えられた雑多な所見を曲りなりにまとめてそれぞれの歴史, 由来をもって成立したもので, 生物学的・体系的な考慮よりはむしろ患者を前にした診療上の（後述の「診断」の項を見よ）実際的な配慮が濃くにじみ出ているという点である. したがってそれは, その時点に前面に出ている病症の近接原因を求めて的確な治療の指針を考究し, 予後をできるだけ正確に見通すために, 言いかえれば臨床的には——臨床的 clinical という言葉はギリシャ語の klinē（ベッド）に由来する——それぞれ有効ではあっても, 病気の生物学にとってはあまりにも異質なカテゴリーの集合で, 系

統立った考察の対象とするにはなじまないきらいがある．

　話がおよそこのようであってみれば，病気の生物学つまり病理学の任務は，ひとまずいわゆる臨床病名に囚われずに，一般に病気とよばれる正常からはずれた形の生物学的過程の原因（病因）と，それが人体にもたらす生物学的擾乱の諸相と，それが推移するさまざまのシナリオについての正確な記述と，その機序の生物学的な解明とにあると言ってよいだろう．

　いわゆる基礎医学の中核としてのその病理学に入る前に，慣習に反して臨床病名の話をこれまで長々と続けてきたのは，「はじめに病人があった」という本書の基本的なテーゼ，それを裏返して言えば病気の生物学が究極に医療を志向することを忘れまいとしたためであった．ここであらためて一度キッパリ臨床離れした病気の生物学，病理学をしばらく次章以下で考えてみたい．

第11章 病気の生物学（II）

1. 病気の一次的原因（いわゆる外因と内因）

　ヒポクラテスのもっとも有名な著作の一つに「空気，水，場所について」という論文があるが，その中で彼は病気の自然的原因として，食事その他の不摂生，不健康な職業，季節，不順な気候などを挙げる一方，遺伝，体質などのしばしば演ずる大きな役割を見のがさない．病気を身体の平衡のみだれとみた彼の病因論は今日考えても基本的に正確であったと言ってよい．一見常識論を出ないように思う人があるかもしれないが，実はそれが科学的に的を射た病因論であった．その後近代深く入るまでの長い医学の歴史を通じて，病因の問題がおおむねおき忘れられるか，あるいは思弁と独断に基づく推論とすりかえられることが多かったのと比べてみればヒポクラテスの卓見がわかるだろう．

　空論にあきて，長い間棚上げにされていた病因論をにわかに活気づけたのは19世紀後半の病原細菌学の擡頭であった．流行病（伝染病）という，古来人類に測りしれぬ大きな災禍をもたらし，しかもその前に医学者たちがほとんどなすところを知らなかった一群の病気にそれぞれ特異的の病因があること，しかもそれをさまざまな工夫で回避な

いし除去することによって確実な対策を立てることができるという画期的な発見が医学思想一般に与えた衝撃がどんなに大きかったかは，今日では想像もむずかしいほどであった．おのずからそれは人々の眼をあらためて強く病因論に向けさせるはこびになった．もっとも細菌学は前述の病理解剖学に先導された近代病理学に，そこに欠けがちであった病因論的思考を吹きこむ大きなきっかけとなった一面，振り子が大きくゆれすぎて，続々と発見された特異病原体の病理学的意義の早合点から，宿主，つまり人体の生物学がしばしばお留守になりやすい弊を生むことになったのは否めないとしても，当然それは次第に修正されて，前節で述べたように，病気という現象を一つの生物学的因果の系列の過程として理解する考え方がやがて病理学に定着する．その病因論を今日の見方でざっと考えてみよう．

あらためて言うまでもなく，ヒトは生物の一種として，環境の中で，それと交渉し合って生き続けている．それが，恒常性（ホメオスタシス）維持の能力と強い適応能力に恵まれていることはもはや繰り返すまでもないが，もしその環境の中に，その平常のはたらきを強く阻害し，ひいてはその存在まで脅やかすような因子が時あってか出現し，それがヒトに臨んで，後者のはたらきが歪みの限界をこえるに至ったとき，そこに病気と一括してよばれるさまざまな生物学的現象が発生する．

　外からヒトに臨んで病気の一次的な原因となるという意味で，それらは「外因」と総称される．上述の細菌学が扉

を開いた微生物の世界——細菌，真菌，リケッチア，ウイルス，原生動物（プロトゾア）など——にはかずかずの外因候補者が含まれていることは周知の通りであるし，諸種のいわゆる寄生虫（正確には蠕虫）をこの話に加えなければならない．それらは感染したヒトの体内で自己増殖をとげ（蠕虫類は別），いろいろな様式——接触，飛沫，媒介物（水，食物など），媒介動物（しばしば昆虫）など——で散らばってまた第二，第三の宿主をみつけるから，そこに同じ病気が短期間に拡大再生産される．それが流行病というものであった．

　念のためにこの場所で一言すれば，例えばインフルエンザ・ウイルスとか結核菌とかいうような典型的な病原微生物でも，それに感染したヒトがすべての場合臨床的な発病の形をとるものではない（不顕性感染）．だからインフルエンザ，あるいは結核症とよばれる病気に対して，それぞれインフルエンザ・ウイルスおよび結核菌は，それなしにはおこらない（sine qua non，シネ・クワ・ノン）の外因であることはまちがいがないのだが，しかしそれだけでは病気の話は尽くされるものでないこと，言いかえれば病因と病理は別の話であることを後々のためにここで注意しておこう．

　もちろんすべての微生物病が流行病の形をとるものでないことは，例えば虫垂炎とか膀胱炎とかいう病気を考えれば容易にわかることだし，またとくに抗生物質の登場以来，腸チフス，肺結核症その他の古典的な急性，慢性の流

行病が目立って下火になった反面，かつてはいわゆる病原菌・非病原菌のボーダーラインにあった種々の細菌類——例えば，緑膿菌，クレブシエラなど——による感染症が大きな実際問題になってきたことが注目される．

「外因」とよばれるものの中には，そのような微生物のほかに，さまざまな形の物理的な力，あるいは化学物質のはたらきが数えられる．前者には外傷——社会の変化に伴って交通事故という外因の重要性が急激にましたことは誰も知る通りである——火傷（熱傷），凍傷などのほか，今世紀に入って放射能という怖ろしい物理的な外因が新顔として登場した．その皮切りとなったのは，X線発見直後に頻発した事故だったが，X線障害はさまざまな形で今日でも医学上の大きな課題の一つである．放射線障害のもっとも悲惨な例があの原爆症であった——その患者がなお現存するからには「である」と言う方が正しい——ことは言うまでもないが，原子力エネルギーの問題と絡んでそれはわれわれに大きな宿題として残されている．

化学物質のはたらきが病気の外因となることも職業病の形で昔からしばしば注目されていた．一酸化炭素中毒やキノコ類やフグの中毒にその例がみられるような諸種の急性中毒のほか，慢性の中毒も多く，後者には例えば阿片やアルコールなどにみられるような精神疾患の原因となる場合の少なくないことを注意しよう．この方角の問題で近年にわかにその重要性をましたのは，化学工業の発達に伴って頻発するようになったいわゆる公害の諸問題である（大気

汚染，水汚染，その他）．この幅の広い問題の現代的諸相にここで深入りしているいとまがない．強力な医薬品の投与——往々無思慮な——に随伴する医原病については，後にあらためて言及する折があるだろう．

　環境との物質的な直接交渉によっておこる病気という意味で考えれば，窒息や飢餓はいわば「負の外因」とみることができるだろう．それほど極端な場合でなくとも，例えば諸種のビタミン欠乏症を負の外因とみて不都合はないはずである．

　外因と対になる「内因」という概念は，往々きわめてあいまいに用いられている憾みがある．一つにはそれは，前世紀末の細菌学のもたらした断乎たる病因論の衝撃に狼狽した当時の病理学者たちが，外因の判明しない病気の成り立ちをすべて「内因」の中に押しこめてしまおうとしたためとみるべきふしもあるのだが，病因がすべて外因か内因かでなければならないかどうかの詮議は後に回して，今日厳格に考えて「内因」病の名にふさわしいものに，近年研究の目覚ましく進みつつある諸種の遺伝病がある．

　一口に遺伝病とは言っても，有名なダウン症候群に代表される染色体異常——これは遺伝機構のできごと（genetical）ではあっても相続的（heritable）ではない——から，遺伝子の欠陥によるものまでさまざまな性質のものがある．後者には優性遺伝をするもの（例：ハンチントン舞踏病，進行性神経性筋萎縮症，進行性筋ジストロフィー症など），劣性遺伝をするもの（例：フェニルケトン尿症，無カ

1. 病気の一次的原因（いわゆる外因と内因）

タラーゼ血症，ガラクトース血症，鎌型赤血球貧血症など）あるいは古くから有名な血友病などのように伴性遺伝をするものの区別があって，その出現の頻度は一様でない．

事実上はその出現頻度がきわめて小さい劣性遺伝病まで含めて，とくに単一遺伝子の欠陥に由来する諸種の遺伝病に関する文献が当今人々の目につくのは，近年の分子遺伝学および酵素化学の進歩を背景にして，それらの病気の成立機序が精細に解析されるようになった——場合によってはその学理に基づいて対症的ながら有効な治療法まで案出されるに至った——その現代的な成果の目覚ましさのゆえであると理解される．

今世紀40年代以後の遺伝生化学の指導原理とも言うべき「一遺伝子・一酵素学説」を踏まえた単一遺伝子（モノジーン性）の欠陥による病気の成立については後にあらためて考えたいが，医学上の実際問題としてより重要性の大きいのは，多数の遺伝子の関与する（ポリジーン性の）遺伝現象と病理学との関係である．そこには，しばしばさまざまの環境条件が絡み合って，いわゆる多因子性の遺伝病の形をとる．例えば若年性の糖尿病やいわゆる本態性高血圧症などをそうした「内因」が主役を演じる遺伝病として理解することができるという見解は強まりつつあるし，ほかにもおよそそうした機序に基づく病気に組み入れられるものは次第にその数を加えるようになった．容易に推測されるように，その種の問題はきめ手をみつけることがたいそう困難なことが多いが，その辺の消息は次節でまた改め

2. 病気の成立と人体の生物学的諸条件——遺伝, 体質, 胎生期・出生から老年期

　病気とは何か, という問いは, いわば本書のかなめともなる重要な問題で, 後にもまたたびたび立ち戻る折があるはずだが, 前にも記したように, さし当ってわれわれはそれを「生体のはたらきの異常」とみて話を進めている. それが「異常」であるからには, 当然そうした事態を招く一次的な原因があるはずと考えられ, それを求めて前節が設けられた.

　ところで, 例えばヒトが原爆とか一定量以上のシアン化合物とかいうような強烈な外因に曝された場合は別として, 同質・等量の病因が外から臨んでも, そこにかならずしも同じ病気が成立するわけではない. 実は常識もすでにその辺の消息を何ほどか心得ていて, それを抵抗力の差とか, 強壮な (もしくは虚弱な) 体質とかいう表現で一応理解している.

　この「体質」(constitution) という言葉は実は医学の領域ではギリシャ以来の古い伝統をもっているのだが, それが近代的に装いを変えて登場するようになったのは, 前に述べたように前世紀の末にはじまる細菌学の画期的な成果に眩惑されて, 人々がともすれば病原体イコール病気といった短絡的思考の誘惑に陥ろうとしたとき, 事実をみる眼の冴えた内科学者たちが, その反措定としてあらためて「体

質」(constitution) とか「素因」(disposition, diathesis) とかいう概念を強調するようになって以来のこととみてよいだろう．今世紀の 10〜20 年代ごろはそのいわゆる体質病理学の花ざかりで，今ではほとんど廃語になった「胸腺リンパ体質」とか「滲出性体質」とかいう当時の流行語にその典型をみることができる．たしかにその姿勢はおおむね正しかったが，またその反面，それらの多分に現象論的な言葉が往々切り札のような役目を演じて，その中に含まれているはずのさまざまに異なった病理学的・生物学的機序の解明への努力が怠られがちであったのが憾まれる．

　いわゆる体質の遺伝は古くからぼんやり推測されていたことだが，近年，いわゆる純系（近交系）動物——近親交配の人為的な繰り返しによって遺伝子構成の均一化をはかった実験用の動物系——の普及に伴って，それを用いた感染実験その他の病理学的実験の成績が以前に比べていちじるしく斉一になった事実によっても，それは裏書きされるように思われる．

　だが，二，三のことがここで注意されなければならない．病気がしばしば遺伝的な体質に密接に関係すると言っても，それが遺伝的に伝えられた生体のどういう形質——例えば細胞表面の物質，代謝の特性，間葉性細胞の機能など——とかかわっているかが明らかにされないかぎり，答はまだ半分でしかない，という点がその一つである．したがってこの話は本書後段にもちこされる面が大きい．

　一口にヒトとは言っても，言うまでもなくそれは遺伝子

構成からみれば先祖代々の雑系だから、例えば工場から搬出されるカメラや自動車のような同じ設計図と工程によってつくられた機械と違って、遺伝的な「体質」——その意味は前にも記したように病気の種類によって一様ではないにしても——というものがあって、それを無視しては病気の成立を考える上に片手落ちになる、というのが上に述べたおよその趣旨であった。

ところで、そのカメラや自動車はともかくとして、例えば万年筆のような道具を考えてみればわかるように、ながらく使っているうちにやがて「書き癖がついて」別ものになる可能性もあるわけだから、まして生体の場合には個々の生物学的経歴——そのもっとも顕著な形で現われるのが例の特異的な抗原刺激である——から場合によっては人間的な生活史まで考慮に入れなければ、その症例の病理は正確には理解できないのだが、この種の話はしばらく後回しにしよう。

人体の側の大切な生物学的条件に性による差異の問題があるが、ここではそれを指摘するだけにとどめたい。

この文脈でもう一つとくに注意したいのは、ヒトの生物学的な発育段階と病気の関係である。

同じくヒトではあっても、病理学的にはほとんど別種の生物ともみられるのは、受胎後3カ月ごろまでの諸器官の形成の激しく進行する時期の胎芽ないし胎児である。古くは先天梅毒、近年では風疹ウイルス感染やあの「睡眠剤」サリドマイドによる痛ましい事故がその代表的な例だが、

微生物,薬剤,放射線などが母体内で外因として胎児に臨んだ場合,ごく早い時期には死産に終るが,しばしばさまざまな奇形をつくることはよく知られてきた事実である.(先天梅毒の場合はやや例外的で通常の感染病と軽い奇形とが並んでそこにみられる.)

蛇足ながら一言すれば,そうした外因をまったく欠く場合にも,さまざまな純粋に内因性——多くは多遺伝子性——の奇形(兎唇・口蓋裂,心奇形,股関節脱臼,脳水腫,その他)がおこることは言うまでもない.それらの場合にしても,上述のウイルス感染その他の場合にしても,分化と形態形成の激しく進む胎生初期の病気がしばしば奇形という独特の形をとることは,生物学の立場で病理を考える上に強くわれわれの注目をひく.

出生が胎児にとってどんなに大きな意味をもつ事件であるかは想像に余ると言ってよい.中でもその瞬間におこった心肺機能の重大な変化に対する適応,腎臓の排泄機能の成立,栄養摂取方法の全面的な変化,さらにはまた近年の免疫学が明らかにした免疫機構の躍進的な変化等さまざまな課題がそこにある.いまその詳細に立ち入らない.

出生後から新生児期,幼小児期を経て,さらに思春期という生物学的激動期を迎えた後,ヒトは成人期に達する.それぞれに異なった病理学的問題があることは言うまでもないが,以下の本書の記述は成人期の病気の諸問題が中心となるだろう.もとよりそれは話をあまり多岐にしまいとする趣旨に基づき,その他の問題を軽くみるわけでないこ

とは言うまでもない．

それにしても，ここで一言ぜひ触れておきたいのは，その成年期の後にやがてすべての人に訪れる老年期の医学的問題についてである．

時の移るとともに，成人にさまざまの形態学的・生理学的・生化学的変化が必定におこる．それは「老化」とよばれる生物学的現象で，現代生物学者たちの活発な研究対象の一つである．その老化という古くて新しい問題に現代生物学がさまざまに異なるアプローチで切りこみつつある消息の詳細は，これを別の書物に譲ってよいだろう．

ところで，老化が生物学的にすべてのヒトの避けられない運命——部分的にはそれを何ほどか遅らせる，ないしは補償する工夫はあるとしても——であることは，そこにみられる機能上の変化をどこまで「病気」とみるか，というむずかしい問題を提起する．老年期に多い癌については，後にあらためて別途考究することにしたいが，たしかに脳出血や血栓がおこれば，あるいは尿閉とか大腿頸部骨折などがおこれば，それは誰の眼にも明らかな病気だとしても，それらを準備する中等度の血圧や前立腺の肥大，あるいは大腿骨頸部の角度の変化などを，どこから病気とみるかはにわかにきめがたい．また例えば耐糖能の老化をどこから糖尿「病」とみるかについても同断である．

これは，本書ではこれまでのところ「異常なはたらき」という煮えきらない言葉で処理されてきた「病気」という概念が，実は医療という技術と絡まるむずかしい問題を孕

んでいることを強く示唆する一つの局面で，本書では後にあらためて考察されなければならない宿題の一つを構成する．

　ところで，老と言えば死を思い浮べるのが常だが，死は老に続く生物学的問題であるよりはむしろ病気をきっかけとする医学的問題とみるべきふしが大きい――文字通りの老衰による自然死はヒトにおいてはむしろ稀である――から，その話は次章に回すことにしよう．

3. 病態の基本的な成り立ち（ⅰ）

　生物学・生理学が第Ⅱ部で学んだような見事な諧調をもった「生きもの」を対象とする科学だとするならば，病理学の対象はその破綻，いわば乱調の世界である．病理学を体系的に叙述することの本質的な困難がどうやらそこにあるようにみえる．乱調にシステムが立ちようはずもないからである．

　それと関連して，病理学を考える上にもう一つ注意しておきたいのは，次の点である．

　第Ⅱ部でわれわれはひとまず人体を「生きるためにはたらいている」機械と見立てて話を進めてきたわけだが，その視座に立ってみれば，病気はいわば人体という精密機械の故障であるということができる．だが，その人体は古典的な意味における精密機械であると同時に幾重にもチェックされた自動制御システムともみられることは前にも述べた通りである．したがって，例えば心臓の刺激伝導系が直

接射当てられたとか,窒息死がおこったとかいう極端な場合は別——もちろんそこにもごく短い時限での病気の話があるには相違ないが——として,多くの場合には,何かの拍子（広義の病因）で人体に成立した部分的ないし全体的の歪みは,かならずしも全体の死を招くことなしに,しばしば巧妙に補正されながらヒトは少なくとも当分は生き続けるが,しかし歪みは歪みとしてそこに残るだろう.

病気とよばれる生物現象がおよそそのようなものだとしたら,前にも一言したように,それを科学的に分析し理解するためにわれわれが用意しなければならない生物学的知識の精度は予想以上に高いわけだし,そこに発生する秩序の破綻の話はきわめて多岐多端にならざるをえないだろう.近年の医学文献にしばしば見られる煩瑣な記述,細目に対する異様なまでの執着の由来をそこに求めて大きな誤りはないだろう.

その辺の消息を一通り弁えた上で,ここでは 19 世紀以来の病理解剖学をその本拠とする伝統的な病理学教科書では,通例「病理学総論」とよばれる部分にほぼ該当する諸問題を,先き立つ 2 節で述べたことを踏まえて,その成り立ちの面に重きをおきながら,多分に自己流の構想でしばらく考えてみたい.

第 II 部で詳しく考察されたように,人体は基本的には細胞たちの代謝活動によって「生きて」いるには相違ないが,それを全体として「生かして」いる——同一性の維持と種の保存という形で——のは諸器官の諧調あるはたらきであ

る．単細胞の微生物の世界には，生か死かという運命はあっても病気といった事態は考えにくいのに対し，ヒトには俗に「四百四病」と言われるような多様な病気——今日の理解ではそれを一桁上げても多すぎないだろう——がみられるのは，極度に複雑な機構に支えられた人体の精巧なはたらきが，その維持・運営に多くの脆い面を用意しているためであると考えられる．

　もちろんその人体はたびたび述べたように全体としては十分に安定な存在であるには相違ないのだが，なま身のそれが部分的な故障の成立まで完全に保証するものでないことは当然だし，しかも見落してならないのは，「人の病気」がかなり多くの場合，生物学的にはむしろ些細な故障である——生物学的に重大な故障は当然すぐさま個体の死を招いて医学の視野の外に出てしまうことは，例えば重度の先天性疾患がおおむね死産に終って胎児（胎芽）は日の目をみることのないことからも了解にかたくないだろう——という事実である．例えばむし歯（歯のエナメル質，象牙質の損耗による歯髄の露出）や痔核（痔静脈の小さな静脈瘤）という生物学的には末梢的な事件が実地には大切な病気なのは少々極端な例だとしても，往々これといった苦痛も支障もないが，危険な予後の可能性を孕んでいるという意味で重要な病気の一つである胃潰瘍も，生物学的には胃粘膜ないし粘膜下層の部分的な欠損にすぎないことを注意しよう．胆石症や腎臓結石症というたいそう苦痛の大きい病気にしても，代謝の異常がその底にあるには違いないとして

も，生物学的にはおおむね些細なそれの積み重ねだと理解されるし，その種の話は数え立てればきりがない．

ところで，生物学において構造とはたらきとがいつもわかちがたい問題だとすれば，病気とよばれる生物現象においても，当然同断でなければならないはずだが，おのずからそこには構造（かたち）上の故障が前面に出る病気とはたらきの面から近づくのがより適切にみえる病気とがある．例えば，前に記したさまざまな先天性疾患の中でも，胎芽期につくられる奇形は前者に属する話だし，近年研究の進んだ諸種の先天性代謝異常は後者に属している．ここではしかし，この種の問題には深入りしないでおこう．

病気の諸相の話の皮切りに考えてみたいのは，外傷である．怪我を病気に数えることに本書の読者には違和感もあるまいが，例えば骨折を考えれば，そこには激しい痛みと，組織の連続性の断裂という構造上の異常と，それと表裏になって運動というはたらきの故障という病気の特性がりっぱに揃っている．もしそれが頭蓋底にでもおこれば，脳幹という生体の枢要な器官のはたらきを妨げて死を導く惧れが大きい．さきにも一言したように交通事故が当今死因の上位を占めることは誰も知る通りである．

さまざまの外傷の形をここに述べるつもりはないし，また外傷にしばしば伴う感染の問題は，後に病気の経過について述べる折に残してよい話だが，いま外傷の話を最初にもちだしたのは，それが外力に押し負かされた生体の「屈伏像」という病気のもっとも単純な形をそこにわかりやす

い形式でみることができると考えたためである.

「屈伏」による構造の破壊という意味では,例えば周知の脳出血のような,脳実質にとっては外傷と等格の意味をもつ病理現象も考え合されるのだが,ここではもっぱら話題を外因の問題に絞って,その種の問題はあらためて次章でとりあげることにしたい.

同じく環境から人に臨む外因として,現代とみにその意義を加えつつある化学物質の場合には,構造の破壊よりはむしろはたらきの異常といった面が目立つ——もとよりミクロの水準では病理形態学で言うところの細胞の変性ないし壊死というような構造上の著変がみられる場合は多いにしても——のは当然と言ってよいだろう.

外因となる毒物の種類は多く,標的となる器官ないし細胞も異なるから,その作用機序はさまざまだし,また上記の外傷のように一挙に外から人体に臨んでことをおこす場合——例えば一酸化炭素中毒,ボトリヌス中毒,フグ中毒など——もあれば,多少とも長期にわたって繰り返し人体に臨んでその蓄積的な効果が病気となって現われることも多いから,その様相はきわめて多彩だが,それが,例えば水銀（古典的には昇汞自殺,現代的には水俣病）,その他重金属塩のような無選択性のいわゆる原形質毒の場合から,例の有機燐系の農薬中毒——同系の物質は現代のもっとも怖ろしい化学兵器（毒ガス）の一つでもある——にみられるような特定の酵素作用の阻害（この例では神経シナプスのコリン・エステラーゼ）といった選択性の強い物質まで

含めて一様に生体の化学的なはたらきの上での一種の「屈伏像」とそれをみることができるだろう．その意味で，物理的な外力も化学物質も，いわば人体を「押し負かす」ことによって，病気の成立を導くはたらき手（agent）であるとみることができる．病気を「病魔」に対する人体の戦いの敗北とみる考えは昔から強いし，その見方は今日でも常識の中に根強く残っている——「病いに打ちかつ」とか身体の「抵抗力」とかいう日常的な表現が思い合される——のだが，それはこの局面ではかならずしも見当違いではないと言ってよい．

　この常識が，病気というきわめて複雑な性格をもった生物学的現象の一面にすぎないことをわれわれにきびしく教えるのは，同じ外因に属する諸種の微生物と放射線である．そこにしばしば登場する病的現象は，炎症と腫瘍という病理学上の二つの大看板である．いま節をあらためて，それらの大きな問題について少しばかり考えてみたい．

4. 病態の基本的な成り立ち（ⅱ）——炎症と腫瘍

　虫垂炎，気管支炎，肺炎，腎炎などとほんのいくつかを拾っただけでもわかるように，日常われわれの応接する病気の中に「炎」(-itis) という語尾をもつものがきわめて多いこと，そればかりでなしに，インフルエンザ（と言うよりはむしろカゼ一般），結核症，百日咳，はしか，その他急性，慢性の流行病の主病変が身体諸器官の炎症であるとみられるという事実は，言うところの炎症が病理学上，臨床

上,屈指の大問題であることを端的に示している.その炎症の原因は,病原微生物,物理的・化学的刺激からさては後述のアレルギーに至るまでさまざまだが,前節から引きついだ話題である微生物感染をなんと言ってもその筆頭に挙げなければなるまい.ここではしばらく細菌感染を例にとって話を進めよう.

一口に細菌感染とは言っても,例えば破傷風にその典型がみられるように,体内で増殖した細菌の産生する毒素による中毒,つまり前記の「屈伏」とみるべき病気もあるが,一般に目立つのは,およそそうした一面的な屈伏像でなしに,むしろ積極的な一連の生体反応としての炎症,言うならば「反発」の姿である.

「炎症」(inflammation)の概念,むしろ解釈,をめぐって前世紀以来すぐれた病理形態学者たちの間で交わされてきたむずかしい論議に立ち入ることは本書では避けて,いま具体的に,そのもっとも単純な形の一つである皮膚のフルンケル(おでき)を例にとってしばらく考えてみよう.

それは通常黄色ブドウ球菌が皮膚の毛嚢の周辺に感染することによってはじまる.病変の主舞台は皮下の血管・結合組織で,まず細菌由来の毒性物質およびそれが局所の細胞ないし組織に与えた傷害によって産生された諸種の化学物質(ヒスタミン,諸種のポリペプチド,その他)のはたらきによって局所の充血,血管透過性の亢進と血液成分の滲出,食細胞の遊走といった一連の生体反応がおこる.小食細胞(好中球)は細菌に引きつけられて(化学走性)動

き，それを細胞内にとり入れ，消化する（食作用）が，その戦いはしばしば共倒れになって，両者の残骸は，壊死に陥って融解した病巣の細胞などとまじって膿を形成する．化膿と言われる過程がそれである．

古くローマの有名な著作家ケルススは炎症の主徴としてrubor（発赤），tumor（腫脹），calor（灼熱）およびdolor（疼痛）の四つを挙げて今日まで伝えられているが，その古典的な徴候は，このフルンケルにおいて典型的に現われており，それはいま記したその成り立ちから容易に説明できるだろう．もっともここに記されたフルンケルは化膿性炎とよばれる急性炎症の一つのタイプで，ほかにもいくつかの異なったタイプがあるし，また結核症に典型的にみられる慢性炎症にもいろいろな形があるが，詳細は病理学の教科書に譲ろう．

ここでぜひ注意しなければならないことは，それが上のように皮膚におころうとも胃腸や肝臓におころうとも，炎症の舞台が，上にも一言したように，胎生期の間葉（間充組織）に由来する血管・結合組織にあって，そこに活躍する食細胞（前記の小食細胞およびマクロファージ）やリンパ球等のいわゆる炎症細胞たちもすべて間葉由来であって，それぞれの器官の実質組織はむしろ傍役に回っているという点である．たしかに例えばウイルス感染などではとくにはっきりしているように，一次的な傷害が実質細胞からはじまる場合が多いのは事実だし，それが血管・結合織——結合織が実質組織の「裏地」あるいは「詰めもの」を

かたちづくっていることは解剖・組織学の教える通りである——におこった火事（炎症, inflammation とは「燃える」という言葉に由来する）のまきぞえとなって，その結果，前記の四主徴に加えてウィルヒョウが炎症の特質の一つに数えた functio laesa（機能障害）が諸器官に毎常みられるのは予期にかたくないとしても，炎症が生物学的には主として間葉系の組織・細胞の激しい活動によって成立する現象であることを見損じてはならないだろう．

　遊走性の間葉細胞は系統発生的にみても細胞内消化ないし異物の処理の役目をもつのだが，高等動物の炎症は，その原始的なはたらきを，きわめて手のこんだ形で遂行する生体の一種の防衛反応とみることができるだろう．（同じく間葉系のリンパ球を主役とする免疫という防衛反応——ただしこれは炎症反応と相違して特異性という特質をもっている——が感染に際して炎症と平行していつもスタートする次第は第Ⅱ部で述べた．）

　しかも，時が進むにつれて局所ではいわゆる肉芽組織の増殖から線維芽細胞その他に由来する線維成分の増生がおこり——それは一面では病巣をいわば被包してその拡大を防ぐ役割を演じる——ついに損傷した組織は固い線維性の瘢痕によっておきかえられて，かなり無器用な手ぎわではあるが臨床的な治癒の状況がそこに成立するという成りゆきをとることが多い．

　こうみてくると，炎症はたしかに外因の傷害的なはたらきにはじまる病変だとしても，本質的には病因を排除して

生体の平衡を回復しようとする防衛的な活動，間葉系のいわば「超過勤務」と考えることのできるものであった．それは「屈伏」，押し負かされ，ではなしに，言うならば押し返し，「反発」の姿である．だが，それは生体にとっては明らかに異常の事態で，発熱や，痛みや，機能障害——肝炎は肝機能の，腸炎は消化作用の——が必然的に随伴するという意味で，臨床的にはそれが「病気」とうけとられるのも当然と言えば当然であった．強調された生理活動が病理学上の問題を構成する．

　ところで，およそこれまで述べてきた「屈伏」とか「反発」とかいった，いずれにしても生理学的な現象の歪み，あるいは強調として，つまりわれわれが従前習い覚えている生物学の語法で記述できる病気とはまったく異質の病理現象が癌という医学上の大問題である．

　腫瘍にいわゆる良性腫瘍と悪性腫瘍の2大別のあること，前者と単なる過形成その他の病的な組織増殖とどう区別されるか，等々の記述は病理学教科書に譲って，ここでは後者すなわち広義の癌——肉腫，白血病を含めて——について手短かに述べよう．

　おおむね通用している記述にたよって言えば，未分化の，言いかえればそれが発生した母組織——胃，子宮などの上皮組織——の細胞の前駆的な段階ともみられるところの不均質な細胞群が，個体の解剖学的整頓と生理学的な諧調とを二つながら無視した形で，自律的に無制限ともみえる細胞分裂を繰り返して近隣の組織に浸潤してその構造を

破壊しながら拡大して腫瘤（tumor）をつくる一方，しばしばその一部が原病巣から離脱して，リンパ管や血管を伝わって他の部位に「転移」し，そこにまた新しい病巣をつくり，ついには全身的な栄養障害によって個体を死に至らしめる，そうしたものが一般に癌とよばれる．厳格に考えればいろいろ問題はあるとしても，おおむね形態学的視座に立ったこの記述は，そのかぎりでは癌の特質をほぼ過不足なく伝えているとみてよいだろう．

　上にも一言したように，母細胞の性質を多少とも残しているという点でそれは明らかに人体それ自身のものではあるのだが，癌細胞が生体の本来の体制もはたらきも無視し，蹴ちらして増殖するばかりでなく，あちこちに飛び火までしてついには個体の死を必定もたらすという「病魔」的なそのふるまい——しかし血管・結合織はそれを敵とみて排除せずに癌組織の内部にまで入りこんで，あろうことかだまされてそれに栄養を供給する（！）——には，それに該当する生物現象がどうも見当らない．それは屈伏でもなければ反発でもないまったく破格の生物学的現象として，現代生物学・病理学の最大の難問の一つとして残されているのは周知の通りである．ついでながら言えば，感染病の場合には寄生体（微生物）は病「因」ではあっても古来言うところの病魔，つまり病気それ自身ではなかったことを注意しよう．

　近代の腫瘍研究がまずその形態学的な精細な記述と分類にはじまったのは当然だし，今日でもそれが医学にとって

きわめて大切な知識であることは言うまでもないが，ここではその面をすべて他の教科書に譲って，癌の成り立ちの問題に話を絞ろう．

前世紀以来のいわゆる刺激説や迷芽説は今から考えてそれぞれ再考に値するふしをもっているのだが，それにしてもその話はどうやら古すぎる．

今世紀の実験腫瘍学の先頭をきったのは，山極（勝三郎）と市川（厚一）がコールタールの連続塗布によってウサギの皮膚に典型的な癌をつくることに成功した有名な研究（1917）であった．その仕事の展開はしかしまもなくイギリスの学者たちの手に移って，コールタールから強力な発癌性をもつ諸種の化学物質（多形環炭化水素，ベンゼン化合物など）が続々と抽出された．

その後きわめて多くの発癌性物質が発見され，生物学的にも，また職業病，環境病などの実際問題との関連においても注目すべき問題が少なくない——例えば当今話題のタバコと肺癌など——が，それらの物質の化学構造はきわめて多様で，その方角から系統立てて考える途がなかなかみつかりにくい．

性ホルモンが癌の発生にしばしば一役買っていることも古くから知られている．

ところで，実験的研究の対象とすることの許されないヒトの癌の話には，おのずから臨床的，疫学的，病理形態学的方法にもっぱらたよらざるをえない心もとなさがつきまとっているが，少なくとも動物実験でみるかぎり，諸種の

化学物質が癌の病因になることはまったく疑いないから，その意味ではこの種の癌を広義の外因病に含めて考えることも許されないではないだろう．だが，これまで眺めてきた外因病が，押し負かされ（「屈伏」）にしても押し返し（「反発」）にしても，そのはたらき手（agent）が退散すれば，病変は修復の方向に向う（自然治癒，後述）か，少なくともそのまま停滞するかの途をとるのがおおむねならいであったのに対し，上に述べたように雑多な種類を含む化学的発癌の場合には，それらのはたらき手は，事件の発端に際していわば引き金の役を演ずるにとどまり，いったん癌細胞という異様な性質をもった細胞が出現すると，もはや一次的な原因とはまったく無関係に，同じ性質をもった細胞が自律的に代を重ねて増殖し続ける．

その引き金としての役割が一次的に細胞の核に向けられたか，一度は細胞質の特定の酵素作用に向けられたかは場合によって一律でないかもしれないが，いずれにしてもそれは細胞の遺伝機構に何やら不可逆的な変化がおこった細胞遺伝学的現象とみるのが妥当のように思われる．残念なことには，しかし前に述べたような癌という奇怪な様相をもつ組織を形成している癌細胞とは何か，言いかえれば癌細胞に共通な生物学的・化学的な特質については，今日までのところ確実なことはわかっていないようにみえる．

いまでは古い話になるがX線の発見に続く時代に頻発した不幸な事故以来，放射線ないし放射性物質がしばしば癌の原因となることは常識的にもよく知られているが，ナ

イトロジェン・マスタードその他の突然変異誘起物質の強い発癌性などとも考え合せて，それが細胞の遺伝機構に対する一次的のはたらきと理解してよいものであることはほぼまちがいない．

ニワトリの白血病や肉腫——上にも一言したように今日ではともに広義の癌に含めて考えれらている悪性新生物である——からウイルスが分離され，そのウイルスによって実験的にまったく同じ病気が再現されることの判明したのは今世紀もまだ浅いころだったが，やがてニワトリやマウスを中心にいろいろな動物から癌原性をもった諸種のウイルスが分離される例がふえたことと，30年代の終りごろからまったく面目をあらためたウイルス学・細胞遺伝学の進歩とがあいまって，癌ウイルスの研究は強い脚光を浴びるようになった．

念のために二，三のことを言い添えれば，たしかにいろいろな機会に動物の癌から分離された諸種のウイルスによって原則的には同種の，場合によっては少々広い幅の動物に実験的に癌をつくることはできるが，それらのウイルスの多くは自然界でかならずしも流行病の形をとらない——その流行する場合には古典的なウイルス病のような仲間への感染（水平伝達）と遺伝機構を介して親から子に伝えられる形（垂直伝達）との二つがある——こと，また実験的感染によって癌が発生してもそこではウイルスは細胞の染色体に組みこまれてウイルス粒子としては証明されない場合も少なくないことを注意しておこう．

とくに本書のたてまえに照らして注目しなければならないことは，上にも一言したようにマウス，ニワトリから下ってカエルに至るまで動物界からは広く諸種の癌ウイルスがみつかっているにかかわらず，肝心のヒトの間ではこれまで一，二疑いのおかれているウイルスがないではないにしても，病原としての癌ウイルスがヒトから分離されたという確実な報告はないという事実である．少なくともわれわれが日常接している胃癌，肺癌，子宮癌などがウイルスとはどうやら縁遠い話とみるのが妥当だろう＊．

その意味で医学の実地からは遠いにしても，ウイルスの特性と考え合せて実験的ウイルス癌の研究が癌の生物学へのアプローチの一つとして大きな魅力をもつことは否めないし，この領域で今日きわめて活発な研究が多くの興味ある事実をわれわれに教えつつあることはたしかだとしても，残念ながら今のところ癌の謎はまだ容易に解けそうにもない印象が深い．それらの詳細は本書では立ち入らずにすませてよい話だろう．

ヒトの癌がどのようにして発生するかはおよそこのようにしていまだ納得すべき答を誰も提出していないようにみえる．癌を体細胞の突然変異にはじまるとみる——たしかに前に記した放射線は周知のように細胞のさまざまな突然変異の出現率を高めるはたらき手であることは周知の通りである——にしても，あるいはまたそれを遺伝子の調節な

＊ 子宮頸癌はウイルスの感染によって発症することがわかっている．［文庫編集部注］

いし発現の異常に基づく細胞分化の変状と考えるにしても，動物細胞の遺伝子構成が細菌細胞などと比べてけた違いに複雑で，そこにおこるできごとの解析が困難であることと，ヒトのような高等動物の場合，当然それら個々の細胞の背景にある入りくんだ諸規制を離れては話が尽くされないはずである——例えば前に一言したホルモンによる癌の発生がその辺の消息を示唆してはいないだろうか——ことを考えれば，それも無理のない話であると言うほかない．

癌と免疫の問題に一言触れておこう．

癌細胞が最初に述べたように，四周の組織の正常な構造を破壊してまで増殖し浸潤するところをみても，少なくともその細胞の表面構造なり化学的メークアップなりが母細胞とは大きく変っているに相違ないと考えられる．生体組織の正常な構造の維持という考えてみれば不思議な生物学的現象が，隣り合う細胞の膜の性質に大きく依存していることは今ではよく知られている事実である．だとすれば，癌細胞の表面にはもしかしたらそれに特異的な抗原が新たに出現しているのではあるまいかと推測するに十分な理由があるし，近年の進んだ研究技法によっていわゆる腫瘍抗原の存在が化学剤やウイルスによる実験動物の癌については確実に証明されるようになった．

癌免疫の研究は，前にも述べたような現代免疫学の大幅な展開，とくに問題の性格がかなり近い位相にあるとみられる移植免疫に関する認識の深まりとも関連して，近年に

わかに進みつつある．その細目にわたるのは本書の任務ではないが，いずれにしても，癌の発育と，とくにその転移の現象に免疫の問題が深く絡まっていることは，近年臓器移植手術の普及に伴って，拒絶反応を制御する目的で長期にわたって投与されるいわゆる免疫抑制剤によって免疫機能の衰弱した患者にたまたま癌が発生した場合，その予後がきわめて悪いのを例とする，という経験的事実からもある程度推測することができるだろう．

　その免疫機構を利用する癌の予防とか治療とかの実際問題についても今日研究が一部の間で行われつつあるが，本書でそれについて述べるにはまだ少々早いように思われる．

第12章　病気の生物学（Ⅲ）

1. 器官のはたらきの故障

　前章で述べたようなさまざまの基本的な病態は，たしかに病理学の基礎となる知識には相違ないのだが，前にも炎症に触れて一言したように，それが諸器官のはたらきをどう妨げているかに立ち戻らないかぎり，具体的の病気の理解からは話がまだかなり遠く隔たっていると言わなければならないし，さらに諸器官の病気の話は，これを第Ⅱ部で詳しく眺めたような全身のはたらきとのかかわりにおいて考察し，さらにその時間的な推移から個体の運命にまで及んだとき，はじめて「はじめに病人があった」という原点に科学としての医学あるいは病理学が有効な支えを供する資格をもつようになるだろう．本章の課題がおよそその辺にある．

　言うまでもないことだが，例えば同じ化膿性炎でも，それが皮膚におこった場合と，関節あるいは脳脊髄膜におこった場合とはまったく違った話になる．それはとくに医学の視角からみて人体のはたらきが，細胞や組織のレベルでなしに器官にまで上ってはじめて鮮明に現象する場合が多いからである．そうした諸器官の病気を個別に記述するの

1. 器官のはたらきの故障

はもともと本書のもくろみにはないことだが、一つだけぜひここで考えておきたいのは、およそ前述のような基本的な諸病態の上に成立した器官の故障の様相が、器官の解剖学的構造によって、大まかに言って二様の異なった性格をもつということである。その一つは、例えば皮膚、肝、肺、腎、あるいは腸管など多少とも均質で機能上の分担の乏しい器官におこった場合で、もう一つは心臓、あるいは眼などのような複雑で精巧な組立てをもって、ひとまとまりのはたらきをする器官の故障である。後者に準ずるものとして、また、関節や歯の咬み合せなどを挙げることができるだろう。さきに一言した皮膚の化膿炎と関節の化膿炎との違いはその見地から説明できるだろうし、また、前者に属する諸器官の故障に対しては場合によって病巣の部分的な切除によって「臨床上の」治癒が期待されることからも、その辺の消息は理解にかたくないだろう。もとより均質な性格をもつ器官の病気においても全体としてまとまって重大な機能上の故障のおこりうることは例えばすぐ後で述べるイレウス（腸閉塞）などを考えてもわかることである。

ところで、病理の話を器官水準に上げたとき、前に述べた外因・内因の枠組み——それは個体としてのヒトに対する内・外を意味していた——にあてはまらない、いわば「内部事情」としての「病因」がしばしば考慮されなければならないことを注意しよう。その中には、後にまた病気の経過について述べる際にも再考されるように、しばしば外因・内因から発生した異変から二次的に体内で発生した生

理学的,生化学的,解剖学的エージェントが含まれていて,話がたいそうめんどうになる.

いま,器官の故障に焦点を合せて考えているこの文脈の中で,その辺の消息を少々具体的に探るために,第Ⅱ部で述べたヒトが「ひたすらに」生きるための,いわば第1打者である食物輸送にかかわる病気の成り立ちを一瞥してみよう.

便秘や下痢はしばらく措いて,誰がみても重篤な病気であるイレウス(腸閉塞)は内因病——ごく軽い腹膜の発生異常——としてのヘルニアに嵌頓というアクシデントが加わった場合にもおこるし,また単純な充塞(異物,糞塊,回虫塊)という外因によってもおこるが,一次的な病気を背景にもつ圧迫,癒着などの解剖学的原因をもつ場合も少なくないし,自律神経のはたらきの異常による麻痺性あるいは痙攣性イレウス,さらにまた,おそらくはこれも自律神経の些細なエラーが重大な結果を招いたものと推測される腸軸捻や腸重積などのような病理生理学的原因をもつ場合もあって,その成り立ちは一様でない.蛇足ながら一言すれば,それらは明らかに外因でないという意味で往々粗忽にも病気の内因とよばれることがあるが,それは前に述べた遺伝,体質,発生などの正しい意味での内因とは厳格に区別されなければならない「病因」である.

およそこのようにみてくると,病気の理法を組織のレベルに還元して眺めた前章の病態と比べて,話が器官レベルにまで上ってくると,その成り立ち,すなわち発生病理

（pathogenesis）はかなり複雑な様相をおび，多様なしくみをもっていることがわかるだろう．しかも，いま上に述べた諸例はそれぞれほぼ単一な「病因」をもっているとみられるが，一方には，例えば同じ消化器系でしばしば遭遇する胃・十二指腸潰瘍などのように局所的な循環障害，胃液分泌の異常，さらにはしばしばその背後に「精神的な」影響まで加わるといったようなさまざまの「病因」が多因子性に重なり合って長期にわたって病気を成形する例もあることは，よく知られている通りである．

いま言った胃潰瘍は，穿孔でもすればもちろん話は別だが，おおむねそのかぎりでことは一応完結するとみてよいだろう．しかし，そうした種類の病気はむしろ少数例に属し，多くの場合器官の病理は他の器官のそれとさまざまな形で関係する．心臓血管系と排泄器としての腎臓の病気との関係がそのわかりやすい例である．いま節をあらためて諸器官の相互関係の諸相をひとわたり眺めてみたい．

2. 諸器官の相互関係

標記の話題をめぐって最初にとりあげたいのは，前節の終りに一言触れた循環器系の役割である．

全身の諸器官が循環器系によって連結していることはあらためて言うまでもないことで，その流通路を介して病気が波及したり発展したりすることは，病原微生物や血栓の移動による脳や肺の塞栓症，あるいは癌の転移——ここでは同時にリンパ流の解剖学に関する正しい知識が要求され

る——などを考えても容易にわかることだが，より一層「生理学的な」性格をもった話に心臓血管系と腎臓との病理学的関係の問題がある．

　前にも述べたように，循環器がいわば上水道と下水道とを兼務する奇妙な器官だとすれば，その媒体である血液を動かしている心臓の負担が，いわば濾過器である腎臓という遠隔の器官の病気によって重きを加えるのは当然予期される話だし，おのずからまたそれをつなぐ血管とくに動脈とその中を流れる液体の圧力，つまり血圧の問題がそこに登場する．もとより血管病や血圧の異常という臨床医学上の大問題は，この局面だけに限られた話ではないし，それについては後にまたあらためて言及される折もあるだろうと予期されるが，ここでは，器官相互の病理生理学的な関連の代表として心・腎・血管の問題がとりあげられたのであった．反対側の上流との関係についてみれば，例えば慢性の肺性心というような吸気，つまり収入源の不足に由来する無理なやりくりの病理学的問題がそこに生まれる．

　循環器以外にも諸器官の解剖学的な連絡は多い．気道や消化管のようなそれ自身管腔性の器官のほかに，複数の器官が管腔によって連結するシステムとして泌尿器系，女性生殖器系があるし，他方，耳と鼻のように，異質の生理機能を担当する器官の間にも管腔性のつながりがある場合もあるから，その種の解剖学的関係を忘れてはしばしば病気の正しい理解がおぼつかない．

　管腔による連絡とは性質が違って，単なる隣接関係にか

かわる話としては，例えばよく知られている前立腺肥大症と尿路の病気の問題——排尿障害から水腎症，それが誘発する腎盂腎炎等——や，胃腸壁や虫垂の穿孔による急性腹膜炎の発生といったような問題がある．腹膜腔は腹膜で囲われた複雑な形をもった一つの「器官」とみることもできるだろう．似たような話に自然気胸の問題がある．

器官の相互関係の問題は，それが心・腎，心・肺のような生理学的の性格をもつものでも，あるいは解剖学的・構造的なものであっても，すでに器官それ自体の問題ではなく，むしろ一つ上の次元の全身レベルの病理学の話に属していた．その全身のできごととしての病気の諸問題を，次節以下で考えてみたい．

3. 全身的な病気の諸相

病気が，後に述べるいわゆる後遺症——例えばポリオの回復後にながく残る下肢の麻痺など——は別としても，いつも時間的経過をもった生物学的現象であることは，前に学んだ炎症のような組織レベルに還元された病態においてさえはっきりみられることだったのだから，まして話が全身レベルにまで上れば時間の流れを顧慮せずにそれを語ることには無理が大きい．それを承知の上で，本節では，しばらくこれまでの話の延長線の上で全身的な性格が著明に出る病気の諸相をざっと眺めてみたい．

第Ⅱ部で述べられたような，一つの生物学的な機械システムとしての病気にも，その一次的な病因と主たる前線の

いかんによって，大まかにみて局所的な性格の強い病気と全身的な色彩の濃いものとの区別がどうやらそこにある．

病因によって全身性が決定づけられる場面——例えば特定の遺伝子欠損による先天性代謝異常やある種の感染病（全身レベルにおける感染病の諸問題に関しては拙著「感染論」岩波書店，1964 に詳しい）や中毒など——も多いのは事実だが，全身性の濃淡はむしろ病気のフロント（前線），つまり主病変の所在によってきまるふしが多い．例えば運動器官，感覚器官，あるいは生殖器官といったようなそれぞれ特殊の役割をもった器官に病変が生じたときには局所性が強い場合の多いこと，その反面，第Ⅱ部で述べたヒトが「ひたすらに生きる」ことに直接かかわる器官に病気がおこったとき，それがしばしば広範な全身的意義をもつことは当然だと言ってよいだろう．

前に詳しく学んだように，人体は，個々についてみれば微生物と等格の細胞たちの集合であること，その細胞たちがホメオスタティックな細胞外液——クロード・ベルナールの言う「内部環境」——で共通に養われていることを思い出せば，それに擾乱をおこすような病気が全身的な意味をもつ可能性がはなはだ大きいことは了解にかたくないだろう．

その意味で，いわば代謝の目付役ともみるべき内分泌器官の病気は，それが一次的にはどのような成因をもつ場合にもいつも全身病とみられてよいものだし，消化器系——当然肝臓という中間代謝にさまざまな形で深くかかわる

重要な現業器官を含めて——の病気の本質的な病理学的意義もそこにあると言ってよいだろう．ずっと前に一言した「負の外因」による病気とみられるビタミン欠乏症の問題もおよそこの辺に座標をもっている．もっとも，代謝障害が一般に全身的問題を形成するというこの話は，例えば脂質の代謝異常が動脈硬化症と，あるいはプリン体の代謝異常が痛風と深い関係をもつといったような多少とも特定の攻撃点をもつことを妨げるものでない．

これも第Ⅱ部の重要な論点の一つであったように，細胞の内部環境を恒常的に維持するためには，循環系の円滑なはたらきがその背景になければならないわけで，心臓や血管系の病変がいつも全身的意義をもつのも容易にわかる話だし，とくにそれと腎や肺との関係については前節でも述べたからここには繰り返さない．血液疾患——実は造血器官の病気だが——とよばれる全身病もこの文脈で考えられてよいものだろう．悪性腫瘍である白血病は別格としても，種々の原因によっておこる貧血は当然循環系が仲だちする全身の細胞呼吸を障害する．

内科学のきわめて重要な部門の一つである神経病の問題に一言触れておこう．神経系が人体のはたらきの文字通り中枢を占める管理機構であることは繰り返すまでもないし，おのずからそれは自律神経系を介し上述の内臓疾患の多くの局面に深く関与していた——間葉系細胞が主役を演ずる病気の場合（血液病，後述の免疫病など）は少々事情が違うにはしても——のは事実である．だが，いわゆる神

経病学の記述の大部分を占める体性神経系に絡まる病気の大多数が，系統発生的にはもともと動き回って巧みに生きるための機構として生じた神経系（第Ⅱ部参照）の本性を強く反映して，上述の「ひたすらに生きる」ための内臓器官の病気とは別系の神経・運動器官系の病気——精しく考えればそこにも自律神経の支配下にある筋肉の栄養障害による萎縮というような代謝関係の問題が往々絡まってくるにはしても——の形をとる．その意味で，同じく全身性とは言ってもかなり異質の問題を構成していることを注意しよう．しかし，ここでたいそう興味のあることには，高等動物ことにヒトに至ってあの「こころ」ないし「精神」が登場すると，「ひたすらに生きる」面までがその「精神」と相互に密接なかかわりをもつようになって，事態はまた大きく変ってくる．それは次章であらためて詳しく考察しなければならない医学上のきわめて重要な問題を構成する．

　話題を変えて，当今にわかに大きな注目をひくようになってきたいわゆる免疫病理学について手短かに述べておこう．

　免疫（immunity）が今日では「病気にかからないこと」という医学的な原義よりはむしろ「非自己」の物質の体内侵入ないし出現を「認識し」た間葉性細胞の活動という生物学的現象と解すべきものであることは，さきに第Ⅱ部で述べた通りである．

　ところで，つとに今世紀の早いころピルケー（Clemens von Pirquet）は，臨床家としての豊富な経験に基づいて，

おそらくは基本的に同一の機序がある場合には免疫（原義の）を，ある場合には「過敏的な」（hypersensitive）現象をもたらすものと考え，ひっくるめてそれを「アレルギー」（Allergie, allergy）——「変化した反応（能力）」という意味での彼の造語——と名づけた．アレルギーという言葉はその後いろいろな理由で，過敏的な現象を一面的にさすようにアクセントを変えたが，いずれにしてもピルケーの提案には本質的に免疫学のカバーすべき範囲を正しく輪郭づけた深い洞察があったと言ってよい．

その免疫機構の活動に伴って現われる「過敏的な」現象はさまざまな形でみられるが，臨床的にもっともよく知られているのは気管支喘息，じんましん，胃腸障害等いろいろの装いをとる即時型アレルギー反応（アトピー，atopy）である．俗にアレルギーと言えばそれをさすほど常識的になっているこの型の免疫反応には，抗原にも抗体にもかなり特殊な面があって，ながく疑問のふしを多く残していたが，近年の研究はそれを正しく免疫学の中に位置づけた．

そのほか臨床的にしばしば問題となる過敏性現象には，近年ペニシリン・ショックという人を驚かせた事故の続出によってあらためて人々の注意を喚起するようになったアナフィラキシー，母児間の血液型不適合（とくに Rh 因子）によっておこる新生児溶血疾患——これは遺伝と免疫とが奇妙に絡んでおこる破格の病理現象である——があるが，それらはいずれも前に述べた循環抗体の関与する即時型反応に属している．なお，当今その病理学上の重みをとみに

ましてきた諸種のいわゆる免疫複合体病をそれに追加しておこう．

これに対して以前から現象論的な見地で遅延型アレルギー反応とよばれていたタイプのアレルギー現象は，近年では前述の細胞（結合）抗体の関与する免疫反応であることが判明して，この方面の研究もまた飛躍的に展開した．はじめはもっぱら病理形態学者の手で開拓されてきた結核症その他の慢性感染病の発生病理におけるアレルギーの関与，リウマチの諸問題，さては前に触れた癌免疫や移植免疫の問題など，この文脈で考慮すべき問題ははなはだ多いのだが，本書でそれらの詳細に立ち入って述べている余裕がない．

再々念を押すように，各論的な病気の記述を旨としないで，「病気とは何か」を問い続けている本書の立場に照らして，ここで考えなければならないのはむしろ次の問題である．

病気を外敵に対する屈伏ないし敗北の姿とみる常識が，かならずしも生物学的に正確でない場合の多いことは，さきにわれわれが炎症について学んだ折にも指摘されたところであった．そこにも外敵の侵襲によるダメージがまずあったには違いないとしても，全体としてはむしろ血管・結合織を舞台とする間葉系細胞の活発な「生理学的」活動こそが「炎」症であって，目的論的な言い方をすれば，人体の防衛的なしくみ――炎症に代えて「防衛」（defension）という命名を提案した高名な病理学者さえある――でもあっ

た．その，言うならばは̇し̇ゃ̇ぎ̇す̇ぎ̇が痛みや機能障害——その場所と程度とによっては死の誘因ともなる——をもたらすゆえに，それはヒトにとっては当然「病気」を意味するわけでもあった．それは例えば骨折，つまり外力による組織の離断，あるいは有機水銀に毒された水俣病の脳組織の障害とは，生物学的に性格のいちじるしく違う積極的な生物現象であることを再度注意しよう．それは当面の話題である免疫病理学を考える上に照合に値いする知識であると考えられるからである．

　上述の，いわゆる過敏性現象なる「医学的」問題も，「生物学的」にはそれとかなり近い座標をもつ問題である．

　一口に過敏性現象——この「過敏性」(hypersensitivity)という古くから今日まで広く使われている言葉には前から批判もあるし，わたくしもそれに同感だが，ここではしばらく慣用に従うことにする——と言っても，その中には，アナフィラキシー・アトピー，溶血反応，免疫複合体病，アレルギー・ヒペルエルギー炎など，いろいろ異なったしくみの病理現象が含まれているのだが（詳しくは免疫学教科書を見よ），それらはいずれも抗原と抗体——循環抗体もしくは細胞結合抗体——との特異的な結合に継起する二次的な生物学的過程であるという事情を共通にすることをまず注意しよう．当然そこには間葉系のリンパ性細胞を主役とする免疫「器官」の健全な活動が先行しなければならないのであった．

　その免疫機構は前に第Ⅱ部で述べたように，本来体内に

出現した「非自己」の物質を排除する生理的装置と考えられるものであった．それは病原微生物の感染を防止したし，おそらくは癌細胞の発生を常時監視し，できた癌の進行を何ほどかは阻止する防衛的な役割を果たすものであった．

その同じ免疫機構の活動によってできた抗体が体内で再度同じ特異的な抗原に接触した場合，なぜしばしば過敏性現象という人体に「不利」とみえる結果を招くのか——しかもそれらの抗原の多くが例えば花粉とか蛋白質とか赤血球とかいうようなそれ自身これといった病原性をもたない物質であることに注意しよう——という疑問は当然そこにおこるだろう．たしかに，例えばコレラ菌が抗体と結合すれば補体の関与によって溶菌がおこり，感染はそこで挫折する——周知のようにそれがコレラ免疫の眼目である——が，まったく同じメカニズムで赤血球の溶解がおこれば，溶血性貧血症という重い病気がそこに現出する．クロムその他の金属化合物やウルシのようなそれ自体ほとんど無害な物質の再度の接触によっておこる接触性皮膚炎（遅延型アレルギーの一種）の背景には実は感染防御の有力な要素の一つでもある細胞抗体がある．本来防衛的の役割をもつと考えられている免疫機構の活動によってどうしてそのような矛盾した現象がおこるのかという素朴な疑問がそこにしばしば提出されるのも至極もっともなふしがあると言ってよいだろう．ここでは，その論議に深入りしている余裕がないが，ただ，それを矛盾とみるのは「病気」という多

分に人間的な尺度でみたわれわれの判断であって，自然現象としてはすべてが必然の法則に従って進行していることだけは見損じてはなるまい．

その種の論議もさることながら，本章の文脈でぜひ注意しておかなければならないのはむしろ次の問題である．

上にも再々記したように，諸種の過敏性現象にはいつも免疫機構の「生理」学的な活動が先行していた．たしかに，それらの現象はいつも「免疫病理学」(immunopathology) という枠の中で論ぜられてはいるが，おちついて考えれば，そこでは，一群の遊走性間葉細胞のシステムから構成される免疫「器官」それ自体は一般にまったく「健全な」営みをしているのであった．

これに対して，たしかに免疫器官それ自身が「病んでいる」とみるべき事態が他方で往々みられることを見落してはなるまい．内因病としてのいわゆる先天性免疫不全症の諸型——中で比較的早くから注意されているものに無ガンマグロブリン血症（B 細胞欠損）——のほか，後天的に放射線障害，コルチコステロイドの濫用，ある種のウイルス感染，白血病などに際してみられる免疫機能の低下がそれである．それらは何よりもまず諸種の微生物感染に対する抵抗の著明な減退ないし欠損として，その生存が強く脅かされる全身病であることは言うまでもない．

いわゆる自己免疫病（autoimmune diseases），つまり本来は抗原性をもつはずのない「自己」の体成分に対して抗体が産生され，そこにおこる抗原抗体結合によってさまざ

まの過敏性現象が発生するという一群の奇異な事態（エリテマトーデス，慢性関節リウマチなど）がどのようなしくみで成立するかは，現今の免疫学者たちの活発な論議の対象で，ここで深入りすることはできないがそこにもまた免疫機構それ自体の病気の存することだけはまずまちがいがないとみてよいだろう．

　こうみてくると，しばしば不用意に免疫病理学とよばれている部門で扱われている病気の中には，元来人体にとっては「防衛的な」性格の強い間葉組織の一部局が担当する免疫「器官」の活発な生理的活動から派生するさまざまな病的現象——ちょうど前述の炎症において似たようなできごとがみられたのだが——と，免疫「器官」そのものの「病んだ」とみられる場合との二つの質的に区別さるべき「病気」が含まれているものと考えられる．前者に属する現象が例えば気管支喘息とか，接触性皮膚炎，あるいはツベルクリン反応などに典型的にみられるように，しばしば抗原との再接触の場所に成立する局所的の病気であるのに対し，後者がいつも全身的の性格をもつのは，第II部で学んだように，免疫が今世紀になって発見された重要な全身管理機構であることを考え合せるならば当然の話であったということができる．全身的な病気の諸相を述べるたてまえの本節の中で，免疫病理学という当今脚光を浴びている領域の内容の吟味がわざわざ行われたのはそのゆえであった．くどく念を押して言えば，一括して免疫病理学とは言っても，その一半の免疫不全症や自己免疫病はまさしく本

節の話題であるが，古くからよく知られていたいわゆるアレルギー病は本来はむしろ前章の組織レベルの話題であったのである．

4. 病気の経過概観

　前節のはじめに述べたように，病気はいつも時間的な経過をもった生物学的事象である．もとより時間の流れをもたない生物現象はありえないにしても，一応それを捨象した形で進められている生物学上の研究も少なくないように見うけられるのだが，とくに病気については，個々の病気——病気にそうした種（species）の区別があるかどうかというめんどうな論議（第10章の4）は繰り返さない——にはそれぞれほぼ決まったいくつかの大まかなシナリオとでも言ったものがあることを認めないかぎり，病理学は臨床医学とつながらないと考えられるのである．それがいつも一定の狭い幅の中で進むのが再々例に出す破傷風や狂犬病などの場合であった．

　もとより個々の患者について言えば，その遺伝的体質や後天的の経歴に基づく個体差なり環境の諸条件なり内外さまざまの廻り合せ——この「非科学的な」表現をしばらく許していただこう——によって，そのシナリオに多少の変更ができることは言うまでもない．ヒポクラテスの昔から今日に至るまで医師の重要な任務の一つとされている予後の判定（prognosis）——本書の後々の話題に関係することだが，患者と家族が何より知りたいことは，なおるかなお

らないか，であると言って見当違いはないだろう——は，直面する患者の病歴と現症と内外の諸条件を勘案してその筋書きを先回りして正しく読む手続であるし，後に述べる病気の治療とは，その筋書きにできるだけ目的にかなった人為的な介入を試みることにあると言ってよいだろう．

病気の成りゆきを大きく分けて，回復，長期化と変貌，そして死の三つとすることができるだろう．以下，順次その辺の消息を分析的に考えてみたい．

5. いわゆる自然治癒力について

お互いの日常的な経験であるカゼがそのよい例証であるように，多くの病気はそのままほっておいても自然に回復する．それは人体に「自然治癒力」——古くは日本の医者たちはそれを「自然良能」とよんだ——が具わっているためであるとしばしば説かれる．そのはたらきを正当にも深く重んじたのはヒポクラテスであったし，後世の医学がしばしば邪道に陥ろうとしたとき，心ある医学者たちがそのつど「ヒポクラテスに帰れ」というスローガンを掲げたのはその自然治癒力（vis medicatrix naturae）重視の思想を重んじたためであったとみてよいだろう．

それは，後にもまた述べられるように，医学の現代的状況においてもあらためて強く思い出されなければならないことの一つだが，もとより自然治癒「力」という神がかりの怪力が体内に潜んでいるわけでもないと考えられるからにはその辺の消息を科学の眼で眺める手続がここであらた

めて要請される．

　さまざまな先天的な障害がみられる場合を別にすれば，人体を構成する基本的な要素である細胞たちの環境（内部環境）は恒常性（ホメオスタシス）に恵まれているし，諸器官のはたらきも内分泌や，中であい拮抗する自律神経系その他の機構によって自動制御的に強い平衡維持の能力に恵まれていることは，さきに第Ⅱ部で学んだところであった．しかもそれは，生物一般と同じく環境の変化に対してよく適応して新たな平衡を達成するしなやかさをもしばしばみせるのである．

　さまざまな原因がそれに生理学的もしくは形態学的な歪みの限界をこえるまでに強い影響をもたらした場合に，そこに「病気」とよばれる現象が現出することは前に述べた通りだが，とくに単純な外因によって多少とも短期に成立した病気の場合，その外因が退散すれば，そこにしばしば原状の完全な回復，すなわち完全治癒（restitutio ad integrum）が達成される——例えば軽度の火傷（熱傷）やすりむき傷などではそれが毎常みられる——ことは，われわれの経験的によく知っている通りである．そこには自然治癒「力」の大きな要素である組織の再生能がはたらいていて，それは皮膚や粘膜や骨組織などに著明にみられるから，病気としては，上記の例よりは格段に重い骨折などの場合にも，断端の大きなずれさえなければいつも実現するのである．裏返して，分化が進んで再生能をまったく欠いた脳や心臓の組織に実質的な障害がおこった場合には，軽微な

それでも原状の回復は期待しえない.

組織・細胞の再生能と並んで, 自然治癒に重要な寄与を果たすのは中胚葉に由来する間葉系組織・細胞のはたらきである. その様相ははなはだ多彩で, しかも生物学的にはさまざまに手のこんだしくみで遂行される.

上に言った傷がもう一つ深い場合には, 組織の欠損が大きいのと, 一次的な外因(外力, 熱など)はすでに退散していても実際問題としては微生物感染の成立という新たな外因がしばしばそこに追加され, 擾乱はやや大きくなるが, 前に述べた炎症という間葉組織の動員による反応がそこに出現する. 少々繰り返しにわたるが, 血管から遊走した, あるいはもともと結合織にあった大小の食細胞(好中球, マクロファージ)は細菌という新手の外因の除去に当ると同時に, 壊死に陥った細胞や残骸の処理を行い, 一方, 局所に増殖した幼弱な結合組織(肉芽組織)の線維芽細胞はやがて線維化して, 瘢痕という原状とは異なった形での治癒がおこる.（本書で後々までもちこされる問題だが,「治癒」とは一つの臨床的な概念にほかならないことがここで早くも示唆されていることに注意しよう.）

いま述べた食細胞の微生物に対するはたらきは, その外因の種類に関係のない, つまり非特異的なものであった——非特異的な殺菌作用には食作用のほかに補体をはじめとする体液中の諸種の殺菌性物質も実は当然考慮されなければならないのだが——が, 感染の成立が, これも間葉系に属するリンパ組織を主役とするところの免疫機構の発動を

いつも欠かさず促して，何日か遅れてそこに強力でしかも特異的な防衛力が参加することも前に学んだ通りである．

およそこのようにして，外因の除去と肉芽組織による修復——それが瘢痕化といういささか無用な姿ではあっても——があいまって病変を原状に戻そうとする生物学的過程がそこにおこるわけだが，その主力が間葉細胞というヒトにおいてもまだ多分に微生物的な性格を温存している細胞群とその組織であることは印象的である．

皮膚の外傷や熱傷を例にとって上に述べられたことは，当然，例えば急性胃腸炎というような再生能の強い粘膜組織の病気などにも通じる話だし，本節のはじめに述べられた単純なカゼ（諸種のウイルス感染による上部気道粘膜の軽微な炎症）が，多くの場合ほっておいてもなおるゆえんについてももはや多言を要しないだろう．

似たようなしくみによる原状の回復が内部諸器官の外因病でも，またいろいろ異なった病気に際して体内で二次的に生じた多くは化学的な性格の「傷」においても，局所的にしばしば実現されていると考えておそらく失当ではないだろう．

上に述べた細胞の再生能や間葉組織の多彩な活動のほかにも内分泌系，神経系等の管理機構に人体の病気を原状に戻そうとする，あるいは新たな平衡を達成して臨床的に「病気」とよばれる状況から脱出しようとするさまざまな生理学的のしくみのあることはまずまちがいがない．だが，それらに関して今日までのところわれわれのもってい

る知識がかならずしも十分でなく,分析もゆきとどいていないのが残念ながら事実である.

病変の形態学的・生理的な記述や発生病理の研究が前世紀以来目覚ましく進んできたにもかかわらず,病気のもっとも頻繁にとるコースの一つである治癒の病理学の開拓がこれまで十分でなかったようにみえることは,ずっと前にやや詳しく論じたような病理学の方法上の制約その他いろいろ理由は考えられるにしても,後にあらためて述べるように,医学が志向する技術目標である医療が原理的にその「自然治癒力」の介助にほかならないことを考えるならば,それは学問的にも幸いな事態ではないと言うべきだろう.

6. 病気の長期化とその変貌

それが自然治癒力によるにせよ,重ねてそこに医療という技術が加わっての話にせよ,病気が回復への途をたどらなかった場合,それは長期化(慢性化)——慢性(chronic)とはもともとギリシャ語の「時間」(chronos)という言葉からきている——するか,あるいは死の転帰をとる.本節ではその前者について手短かに考えてみよう.

遺伝病のように病因が生体に組み込まれている病気が,早期におこりやすい死を免かれた場合,その形でながく続くよりほかないのはみやすい理である.

これに対して古くから注目されてきたいろいろの職業病や,当今の環境汚染によっておこる病気などのように,同じ毒物が繰り返し人体を襲う場合は別として,一般に外因

は1回かぎりで消えてしまう場合が多いが，外因が退散した場合におよそ考えられるコースは三つで，前節で述べた回復と，次節の死との間に，一度成立した細胞ないし組織の変性や結合織の線維化などによって，後遺症とよばれる形の病気が残る場合がしばしばある．有機水銀による水俣病や急性関節炎後の線維性強直がそれぞれその例だし，前節で述べた皮膚の瘢痕形成は多くの場合治癒（治癒とは一つの臨床的概念である）とみるのが妥当だろうが，例えば手に広範囲で強度の火傷がおこった場合には，手指の機能障害に変貌して後遺症を形成する．一般に急性感染病は，完全治癒をとげる——しかも特異的な免疫を残して——か，死の転帰をとるか，という形で比較的に短い間に勝負がつく場合が多いが，しかし病因が去っても後遺症が残る場合も稀ではない．もっともその成因は一様でなく，例えば上に一言した関節炎の場合には病巣の解剖学構造が，あるいはポリオの急性期の後にながく残る四肢の麻痺は，神経細胞という細胞の特質がそれぞれその成立を規定する．

　ところで，同じ感染病の長期化の中にも，そうした後遺症，言うならば焼け跡の形をとらないで，ながく燃え続ける慢性感染病の少なくないことはよく知られている通りである．それは外因としての微生物は，外力や毒物などと違って，自己増殖という生物の特質に基づいて，宿主の体内に長期にわたって居すわる可能性があって——細胞寄生性の強い種類の微生物にその実現の公算が大きい——病因の退散がないまま病気は長期化の道をたどることになる．結

核症や梅毒がその典型的な例だし,近年ウイルス病の領域でもその種の現象の少なくないことが注目されている.

ここで注意しなければならないのは,前にも述べたように微生物の感染は同時に「非自己」物質の体内侵入でもあるわけだから,そこでは当然感染と同時に免疫機構の活動がおこり,急性感染病のように短期間に病原体が宿主から消える場合と異なって,慢性のそれの場合には,残存する微生物に含まれる抗原物質と循環抗体もしくは細胞抗体との間に特異的の抗原抗体反応が間断なしに成立することが当然予期されなければならないから,例えば結核症などの場合,そこには感染像とこのアレルギー像とがいつも重なり合っている.

病気が回復に向わなかった場合,そこに曲りなりに新しい平衡が成立して,そのまま長期にもちこされる場合も少なくないが,他方,一つところにおこった変化が,あるいは栄養(代謝)障害なり,あるいは循環系や内分泌系,とくにまた最近新たに注目を浴びつつある免疫系のようなそれぞれ全身にかかわる役割をもつ器官に影響して,そのはね返りがまた新たな動きを生む悪循環がそこに成立し,一次的の病気の原形をおおむね維持しながら,その度を次第に重くするケースも多い.しかし,そうした経過をとる病気はいろいろ知られているけれども,残念ながら一般に言ってその病理学的解析はかならずしも十分にとどいているとは言えないようにみえる.いろいろな種類の進行性変性疾患の中に今日でもいわゆる「難病」──「難病」とは原

因も病理も不明な雑多な病気を含む多分に科学行政的ないし衛生行政的な概念だが——として残されているものが少なくないのもそうした事情に基づいているものと考えられる．多くの病気の末期にそうした悪循環が加速度的におこることは言うまでもない．

病気が多少とも長期化した場合，例えば感染病における主病変の移動——肺・リンパ節の初期変化群にはじまった肺結核症や，男女のそれぞれ別の形の淋菌感染症等のようなわかりやすい形を含めて——さまざまなしくみによって新たな病理生理学的現象がそこに発生して，臨床的に大きな変貌がみられる場合がはなはだ多い．前に述べたいわゆる臨床病名の中には，その変貌しながら進む病気という生物学的過程の一局面——医師は病気の第2幕，第3幕ではじめて患者と対面する場合が少なくない——に与えられた名札であることも多いのである．

その変貌の諸相を遺漏なく記述するのは，もとより本書の枠を大きく出る話だが，ここではそのいくつかの代表的な例を拾って少々考えてみたい．

急性肝炎はウイルス（A，B，非A・非B型）を病原とする感染病だが，とくにB型肝炎はしばしば慢性型——慢性肝炎とよばれる病気をめぐっては現在論議が多い——に移行し，やがて肝細胞の壊死と線維の増生とを主徴とする肝硬変とよばれる予後の悪い病気がそこに成立する．肝硬変はまた，毒物，慢性のアルコール中毒その他さまざまの原因によってもおこるが，その形から言って上述の瘢痕化に

よるそれぞれの後遺症とみることもできるだろう．中でB型肝炎においては，しばしば抗原の長期残存がみられるから，抗原抗体反応に基づいて，血管を中心とするアレルギー性病変が肝臓をこえて全身の広い範囲にみられる場合が少なくない．

その肝硬変は往々にして肝癌発生の素地となるし，またそれがもたらした局所的な循環障害による門脈圧亢進が，食道静脈瘤の発生を招き，ときに出血死というような重大な結末をみることがある．その門脈圧亢進という現象はかならずしも肝硬変に限ってみられるわけではないから，食道静脈瘤からの吐血死という過程は，門脈圧の亢進という物理的な力をいわば局所的な「外因」——ちょうどずっと前に一言した脳出血が脳組織の「外傷」と見立てられたのと同じ意味で——とする二次的な病気に転進したものと理解することができるだろう．病気の変貌の一つの典型的な形だと言ってよい．

前にも触れた糖尿病は，しばしば細小血管障害や動脈硬化症をおこすが，ちょうど上記の肝硬変における門脈圧亢進のように，それらの血管病が二次的な原因となって糖尿病腎症，網膜症，心筋梗塞，脳卒中等，さまざまな病気がそこに続発する．もとよりそのどこまでを糖尿病の枠内で考えるかについては，多少ずつ異なった見解があるだろうし，その辺はとりたてて詮議立てしないでもよいだろうが，ここで注意したいのは，よく知られているように，その糖尿病という全身的な代謝障害に，皮膚の化膿性炎，尿

路感染症,肺結核症等,さまざまな感染症がしばしば続発する事実である.これは,それぞれ新たな外因(微生物)がそこに参加するから,通例合併症とよばれるし,たしかにそれは妥当だが,ここでそれを病気の変貌という枠の中でとりあげることによって言いたかったのは次の問題である.

上に記した脳出血や門脈圧亢進をそれぞれ高血圧・血管変性および肝硬変なる一次的な病気によって体内に発生した「局所的な外因」——言うまでもなくもともとの「外因」概念がここでは拡張されている——と見立てたのに倣って言えば,これは糖尿病という全身的な代謝障害が二次的に微生物感染に対する「体質」的な抵抗を弱めた,つまり「後天的内因」が新たにそこにつくり出されたものと考えることができるだろう.そうした事態は,ほかにもさまざまな形でみられる.

上に結核症に触れて述べられたところとかなり似た位相の問題ではあるが,よく知られているように,A型溶血レンサ球菌感染症の後にしばしば急性糸球体腎炎が続発症としてみられる,つまりアンギーナが腎炎に変貌する.これは一次的な急性感染が消退した後にピークに達する抗体と,残存する菌成分とがつくった特異的な抗原抗体結合物が腎に沈着して,それに補体が関与してつくったいわゆる免疫複合体病の代表的な例であると考えられている.この型の腎炎はしかし概して予後はよい.同じく溶連菌感染による上部気道炎に続発するリウマチ熱の主病変の一つであ

る心炎は,これに対して溶連菌とヒトの心臓組織との間に存する共通抗原に由来するもので,その心炎が後にしばしばいろいろな形の心臓弁膜症という後遺症を残すこともよく知られている通りである.

まったく違う機序によっておこる病気の変貌に例えば四肢の静脈炎に発生した血栓が肺栓塞症という危険な病気を,左心から動脈系にかけて生じた血栓が脳梗塞——しかもそれは病理形態学的にはひとしく脳梗塞として一括されるにしてもその停留した場所のいかんによって臨床的にはその様相が当然大きく相違する——をおこすというような偶発的の要素が多分に入りこむ事態がある.

7. 死——生物学の立場から

病気がいつも死に終るわけでないが,逆にヒトの死には,事実上ごく稀な真の意味の老衰による自然死を除けば,常に病気が先行する.当今死因統計の上位を占める交通事故死はもとより,他殺・自殺でさえ強弁すれば外傷あるいは中毒という病気をいったんつくったあとのできごとである.病気の経過について語ってきた本章のむすびに死の問題がとりあげられるのは当然で,むしろ医学の書物がしばしばそこを素通りしたがるのがおかしい.

しかし,よく考えてみると,死とは本質的に人間的な文脈の中で大きな意味をもっている言葉で,当然後に医療——それは言うまでもなく病「人」を対象とする——をめぐる話の中であらためてとりあげられなければなるまいが,

7. 死——生物学の立場から

　ここではこれまでの話の続き合いを考慮して、主として生物学の立場から「人体」の死について考えてみよう。もっとも、いま「生物学」の立場からみた死とは言ったものの、もともと「生」にかかわる諸現象に焦点を合せている生物学プロパーにとっては、死はおおむねその関心の外にある——生物学教科書の索引に「死」という項目はまず見当たることがないだろう——わけだから、以下の話もおのずからたえず医学を横目にみながら生から死への移行をめぐる諸問題を「生物学的に」考えるというあまり見なれない試みになるほかないだろう。それはしかし、ほかでもない医学にとっては大切な問題の大切な一面であることは言うまでもない。

　常識的には、死はほとんど自明の事実であると言ってよい。われわれの日常生活の中で、「死ぬ」という露骨な表現を避けたい場合、しばしば「息をひきとる」とか「脈が絶える」とかいう言い回しがとられるのをみてもおよそ察せられるように、呼吸や心拍の不可逆的な停止がいつもそこにある。それと並んで、診断的には瞳孔反射、今日では脳波の消失に象徴される神経系とくに脳の機能の停止、不可逆的な意識の消失、そして、まもなく体温の降下などが出揃って、死はのっぴきならない事実として現前するようになる。そうした「死」（death）の状態に移ることを「死ぬ」（dying）という。

　その常識は医学・生物学の眼でみてもおおむね正しい。前に第Ⅱ部で詳しく学んだように、人体の諸般のはたらき

に必要なエネルギーの調達はもっぱら細胞の呼吸にかかっているから，いわばその後衛である外呼吸と心拍の不可逆的の停止に個体としての生死の境を設けるのは，十分に納得のいく話である．臨床的に重篤な病状とは，その二つのいずれかをもたらす公算の大きい状態を意味している．

その二つはしばしば互いに密接に関連しておこるのだが，その多様なプロセスをここで一々述べている余裕がない．心臓について言っても，前に記した「二次的外因」が自律性のきわめて強いその器官に直接ヒットする場合もあるし，さまざまな原因による全身性のショックや呼吸困難によって過大な作業を強いられて，いわばパッシヴに破綻のおこる場合もある．その呼吸困難はたしかにしばしばガス交換の現場である肺の広範囲の病変，つまり極度の「操短」によっておこるが，呼吸「運動」の停止という決定的な事件は，言うまでもなく肺臓という単にパッシヴに伸び縮みする器官自身の故障ではなしに，当然，それを号令する神経・筋系のできごとでなければならない．そこにはしばしば循環器の重大な故障が先行するが，ポリオその他の急性球麻痺のように，呼吸中枢が直接侵される場合もあることはよく知られている．

呼吸・循環の停止，つまり細胞への酸素の補給の断絶によって，もともと酸素の欠乏にきわめて敏感な神経細胞は速やかに深刻な影響をうけるから，いきが絶え，脈がとまるのと並んで瞳孔の散大，意識の喪失といった脳のはたらきの停止が死の証拠とみられているのはうなずかれる話で

ある．もっとも，生死の境が，常識が往々早のみこみしているような画然たる一線をつくるものでなしに，上記の三つが状況によってあるいは先になり後になりながら，狭い幅にはしてもある時間帯の中で進行することを見落してはなるまいが，実際問題としてはいつもほぼ揃って出現する．

もとより個体の死がすぐさま全身の細胞の死を意味するものでないことは，例えば当今のいわゆる角膜銀行の役割をみてもわかることだし，細胞培養によって実証することもできるのだが，それにしても，代謝の停止によって早晩自家融解なり内外の細菌の参加による腐敗によって全面的な解体が必然的におこることは言うまでもない．

そうしたわけで，生死の境をどこにみるかは生物学的にはきっちりきめかねる，またきめないでもよい問題だし——当然病理学にとっても同断である——その辺の消息を正しく理解した上でならば，医療上の実際問題としては，心拍・呼吸・瞳孔の対光反射の停止をセットとしてみる．これまで長い間の臨床医の慣行はほぼまちがいなかったはずだし，今日でもそれは多くの場合通用する話であると考えてよいだろう．

ところで，およそ今世紀の60年代ごろから医学内外の人々の間でいわゆる死の定義をめぐる諸問題があらためて真剣な論議の対象となるという少々思いがけない事態が生まれるに至った．それにはいくつかの理由がある．

上にも言ったように，生物学的には，循環や呼吸の不可

逆的な停止と，諸反射や意識のこれも不可逆的の喪失（脳波の停止）とは，短い時間の幅の中で，順序の前後はあるにせよ実際上はほとんどどれも欠けずに並んでおこり，やがて全身の解体に終るのが常であった．ところが近年における技術の発達は，いろいろな形で，以前には思いも及ばなかった新しい局面をもたらした．外呼吸の代行を人工的な機械装置によって半永久的に続けることは可能となったし，完全な人工心臓の製作はいまのところ成功していないにしても，神経系から切り離されても作動する自律性のきわめて強いこの器官では，補助的な機械装置によって心拍を永く維持することはそれほどむずかしい相談ではない．そこから派生するさまざまな実際問題は，人にあらためて死とは何かという問題に新しい形の問いを投げかけ，またひるがえって人の生とは何か，を深く考えさせる．往々にしてそこには，ある意味では「強いられた」形の生があるともみられるのである．

　他方，近年における臓器移植の発達と普及が，できるだけ活力にとんだ臓器の入手を人々に望ませるようになったのも当然の勢いだから，生理学的活動の停止がもはや不可逆の段階に到達したと判断される条件——もとより「不可逆の」という前提が絶対に動かせないことについては誰にも異念がないのだが，何をもって不可逆性の確実な徴とみるかにしばしば争点がある——を許されるかぎり絞って，死の判定をなるべく早い時点に下したい，という要請が暗黙のうちに一部の間で強まりつつある傾向も，ことのよし

あしはおいて，否みがたい事実である．いわゆる「脳死」をめぐるむずかしい議論の生まれるゆえんである．当然それに対する強い抵抗もある．さらにまた生物学的に不可逆の死がおこったとしても，その「死体」に対してどこまでのことが，誰によって許されるか，はおのずから別の問題でなければならないだろう．いまここではそれらの論評に立ち入らない．

　人の死をめぐるそれらのきわめてむずかしい問題は，現代医学が当面するさまざまの困難な倫理的問題に触れるつもりの本書後段に残し，病気の生物学の一局面としての死について語っているこの文脈の中での記述は，この辺で一応とどめておこう．

第13章 人の心と病気および心の病気

1. いわゆる心身医学（精神身体医学）

　人の心とは何か，という問題については不満足ながら前に第Ⅱ部の終りで述べたからここでは繰り返さない．

　われわれはこれまで，病気をひとまず生物という「機械」の故障と見立てて話を進めてきた．

　ところで，本書のはじめにも述べたように，病気は本来身体の不調と絡んだ人の「悩み」であった．つまり身体の不調であると同時に心のある様相でもあった．したがって，医療は当然そうした「病んだ人」を対象にしなければならないはずで，本書の序章で「はじめに病人があった」と言われたのもその意味だったし，それは本書にとってははじめであるとともに終りを意味するテーゼでもあるから，後に医療について述べる折にあらためてとりあげることにしてこの場所では前からの話の続き合いにそって，医師と患者の接触する場で成立するところの，医療というよりは，むしろ既述の病理学に近い見当の諸問題についてしばらく考えてみたい．

　「病は気から」と昔からよく言われているように，心が病気にしばしば深くかかわる消息は，常識もすでに何ほどか

心得ているところである．逆に「気力」が病気の経過にしばしば目にみえてよい影響をもたらす場合が少なくないのもまた事実として認めなければなるまい．

およそそうした病気における心身相関の現象が昔から思慮深い臨床医家の眼からもれなかったことは言うまでもない——中でも中世アラビアの医学者たちの足跡がよく知られている——が，機械論的性格の強い近代医学のかずかずの目覚ましい成果が，ともすれば人の心の問題をよそにする傾向を強めてきたことはどうやら否みがたい事実である．

今日ではわれわれにすっかり耳なれた心身医学，あるいは精神身体医学（psychosomatic medicine）は，実は今世紀 30 年代の半ばにアメリカでできた言葉で，もともと情動と身体諸機能との関係を正確につきとめようとする意図に立って生まれた新しい分科であった．それは，もとを言えばヨーロッパにはじまった精神分析学（後述）が早くから海をこえてアメリカでまず強い地歩を固めていたという事情を反映して，はじめはその方法に強く傾いていたが，その問題意識が上に述べた近代医学の弱点をまさに衝いているとみられたために次第に広い範囲の人々に迎えられるに伴い，かえってその性格が明確を欠くようになったように思われないでもない．

さきに第Ⅱ部の終りに述べた人の心の問題の捉えにくさを顧みて，心身医学の狙いの正しさとその提出する問題の重みにはまったく異論がないとしても，その対象や方法について画一的な形になりにくいことは推測にかたくないと

言ってよいだろう．日本で広く行われている心身症の定義に「身体症状を主とするが，その診断と治療に心理面についての配慮を必要とするもの」（日本精神身体医学会医療対策委員会，1970年）という記述があるが，おそらくそれは見解を異にする人々の最大公約数とみられ，実質的な内容に乏しいように思われる．（一体患者の心理面についての配慮を必要としない場合があるとでも言うのだろうか．人の心という問題の性格を考慮すれば，後に述べる精神病理学の歴史と現況にもみられるように，それぞれ異なる立場がもっと鮮明に打ち出された方がかえってことの重みがはっきりする．）

　それはそれとして，たしかに例えば胃・十二指腸潰瘍，高血圧症，ある種の関節炎などをはじめとして，その成立にさまざまな心理的の影響の強く出やすい病気の少なくないことは事実である．それが最終的に身体的の（somatic），つまり形態学的・生理学的の異常の形をとるからには，情動の中枢でもあり内臓諸機能を強く支配する部位でもある脳幹で，心のはたらきの一部，あるいは一面が身体的現象に──おそらくは内分泌を有力な仲介者として──翻訳される，言いかえれば身体が心にリレーする，と考えてはなはだしい誤りはないだろうと思われるのだが，その転換がどのようなしくみで行われるかは，深い謎のままに残されている．

　たしかにいわゆる心身症において，心的症状は多くの場合目立たないにしても，病因に心のはたらきが一枚嚙んで

いる——その成り立ちの科学的説明はしばらくオープンに残して——ことが疑えない事実だとしたら、上記の心身症の定義の中で遠慮がちに言われている「心理的配慮」はむしろ正面きって心理療法——当然方法論をもった——と言われてしかるべきだろうが、その半面、心身症においては身体的療法がそれと並行して進められなければならないのもまた当然である。その意味では、心身症（psychosomatosis）は次節に述べる神経症（neurosis）という純粋に精神病理学的現象と考えられる病気とは区別されなければならないのだが、実際問題としては右か左かに判然と振り分けることの困難な症例も少なくない。いわゆる心身問題の本質的な困難がこんなところにも顔を出すのである。

2. 神経症の諸問題

「ノイローゼ」という言葉は現代の社会的・文明史的状況を背景にしてわれわれの日常生活にまで浸透しているが、その俗語的用法をここで吟味するにも当るまい。

学術用語としての神経症（ノイローゼはそのドイツ語読みである）は起源も古く、いろいろ意味の変遷もあったが、今日ではそれを心因——これは本書でははじめて出た言葉で、持続する心理的な原因というほどの慣用語だが——によって生ずる心身の機能障害という意味に理解してよいだろう。（ついでながら言えば「機能的疾患」という言葉は、ウィルヒョウ以来今世紀前半の病理形態学全盛時代に、一部の有力な内科学者の間から提出された概念で、解剖学的

病変なしにもしばしば臨床的な病気が現実に存在するというい ま考えれば当然の主張に基づいていた.)

　その神経症について, と言うよりは心と病気の問題の諸相を考える上に, どうしても見落すことのできない「無意識の世界」に, ここで一言だけ触れておこう. その発見に大きな功績のあったのは, 19世紀後半のフランスの医学者, 心理学者たちで, ヒステリーを中心とする神経症の研究史にもその足跡はきわめて大きいのだが, その話はここでは省く.

　神経症を含む今日の精神病理学について考えようとするとき, どうしても忘れることのできない名は, とくに「抑圧」という力動的な概念を中心に無意識の世界の人間諸現象——かならずしも医学的問題だけでなしに文学, 芸術などにも及んで——に及ぼす大きな力, いわゆる深層心理の諸相の開拓に深い鍬を入れたヴィーンの有名な学者フロイト (Sigmund Freud) である. 彼は若いころ上記のフランスに学んだ. フロイトの創始したいわゆる精神分析学と, その系譜をつぐ多くの流派——その間にしばしば尖鋭な対立もあるのだが——の主張なり臨床的方法の詳細はこれを専門書に譲らなければならないが, いずれにしても, われわれが意識とよびならわしている心の世界の基底にある深層心理の個人史とその活力とを無視してはおよそ神経症の理解がおぼつかないことは, 今日多くの人のほぼ一致して認めるところである.

　一口に神経症とは言っても, 説く人の心理学的および臨

床的立場の違いによって，いろいろに分類され命名される
のは免かれぬところである．ここでは主として精神分析学
の伝統に立つアメリカ学派のそれに従ってその輪郭を記し
てみよう．それは大きく転換神経症と器官神経症（または
植物神経症）の二つに分けられる．

　歴史の古いヒステリーに代表される転換神経症とは，欲
求の抑圧によって生じた無意識の心的葛藤が，一種の疾病
願望とも言うべき形をとって，さまざまの知覚障害（知覚
麻痺，視野の狭窄など）あるいは随意運動の機能障害（例
えば失立失歩，発声障害など）として象徴的に表現される
一種独特の心的・身体的状態である．前世紀以来の近代的
神経症研究の中心課題であった典型的なヒステリー患者は
どうしたわけか今日では稀にしか見られなくなったが，今
日多い強迫神経症などをこの中に含めてよいだろう．

　これに対して植物神経症は，心因に基づく持続的な情動
の興奮が自律神経系の失調を固定化して，諸器官の機能障
害を招いたものと考えられる．それは心臓血管系（いわゆ
る心臓神経症），胃腸系，呼吸器系，その他いろいろの器官
に観察され，前述の心身症との間にはっきりした区別を設
けがたい症例も少なくない．

　精神分析学的見地から設けられたこの区分とは別に，主
として心的症状の面から捉えたさまざまの臨床病名があ
る．上記の強迫神経症，現代に多い不安神経症，抑鬱神経
症，恐怖症，心気症（ヒポコンデリー，いわゆる「気病
み」），神経衰弱（かつて俗語として流行した）などがそれ

である．中には後述の精神病の症状とまぎらわしいものも少なくない．

　ところで，前述の心身症（psychosomatosis），この神経症（neurosis），次節の精神病（psychosis）の三つを並べてみると，胃潰瘍に代表される心身症がむしろ病理学（身体的）の問題であったのに対して，神経症はむしろ精神病理学の領域に属するものとみるのが正しいだろうが，それと精神病の代表である精神分裂病との間には，同じく精神病理学の問題であるにはしても，後者が後に述べるような「了解不可能な」，つまりわれわれの世界とは隔絶する世界のできごとであるという点で本質的な違いがあるとみられている．だが，例えば上に記した不安神経症——それは今日では神経症の代表とみられるものと言ってよいだろうが——などを考えると話はかなりめんどうで，それが心臓その他の植物神経症状を伴う不安発作を繰り返すような典型的の症例は別として，不安症状のみが前景に出ているような場合，軽い精神分裂病とそれとの判別がむずかしい場合も少なくない．似たようなことは，抑鬱神経症と精神病としての鬱病との間についても言えることで，モルガーニ・ウィルヒョウ以後の身体病理学と相違して，もっぱら精神症状にたよらざるをえない精神病理学の本質的な困難がその辺にも顔を出している．その反面，軽い神経症と現代の社会状況がさまざまな形で人々の間に醸しだしているいわば「常人」の不安や抑鬱との区別——神経症の不安は原則的に「わけもない」不安だと言えば言えても——が実際上

はなはだむずかしい場合も稀でない．それは病気とは何か，という問題がもっとも扱いにくい形で出る局面の一つであるように思われるのである．

3. 精神の病理，とくに精神分裂病

身体的の病気についても実は本質的に同じ問題はあったのだが，とくに精神現象については，何を「正常」とし，何を「異常」とみるかという問題はたいそうむずかしい．その辺を腰をすえて論じないことには精神病理学についてきっちりした話はできないわけだが，ここではその論議に深入りしている余裕がない．それはいま専門書に譲って，臨床医学的にみられるさまざまの精神病理学的事実の中から，既述の神経症（neurosis）――このいささかまぎらわしい言葉が今日では運動・感覚にかかわる神経病学的（neurological）あるいは神経病理学的（neuropathological）な現象でなしに精神病理学的（psychopathological）の問題であることは，もはや念を押すまでもないだろう――を省いた主なものを拾ってその輪郭を一瞥してみよう．

いわゆる精神薄弱が種々の遺伝病や出産時の外傷などによってしばしばおこることはよく知られている通りである．それらは明らかに脳の疾患に由来すると考えられるが，そうした知能の異常がほかにも後天的にいろいろな身体的疾患に伴って――この場合には痴呆とよばれることが多い――おこるのは言うまでもない．その代表的なものに，今日では激減したが精神病学の歴史に特筆される進行

麻痺（古い名は麻痺性痴呆）とよばれる梅毒性疾患がある．痴呆はまた外傷，動脈硬化症，老年期の退行現象などにおいてもしばしば発生する．もとよりそれらの場合にも，かならずしも知能の異常だけが単独にみられるわけではなしに，例えば進行麻痺などでは，性格の異常からついには人格の荒廃に至るものもある．

そのほかにもさまざまな精神病理現象が，急性感染病，アルコールその他諸種の中毒——とくに麻薬，覚醒剤などでは嗜癖，禁断症状といった特殊な問題が絡んでいる——，代謝障害や内分泌病，腫瘍などにもしばしばおこることが注意される．（精神医学者の間には，この種の病気を「外因性」(exogenous) 精神病とよぶ人が多いようだが，むしろ身体因性あるいは身体性というよび方をとる人に倣いたい．もっとも，この種の病気において，脳の変化と精神の異常とがどうかかわるかについては，残念ながら正常の人々における例の心身問題と同じ謎がつきまとっているから，暗黙に因果関係を前提にしているとみられる「因」という言葉それ自体に問題がある．いまその種の厳密な論議にまでは立ち入らないでおこう．）

それらの身体性とでも言うべき精神病理現象に対して，これはほとんど精神自体の病気と言うよりほかないものに，精神分裂病と躁鬱病の二つがある．かつてはそれに癲癇が加えられるのが常であったが，近年ではそれは脳疾患に含めて考えられるのを大勢とみてよいだろう．精神医学の教科書ではその二つを「内因性精神病」とよんでいるが，

たしかにそれらは身体的基礎が未だみつかっていないという点で、上記のいわゆる外因性精神病とははっきり区別されるし、またそれらは前述の神経症のようないわゆる心因によるものでもないとみてよいのだが、第11章で述べた一般病理学における「内因」概念とは厳密に考えて異なる内容をもつとみるべきだろう。

精神医学の臨床にもっとも重要な位置を占める精神分裂病——かつては早発性痴呆とよばれたが、かならずしも青春期にのみ発病するものでなくまた痴呆が主症状でもない——は原因不明の、きわめて多彩な症状が一種独特のまとまりをみせて起伏の多い経過をたどりながら、放置すればついには人格の荒廃に至るきわめて難解な病気である。

精神分裂病の症状なり経過なりについて詳しく述べるのは、もとより本書の枠の外に出る話である。ただ、緊張病（カタトニー）症状群と言われるような粗剛な行動の形であらわれるものにしても、さまざまな妄想にしても、あるいは古く破瓜病と言われた感情の鈍麻、能動性の欠如などについても、すべてが対者（医師）にとって「了解不能」（unverständlich，ドイツの精神医学者・哲学者ヤスパースにはじまる術語）でしかも共感（感情移入）の成立しないところの、ほかに類をみない事態がそこにある。両者の間に人格的接触のすべがまったく途絶えているのは、そこに常人にとってはまったく非現実の、独立の王国——おそらくは独立と言い王国と言うのも常人的な理解と表現にすぎまい——が存在しているとみるほかない。おのずから、身

体疾患の領域で生理学が病理学の基礎となったという意味では，心理学は精神分裂病の理解には役立たないものと考えざるをえないわけで，当然そこにさまざまな，しばしば互いに認め合うことの困難な，異なった流派の精神病理学が成立するゆえんがある．

精神分裂病はかなり頻度の高い病気で罹病率はほぼ一様に1％弱と見積られ遺伝的体質がその発生に関与すると考える人が多い．その事実と，近年開発された向精神病薬がしばしば諸症状を目立って寛解させること——かつて人々がもっていたあのそと目にも痛ましい「精神病院」のイメージはそれによって近年一変した——とも考え合せて，その底に何かの意味での生物学的・物質的変化が潜んでいると推測する理由はあるのだが，今日までこの病気の身体的基礎は明らかにされていない．

その半面，精神分裂病の成立には，それに加えて人間的環境，つまりその患者の幼児期以来の生活史，家族・社会関係などがしばしば大きな意義をもっていることも否定しがたい．今日往々耳にするいわゆる「反精神医学」はその見解の一面的に強調されたものとみることができよう．一つ注意しておきたいのは，前述の神経症の研究に巨歩を印した精神分析学の射程はどうやら精神分裂病にまではとどかないとみられることで，この病気の根はどうやら力動的心理学の言う「心因」の域をこえた全人間的のものであるらしい．それが何であるかは，繰り返し言うように諸派の説の大きく分かれるところである．

第 IV 部

医学と医療（その2）
——医療，健康——

第14章 診断と治療

1. 病気の診断

　ながらく病気の理法を問い続けてきたわれわれの話は，やっと病気，より正確には病人への対応，つまり医療の諸問題を考える用意を曲りなりにも整えたように思われる．

　東西古今あらゆる形の「医療」——呪術的行為までも含めて——の最初のステップが広い意味での診断である．当人もしくは代理者の「うったえ」とそれに対する何らかの意味での判断なしにはどのみち対応の方針が立たないからである．それならば，今日のわれわれの医学での診断とはどんな手続だろうか．

　今日，常識が——実を言えば往々医師までも含めて——いわゆる病名の判定を軽率にも「診断」と思いこんでいるのは一考を要する点である．たしかに病名の決定を欠いては診断は成り立たない，言いかえればそれが診断の必要条件である——「診断を下す」というのはその意味に解してよいだろう——のは事実だとしても，それはかならずしも十分条件ではなく，診断の目的がそれに尽くされるものでもない．いわゆる臨床病名なるものの意味については，さきに第10章で述べたからここには繰り返さないが，その

学理的な不整合はともかくとして，実際面からそれを見れば，それらがたしかに臨床的な病気の性格を巧みに言い当てている場合の多いことは認めてよい．だが，それらは畢竟，いわば診療上の符牒あるいは心覚えにとどまって，与えられた症例の病態を正確にかつ具体的に示すものでないことは言うまでもないだろう．

　診断とは，医師が対面した患者について，そこからはじまろうとする医療の方針をできるだけ的確に立てるために，その病態と既往の経過——前にも一言したように医師と患者との出合いは病気という生物学的過程が多少とも進んだ段階でおこるのが普通である——をできるだけ正確に把握しようとする手続にほかならないと言ってよいだろう．おのずからそれは状況の変化に応じては，再三更新される．診断が1回かぎりの手続にとどまるものでないことは，例えば外科手術後のいわゆる術後管理やあるいはあの現代的にシステム化されたI.C.U.（集中治療部）の日常業務を考えれば，多分納得できるだろう．

　ところで，本書でわれわれがこれまで学んできた近代病理学は，おおむね機械論的原理に立って，病気をひとまず人体という機械の故障と見立てて仕事を進めてきたわけだが，医療が直面する状況が機械の修理といちじるしく事情を異にするのは，人の身体という対象の本性上，分解して故障の現場に到達することが原則として許されていない，つまり，外から探らなければならないという点にある．古くから日常語になっている医者の「診察」という言葉が，

その辺のデリケートな消息を物語っている.

　現在一般に行われている診断の原理と手順とをかいつまんで述べてみよう.あらかじめ一言注意しておきたいのは,それができるだけ正確でなければならないのは当然として,病気なるものの性質上迅速をたっとぶこと,場合によっては一刻を争うこともあるだけに,それができるだけ手順よく進められなければならないという点である.

　診察は原則として問診からはじまる.それは,上にも言ったように通例シナリオの序幕を直接知らない医師が,そこに進行しつつある病気の種（第10章の4参照）についてのおよその見当をつけ――前に論じたように病気が本質的に一意的な分類を拒んでいるという事情が,この手続をあたまから「予断」として斥けることのできない理由を構成する――その後に続いてとられる操作をできるだけ能率よくするためにも,同時にまた,当の患者の証言としてでなければえられない,少なくともえがたい情報をうるためにも欠かせない手続である.その情報とは,いわゆる家族歴（遺伝,生活環境）,当人の生活史と現在の環境など――それらはもとより単なる形式でなしに病因の参考資料の意味をもっている――のほかに,序幕からその時点に至るできるだけ詳しい経過（既往歴,アナムネーゼ）と,現在の患者の訴え,の三つからなる.

　中でも痛み（頭痛,腹痛,胸痛,神経痛など）,動悸,せき,いきぐるしさ,食欲不振,めまい,しびれ,その他さまざまのいわゆる症状（symptom）――病人にとって病気

とはそもそも症状のアンサンブルであると言われたことを思い出そう——がきわめて大切な情報であることは言うまでもないが，患者の訴えの中にはしばしば発熱，貧血，黄疸，浮腫，肥満，るいそう，腫瘤，発疹など，客観的に観察され，場合によっては量的に測定さえもできる「病徴」(sign) が含まれていて，それは当然，すぐあとで述べる臨床検査と接続するのだが，問診の段階で強いてその二つを区別するのは当らず，むしろ近年の日本での慣用のように，それらを一括して症状（症候）とよぶのがむしろ実際的だろう．

　容易に想像されるように，患者の表現はしばしば断片的であいまいだし，しかも，プライヴァシーにかかわるふしの多い人間の病気の本性に基づくさまざまな心理的の綾がそこに入りがちで，そのままでは科学的な診断の資料となりえない性質のものであることが多い．患者にできるだけ心を開かせ，正確に意味づけられない表現を補正し，あるいは誘導して，有用で豊かな情報をとりだす工夫が当然そこになければならないだろう．後に述べる医師・患者関係の正しい起始点がそこに求められる．かつてはもっぱら経験的な習熟に任せられていたその面は，近年とくに心身医学領域などでは，心理学的インタビューの技術の一環として開発されつつあるが，それは当然臨床医学一般に応用されてしかるべきものと考えられる．

　およそそうした問診が，単にあらかじめ用意された調査用紙の空欄を形式的に埋めていく作業とはかなり性格の異

なるものであることはもはや強調するまでもないだろう．諸般の現実的な事情と，後述の試験室的諸検査の偏重とに基づいて，現今の医療の現場で問診の意義がともすれば軽視されようとする傾向——当節の大病院でしばしば行われているいわゆる「予診」というあの能率主義的な手続がその一面をあらわしている——が遺憾である．その問診の間にも実は次に述べる視診もしばしば同時にはじまっているし，またその間にうかがわれる患者の行動なり思考法なり情緒的傾向なりが，その後の診療の方針を設計する上に貴重な資料でもなければならないのである．

いま言った視診とは，患者の体表にあらわれたさまざまの病徴の正確な観察——もとより単なる分析的な記載だけがすべてではない——を意味しているが，それは触診，打診，聴診などと並んで，いわゆる身体的診断法（世上しばしばみられる物理的診断法という言葉は，physical diagnosis の誤訳とみてよいだろう）の重要な一面である．それらの技法の詳細はすべて別の教科書に譲ってよい話だが，本章の趣旨に照らして二，三の問題に触れておきたい．

たしかに東西古今医者たちが視診や脈診と形の上では似た手続をいつも採用していたことは事実だとしても，今日われわれが考える意味での身体的診断法が軌道に乗ったのは，第Ⅰ部で述べたアウエンブルッガーの打診法とラエンネックの間接聴診法の発明以来のことであるとみておおむね誤りがない．そのアウエンブルッガーの「新考案」（Inventum Novum）という簡明な書物が，モルガーニの「病

気の座と原因」という近代病理解剖学の礎石となった業績と同年（1761年）に公けにされたのはまことに象徴的で，それはその数十年後に出たラエンネックがパリ学派の主流である病理解剖学派を代表する学者の1人であったこととも符節を合せている．身体的診断法は明らかに近代病理学とくに病理解剖学の裏付けをもった診断技法としてはじまったとみてよいものである．それは生前に身体の内景をうかがう新しい工夫であった，と言えばいまとなってはなんの変哲もない話のようだが，なんとかして内景を実証的に探ぐりたいと人々が考えはじめたところに，臨床医学における近代の到来をみなければならないだろう．それは18世紀ごろになってもなおその影響が強く残っていた体液論的・観念的な中世風の医学（第Ⅰ部参照）からの脱皮でもあり，後に触れる漢方医学とのフィロソフィーの違いでもある．

打診・聴診が多分に病理解剖学的思考に近縁だとすれば，やや遅れてはじまった，これも通例身体的診断法に含めて考えられている体温や血圧の測定，神経学的な諸検査（知覚，反射など），さらには近代的な意味における視診や脈診などは，おおむね病理生理学的思考の上に立っているものとみてよいだろう．

ところで，今日になってみるといくぶん旧式にみえないでもない打診法，聴診法にしても，実際問題として——医療は実際問題から遊離しては無意味である——今でもその習熟がきびしく要請される技術であることは強調されなけ

ればならないことだし，まして，全体的にみて身体的診断法の効用がきわめて大きく，他をもって代えがたいふしを多くもつことはあらためて言うまでもないことである．

だがそれはそれとして，たびたび言ったように，それらの多様な方法に基づいてえられる情報の中には，間接的なものが多く含まれていて，そこにどうしても，古い形容で言えば隔靴掻痒の憾みのあることも否みがたい．試験室的診断法（laboratory diagnosis）——もとより身体的診断法と言い試験室的診断法と言っても，その間に厳格な境のあるものではない——とよばれる方法がその不満に応えるために，とくに今世紀に入って急速に開発され，その勢いが今日でもとどまるところを知らないのはよく知られている通りである．臨床検査と言われるのはその部分的な手続で，当今の大病院では通例いわゆる中央検査部がそれを担当し，その高い水準の技術によって総合的な診断に協力する慣習が生まれている．それについては後にまた言及する折があるだろう．

実を言えば試験室的診断法の技術面はさきに第3章の2で述べた臨床病理学的方法のそれとほぼ一つであるわけで，繰り返しにわたるふしも多いが，本章の文脈で必要と思われるいくつかの点を手短かに記しておこう．

今日の診断技術の特質としてまず注目しなければならないのは，医師の「視界」の拡張に加えてその「視力」の強化である．

視界の拡張の一面は，前述のヘルムホルツの検眼鏡（眼

底検査)の発明にはじまり，とくに最近ファイバースコープによる写真術の進歩によって急激な発達をとげた内視鏡がもたらしたものである．そのもっともよく知られているのが実用性の高い胃カメラである．われわれは今日，気道や消化管，尿路，女性生殖器など外界に開かれた管腔はもとより，場合によっては腹腔，関節腔などの内部にカメラという眼の代理者を奥深く送りこんで，その内景を撮影することが可能になった．

病理形態学的検査が死体解剖やいわゆる試験的開腹手術のような異常事態に限られていたころにも，前にも言ったように血液だけは例外的な試料で，血球数，いわゆる血液像，血色素量，赤血球沈降速度その他の臨床検査が日常行われていたが，これも前に一言した肺癌，胃癌，子宮頸癌などのいわゆる細胞診という近年日常化した技術はその延長線にあるものとみられる．さらにまた近年では，骨髄，肝臓その他ごく小さな組織片を生存時に，実際上ほとんど無害に採取して病理組織学的検査——場合によっては酵素活性まで含めて——を行ういわゆる生検法（biopsy）の技法が普及している．それは上記の内視鏡としばしば組み合されてその威力を倍加する．

およそこのようにして診断に当たる医師の視界は以前に比べていちじるしく拡張され，顕微鏡検査とあいまって視力も強化されたが，とくに視力の強化という点で革命的意義をもったのが世紀の変り目におけるX線の発見であったことはあらためて言うまでもない．その後今世紀に入っ

てからの機械装置の改良と,造影剤の開発,造影法のさまざまな工夫などによって,X線診断の技術が今日までたえず進歩を続けてきたことは言うまでもないが,とくに最近登場したコンピューター断層撮影法(CT)なる画期的な技術は,走査X線撮影とコンピューターとを連動させて,任意の高さで人体のいわば輪切り像を連続的につくることに成功した.コンピューターという極度に迅速な計算機械は,また超音波の反射を視覚化する工夫をもたらした.それを言葉の厳格な意味で視力の強化と言うには当らないとしても,この種の人体内部の画像化の試みは,現時急速に進みつつある.もとよりそうした機器の驚嘆すべき性能もしっかりした病理学の支えを欠いては宝の持ち腐れに終るほかないだろう.

上に記された形態学的性格の強い診断法と並んで,と言うよりは年代的にはむしろそれに先き立って,さまざまの生理学・生化学的方法によって人体内部の病理学的消息をうかがう試みが工夫されはじめていたし,それが今日でははなはだ高い水準に到達していることもまたよく知られている通りである.

中でも血液と尿の二つは,体内の生化学的変化を強く反映するから,それを臨床診断に応用する試みはかなり早くからはじまっていたが,尿に出た蛋白や還元糖の定性的な検出というごく単純な話からスタートして,次第に定量化の段階に進んだ化学的方法が今日ではきわめて多彩な試験室的診断法に開花したことはよく知られている通りであ

る．それは検査法の性格から言えば多目的・スクリーニング的なものから正確な定量を要するものまで，また検査の対象について言えば，例えば尿における蛋白，糖，ビリルビン，ヘモグロビンなど本来そこに証明されてはならないもの，あるいは例えば血糖とかコレステロール，尿素窒素量，肝臓由来の諸酵素（GOT, GPT, LDH）などのように正常値の範囲をこえてはならないもの，さらにはさまざまの異常代謝産物，といったふうに話は一律ではない．それらの詳細についてはここに述べるまでもないが，一言つけ加えておきたいのは，例えばフェノールフタレインを与えて腎の機能を検査し（PSP試験），また，糖尿病ないしその類似疾患の診断に際して，わざと糖を与えて血糖値を測定し，その耐容量をしらべる（ブドウ糖耐容試験，GTT），というような，実験生理学的方法による機能の検査（負荷試験）もしばしば採用されることである．

およそこうしたさまざまの化学的検査法が，単なる「データ」として形式的に処理される前に，ちょうど前述の画像の判読が病理形態学の十分な用意を必要としたように，生化学と病理生理学のたしかな裏づけをもたなければならないのもまた当然である．

狭い意味での生理学的診断法として，体温，血圧の測定，簡単な神経系の検査など慣習的には身体的診断のついでに行われるものは別として，今日もっとも重い役目をもつものの一つに周知の心電計がある．それは，前にも記したように心筋の活動電位を体表のいろいろな組合せの2点に誘

1. 病気の診断

導して電圧計によって経時的に記録するもので，心臓刺激の形成や伝導の異常，心筋や心内膜の変化，電解質の異常などに基づく心臓機能の障害を図形に翻訳する．当然その解読には専門的な知識が要求されるが，それが循環器病診断上のきわめて強力な武器であることは言うまでもない．似たような器械に脳電計（脳波の記録），筋電計などがある．

そのほか，例えば呼吸にしても，視覚，聴覚，運動器官などについても，さまざまな生理学的診断法があるが，一々ここには述べない．

一言蛇足を添えておこう．その方法論的性格にしたがって上に順序立てて記されたさまざまの診断法は，もとより一人歩きすべきものでないことは言うまでもない．例えばいま記した心電図の分析は，多くの心臓疾患の診断に不可欠なものだとしても，同時に心臓のX線写真像という形態学的資料が多くの場合欠かせないし，また，それに先き立つ問診，視診（浮腫，その他），打診，聴診，脈診など，それぞれ重い役割を分担することを忘れてはなるまい．

たしかに，近年急激な発展をとげた諸種の試験室的診断法が，病気の診断の技術を多くの面で精密化したのはまぎれもない事実である．その意味で，当今の大都会で，その場合を問わずいわゆる「精密検査」——このうさん臭い言葉を誰がつくり出したかを寡聞にしてわたくしは知らないのだが——をうけることなしには患者の側が満足しない，逆にまた，いわゆる検査データさえ手にすれば話はそれで

決着した気になる，といういささか奇妙な現象がいつしか生まれたのにも無理もないふしがないでもないと言ってよいだろう．だが，前に詳しく述べた意味での臨床病理学の問題としては話は別だが，実際の医療の課題として，もし医療者側が患者のその「精密検査信仰」に安易に同調したとしたら——もっともその「信仰」は不見識な医師たちとマスメディアとによってつくられた疑いが濃いのだが——そこには技術の独走のみが目立って「はじめに病人があった」という医学・医療の原点を忘れたとがめを免かれないだろう．診断は医療のためであるからには，それは総合的で，正確で，迅速で，しかもできるだけむだを省いたものでなければならないのである．

　話をもとに戻そう．問診は別として，身体的診断法からはじまったここまでの記述は，もっぱら患者の病態を正確につきとめる手段にかかっていた．それに対して，同じく血液や排泄物（尿，糞便，喀痰），場合によっては穿刺によってえられる試料から，病因をつきとめようとするのが，細菌，真菌，リケッチア，ウイルスなどの病原微生物，蠕虫（とくに虫卵）の検査，あるいは毒物の化学的・生物学的検出である．それはしばしば治療と直結するから，微生物の場合には薬剤感受性（あるいは耐性）試験というような手続と接続することも多い．そこにはまた，微生物の抗原と共役する特異抗体の検出を主旨とする血清学的・免疫学的診断法（皮膚反応を含む）が並行して行われる．かつては頻繁に行われたウィダール反応は腸チフスの激減とと

もに昔話になったが，ワッセルマン反応やツベルクリン反応，その他今日でも現役のものも多い．

2. 病気の治療（ⅰ）——薬物療法

　本書のはじめに述べたように，病気が「人の悩み」ならば，それへの医師の対応も当然，全体的に「病人」をめざさなければならないには相違ないのだが，それはおいおいに述べることにして，話の順序としてしばらく病気の生物学の範囲に限定して治療の問題を考えてみよう．

　冷静に眺めれば，医学が近代深く入っても治療の面ではなはだ無力であったのは否みがたい事実であった．第Ⅰ部で述べたパリ学派のコルヴィサールとか新ヴィーン学派のスコーダなどのような前世紀第一級の臨床医学者たちが「治療懐疑主義者」と評された——その評言の当否は別として——ことからもその間の消息は何ほどか察せられるだろう．にもかかわらず，古来医師というなりわいが人々の信頼を博して連綿として続いていたという動かしがたい事実にはいろいろな理由も考えられるのだが，いまその記述は省く．

　一つだけたしかに言えることは，前に第12章でやや詳しく述べたように，病気にかかった人体が本来有力な復元のしくみをもっていること，昔から病気の本性を弁えたすぐれた医者たちは，そのときどきの医学知識に照らして病気を悪化させる条件をできるだけ除き，無用な介入をなるべく避けて，言うところの自然治癒力（vis medicatrix naturae）を重んずるのを治療の主旨とした，という事実である．

それをヒポクラテス主義とよんでよいならば，それは原則として現代でもほぼそのまま通用する話であるといってよい．以前とはうって変って医学が治療面でもさまざまな有効な手段を見出しつつある今日でも，後述の外科的治療のある種の局面を除けば，医師の役割は本質的にその自然治癒力の介助を大きく出ないとみるのが妥当だろう．20世紀医学の最大の収穫の一つであるあの抗生物質をもってしても，老人性肺炎や免疫不全症の患者の感染症が昔と変らず危険の大きい病気として眺められているのが，そのよい例証の一つである．

ところで，日本語では「医学」とも「内科学」とも，また「薬」とも訳されるmedicineという英語が，もともと「癒す」という意味のラテン語動詞 medeor に由来することからもおよそ察せられるように，薬物は東西古今医療の中でとくに重くみられていたものであった．

呪術や迷信の色彩の濃いものは別として，たしかに民間伝承の「薬」の中に今日みても有効なものも少なくないことを誰も否まないし，その系譜は今日の大学薬学部の生薬学にまで引き継がれているのだが，その前にぜひ考えておかなければならない重要な問題がある．

言ってみればあたりまえの話だが，ある物質が薬として「効く」と言われる場合，平たく言って三つのことがぜひ注意されなければならない．(1)ほんとうに効いたのか，(2)

何に効いたのか，(3)それに害が伴わなかったか．その一つ一つが薬剤療法を語る場合，きわめて重要で，しかもたいそうむずかしい問題を構成する．

　(1) 患者の経験談としてのある「薬」が「効いた」という陳述は，いろいろな意味で，かならずしも額面通りにはうけとることのできないものである．第一にその結末は自然治癒力のゆえであったかもしれない．現に，ある種の患者に，心理的効果をも計算に入れて医者の与えるプラシーボ (placebo,「気休め薬」とでも訳そうか．「喜ぶ」という意味のラテン語動詞の1人称単数未来形,「私は満足するだろう」)がしばしば奏功することをみても，それはかなり公算の大きい話だからである．同時にまた，回復には当然大きな喜びが伴うから，それを一も二もなく薬の効果ときめこんで，同病の人たちにも同じ喜びを頒ちたいと考えるのは人情の自然だし，反面，まったく同じ薬で治らなかった人々はその経験をいつとなしに忘れてしまうだろう．一方，その情報のうけ手である別の病人あるいは家族にとっては，効くという話ならむだでもやってみようという気持に動かされるのもこれまた自然の話だから，おのずから，いわゆる治験談は拡大再生産される傾向が強いし，そうでない場合にも，一度人々の耳に定着した「薬品」はそう容易には姿を消すことがない．

　いま患者側の治験談について吟味されたことは，実は古今の医師たちの判断についても残念ながらあてはまる場合が少なくなかったし，ことにまた，その「薬」の発見・発

明者と製造者について言えば，きびしく言って，そこには利害的な考慮が潜入しないという保証はないし，そうまで言わなくとも，希望的観測が薬効の判定を甘くする可能性までを否定することはできないのである．今日の専門的な立場では，新しい薬剤の薬効についていわゆる「二重めかくし法」(二重盲検法) による統計的判定という厳格な手続が要請されるゆえんがそこにある．古来，薬物療法と並んで万病に対する治療法の双峰をなしていた瀉血（刺絡）の効力を 19 世紀パリ学派のルイが，その言う数値的分析に基づいて大胆にも否定した歴史的な業績については第 I 部で述べたが，その後統計学的方法が薬効の判定にも広く用いられるようになったのは上に述べたことに照らしても当然のことであった．

　ところで，いま言った方法は，被験薬と外観やにおいなどで区別しがたいプラシーボ（この場合には「偽薬」と訳されることが多い）が対照群の患者に与えられるばかりでなく，一切の心理的影響を排除するために，そのいずれが誰に投与されたかは当事者の双方にも隠されたまま——二重目かくし法とよばれるゆえんである——試験も結果の統計的処理も第三者の管理の下に事務的に実施される，という冷たく客観的な判定法である点にその特質がある．もとよりその実行にはさまざまの困難が伴うし，ある意味で人体実験の要素が絡んでくる場合もあるから，今日でもその手続は毎常踏まれているわけではないとしても，薬効の判定というものが本来そうしたきびしい態度を要請している

ものであることは，どんなに強調されてもよいことである．

(2) 実を言えば，しかし，薬「効」の判定の前にもっと根本的な問題があった．上に記されたところの，薬は一体何に効いたと言われるのか，という問題である．たびたび記したように，もともと病人にとって病気とは何よりもまず症状のアンサンブルとしてうけとられるものであった．それをもう一つ割り切って苦痛と言いかえても大きな見当違いはないだろう．当然，それを除く，ないし軽減する薬はよく効いたと評価されるし，しかも，もはや繰り返すまでもなく一般に病気は自然治癒の経過をたどることが多いから，実はその場合症状を和らげただけであったとしても，結果においてはたしかにそれを良い薬であったとみるに妨げはない．

古今の民間薬と称せられるものが玉石混淆であったことは言うまでもないとしても，その中にこの種の「良薬」――場合によってはある種の病徴に対するものまで含めて――も少なくないことは事実だし，また，東西の伝統医学の中には，それらに共通する思弁的な医学理論（四体液・四性質説，緊張・弛緩の説，気の説，陰陽五行説など）の武装を一皮剝いでみれば，その真相は，豊かな経験に基づくその種の薬剤の効力を，強引にその理論体系に合せただけの話とみられるものも多い．実を言えばしかし，現代の薬物療法にさえ，実証科学が思弁的な理論に代っただけのことで，後追いの姿には似た面が少なくないというのが正直

のところだろう．

　だが，さきに第Ⅲ部で述べたように，近代科学としての病理学は症状・病徴の基底にはいつも異常な生物学的過程が進行していること，おのずからそこには一連の因果関係が存することをわれわれに教えたし，それはたしかにしばしば自然治癒の方向に向かうにしても，往々長期化し，変貌し，死因をつくることをわれわれに具体的に教えているからには，薬が何に効くか，何に効くことが求められるか，という問題もおのずから変ってこなければならないはずである．素朴な経験にもっぱらたよっていた本草学なり薬物学（materia medica）なりに代って生理学・病理学を踏まえた薬理学（pharmacology）がこうして19世紀の後半にスタートをきったのであった．

　あい前後して，生理学者と薬学者の協力による諸種のアルカロイド研究の進展と，近代化学の急速な発達を背景とする製薬学（pharmaceutics）の勃興が，次々と新しい合成化学薬品——はじめは主として解熱剤，鎮痛剤など対症的な性質のものだったが——を提供し，医者の手にする薬剤のレパートリーを豊かにしたが，それは当然薬理学の展望を広くするものでもあった．いま，歴史的経過の詳細を省いて，話を薬が何に効くのか，というさきの出題に戻そう．

　われわれは前に19世紀末の病原細菌学の誕生が病理学の歴史に画期的な意味をもったことを学んだが，ベーリング・北里によるジフテリア（および破傷風）抗毒素血清の発明は，その驚嘆すべき効力と同時に，それが病因（外因）

そのものを攻撃点とする抜本的な治療法であるという意味で，薬物療法の世界にいわば意識革命をもたらしたのであった．

その血清療法に追いかけて，エールリッヒ・秦のサルヴァルサン（新たに合成された一種の有機砒素化合物）の発見（1910年）がいわゆる化学療法の扉を開いた．その化学療法（chemotherapy）という少々誤解を招きやすい言葉は，合成化学薬品による治療一般をさすものではなしに，上記の血清療法と同じく病因療法に属し，侵入者である病原微生物を攻撃目標とする化学物質による感染病の治療を意味している．サルヴァルサンは人類の宿敵である梅毒の病原スピロヘータを狙い討ちにする「魔法の弾丸」（エールリッヒ）であった．

言うまでもなく急性，慢性の感染病は古来病気の筆頭にあったし，サルヴァルサンの効力はセンセーショナルでさえあったから，多くの学者が争って化学療法の開拓に志したことは容易に想像される通りである．その後挫折の繰り返しの後に，1930年代にいわゆるサルファ剤が華々しく登場して諸種の細菌性疾患の治療の面目を一新したが，さらに，さきにフレミング（Alexander Fleming）が一種のアオカビから発見して，第二次大戦中，英米両国の戦時研究として1940年代後半に工業化の域に達したペニシリンと，遅れてワクスマン（Selman Waksman）が土壌中の放線菌から発見したストレプトマイシンの二つを先頭とするかずかずのいわゆる抗生物質（antibiotics）——生物とくに微

生物によってつくられ微生物ないし生細胞の機能を阻害する物質の総称で，それによる治療もまた化学療法の中に含めて語られる——の時代が到来した．

化学療法剤の詳細は薬理学の教科書に譲るが，いずれにしても，それをとくに実際面における 20 世紀医学の最大の収穫と評価しておそらく異論はないだろう．たしかにウイルス病はいままでのところその射程の外にあるが，少なくとも細菌性の流行病に関するかぎり，化学療法の成果によって，古来人類を脅かし続けていたその鋭い牙はほとんど失われたと言っても過言ではないだろう．

よく知られているように，近年では化学療法という言葉は拡張されて，癌の治療の面でもその応用の試みが進んでいる．癌細胞が人体にとってあたかも増殖する寄生体のようにふるまうところからきた着想である．ところで，化学療法剤とは，もともと微生物の代謝——ここではとくに一連の合成反応——の一部を的確に阻害することによってその寄生体の増殖を抑えることを主旨とするのだが，元来人体からは独立の，当然代謝形式を互いにいちじるしく異にする病原微生物と違って，癌細胞は，人体細胞のいわば異端者とも言うべき実体だから，癌細胞の増殖を阻止する物質は多くても，それらは一般に人体に対する毒性がはなはだ強く，薬としての適格性をもつものをみつける仕事は微生物病の化学療法剤の開発——そこにも毒性の問題はいつも絡んではいるのだが——の場合に比べて遥かに困難である．癌という病気の特殊な事情のゆえに，貧血その他多少

の副作用は覚悟の上で,外科手術や放射線療法のいわば補助手段として今日実地に広く用いられているいわゆる制癌剤（抗癌剤）の種類はそう少なくはないのだが,その使い方にはいろいろむずかしい問題が残されているし,もっと安心して使える薬の開発が熱心に試みられているのが現況である.

薬物療法の領域における今世紀の進歩は,もとより化学療法に限られた話ではない.

栄養学の進歩は,ビタミン欠乏症のようないわば負の外因によっておこる病気の適切な対策を教えたし,また遺伝病のようないかんともしがたくみえる病気についてすら,今日ではいたずらに手を拱くことなく,例えばフェニルケトン尿症の患者に,フェニルアラニン量を制限した食事療法によって知能低下を抑止するような工夫が生まれるようになった.また同じように内分泌学の進歩は,諸種のホルモン剤による治療の可能性を大きく開いた.

いま記されたいくつかの例は広い意味での生化学の話題と言ってよいだろうが,最近数十年間における生理学の目覚ましい進歩と,前述のように19世紀後半にはじまった製薬化学のこれまた加速度的な発展とが呼応し合って,薬物療法の面目をほとんど一新してしまったことはよく知られている通りである.

こうして今日の医師がもっている薬剤群を薬効の角度からみると,(前記の化学療法剤のほかに)鎮痛剤,麻酔剤（全身あるいは局所）,解熱剤,交感（副交感）神経遮断剤,

抗てんかん剤，強心剤，利尿剤，降圧剤，抗ヒスタミン剤，抗炎症剤，抗血液凝固剤，造血剤，免疫抑制剤，等々さまざまである．

その中には例えばジギタリス（18世紀に民間伝承薬の中から採用）のような歴史の古いものも稀にないではないし，アルカロイド（言うまでもなくすべてもともとは天然物から精製されたもの，例えばモルヒネ）や解熱剤その他，19世紀化学の産物の多少とも形を変えて残っているものもないとは言わないにしても，その大多数はまったく新顔で，今日の処方を例えば今世紀30年代ごろのそれと比べても，まったく隔世の感があると言ってよい．

ところで，「薬効の角度からみると」と言われた上記の区分は，本節でのわれわれの話の筋に照らせば，薬が何に効くのか，という上の問いにはからずもおよそ答えた形になっていたわけだが，いまその辺の問題をもう少々掘り下げて考えてみよう．たしかに，上に列挙されたいわゆる新薬の中には，病因に直接立ち向う（病因療法）化学療法剤などと違って，症状や病徴の緩和ないし消退に効いているもの（対症療法）が，おのずから抜本的な治療とは言いがたいものの多く含まれているのは事実である．しかし，もともと病人にとって病気が症状のアンサンブルであるという現実が今でも変りないとすれば，さまざまな由来をもつ症状ないし苦痛を，的確に，そして強力に緩和する手段の豊かなレパートリーをもつに至った——もはや言うまでもなくそこには自然治癒力の発動にいつも大きな期待がもたれ

ているわけだが——ことは,医療にとってのきわめて大きな前進と言わなければならないだろう.

いま「的確にそして強力に」と言われたことの背景には,症状なり病徴として現象するものの背後にある病理・生理学的事態に関する正確な理解,薬理学の精密化,特定の候補物質からつくられた多数の誘導体についての精力的な比較実験,後述の無害性の検定,前述の二重めかくし法による臨床研究,といった現代的状況があって,昔風の素朴な経験に基づく対症薬とはその面目を異にすることは言うまでもない.

もっとも,薬理作用,つまり薬効の化学と生理学・生物学については,かなり精密につきとめられたもののある一方,例えば日常の解熱剤,鎮痛薬などについてすら不明な点のきわめて多いのは事実だし,また,薬をめぐる諸問題が現実の社会ではいま言ったようなきれいごとですまないふしをいろいろ残しているのは否みがたい事実である.中でも大切ないくつかの実際問題については,後にまた言及する折があるだろう.

さらにここで一つ大切なことが注意されなければならない.前にやや詳しく検討されたように,生物学的過程としての病気の進行がかならずしも一次的な外因・内因によって決定的に方向づけられるものではないこと,おのずからその過程の中で生起するさまざまな局面には,いわば系列的・段階的な因果関係がある,という事実である.したがって,例えば,上記のホルモン剤の一例としてのインシュ

リンはその原病巣を手つかずに残したまま血糖値の上昇を防ぐという意味では対症的な治療法ではあるが，前にも述べたように，血糖値の持続的な上昇が早晩さまざまな新しい病気を招くからには，それは後者に対しては病因療法——多分に予防的の意味ではあるが——とみられてもよいはずだし同じような意味で諸種の血圧降下剤（降圧剤）を一概に対症療法と言えないふしがある．もっと短期的な眼で見ても，当面の病徴を緩和する手続の意味が単に表面的にうけとられてはならない場合も少なくない．

いまこの問題に触れたのは，さきに診断が単なる病名の「判定」にとどまってはならないと言われたのと似た意味で，薬剤療法は，単に処方集に準拠した形式的の手続——それでは常識的な「効いた・効かない」の話と本質的に大きな隔たりはないのである——に終ってはならないこと，医学的な薬剤療法の戦術は，いつも，前に言った意味での正確な診断の上に立って，その病態と薬理学とをしっかり踏まえて患者ごとに設計されなければならないという，言ってみればあたりまえのことを指摘したかったからである．

(3) 前に記した第三の問題に話を移そう．一般に薬剤は人体の生理作用を補強しあるいは変改する性質のものであるからには，量と使い方によっては，それが毒物となる可能性のあることはいつも留意しなければならないし，また長期の連用がしばしば薬効の減退を招くばかりか，いわゆる麻薬や覚醒アミン類などにその典型がみられるように，

心理的および身体的の薬物依存性をもたらし，場合によっては嗜癖（addiction）という精神医学の対象となる事態の成立することすらあることはよく知られている通りである．

治療上一応適切とみられる量と経路で薬物が用いられた場合にもなお避けがたい軽度の故障（食欲不振，頭痛，薬剤疹など）は通常副作用とよばれるが，どこまでそれが許容されるかは，前に一度触れた制癌剤の話にもその一斑が察せられるように，多く状況判断の問題にかかっている．近年登場した強力な薬剤の中には，当然予想されるように副作用もまた強いものの多いことは残念ながら事実で，いわゆる薬害とその対策の研究は今日の医学の大きな課題の一つとなった．

およそこの方角にあるいわゆる医原病（iatrogenic diseases）の問題に一言触れておこう．この言葉はもともと医師・患者関係（後述）における医師の心理的未熟ないし錯誤によって生じたいろいろな形の神経症をさすものであったが，今日では，むしろ薬剤療法，外科的療法，その他すべて医師の治療的処置によって新たにつくり出された病気一般をさすようになった．

そこにはしかし，医学的にも，またとくに実際上の責任問題としてもかなりむずかしい問題がある．上に副作用と言われた程度のものまでそれに入れるのは極端だとしても，例えば胃癌患者における胃の全摘手術に必然的に継起するところの胃粘膜が分泌する「内因子」の欠落に基づく

貧血症のような不可避的なものから，他方には手術過誤に基づく明白な過失まで，幅広いスペクトルが広義の医原病に含まれているからである．本節の主題である薬剤療法にしても例えばステロイド・ホルモンのような両刃の剣とも言うべき薬剤に頻発する医原病の問題は，対象となる患者の病気の種類と病状のいかんによってはたいそうむずかしい問題を形成する．だがいずれにしても，薬剤の濫用や危険を伴いがちの診断技術の無思慮の実施によって医原病成立の機会を多くしている当今の否みがたい傾向には，大きな戒心が求められている．

そうした医原病のもっとも痛ましい実例にあのサリドマイド症やスモンがある．この種の医原病の場合，明らかに上に言った治療過誤であるには相違ないが，その責任は，少なくともその初期段階においては，むしろそうした物質を薬品としてつくり，広め，それを公認した人たちの側にあると——場合によっては個々の医師の責任がないとは言えないにしても——言うべきだろう．

医薬品の厳重な検定という当然の問題が近年遅まきながら励行されるようになったゆえんがそこにある．そこでは，確実に有効であることが実験的，臨床的に確かめられると同時に，薬害——それは従前考慮されていたような短期間に現われるものだけでなく胎芽に対する発生学的の影響（催奇形性），将来の発癌性の有無まで含めて——の問題まで，広範なチェック・ポイントが精密な試験によって調べ上げられなければならない．

3. 病気の治療（ⅱ）——外科的療法

　古来，外科医たちの任務は，人体の外側におこるできごと，すなわち外傷（骨折，脱臼，創傷など）や皮膚疾患，梅毒のような病気に限られ，外科医の特技である手術——もともと外科に当る外国語 surgery（Chirurgie）は「手仕事」というほどの意味である——も，たかだか四肢切断術のような外回りの話に終っていた．もっとも外科医の技術が古代インド，エジプト，ギリシャなどをはじめ，今日人の想像以上に高い水準にしばしば達していたことは覚えられてよい．

　しかし，周知のように今日では運動器官の故障の治療は多く整形外科——その外国語 orthopedics が示すように，もともとそれは例えば脊椎彎曲症，内反足，斜頸など「小児」の「整形」処置を任務として 18 世紀にスタートした分科だが——に，皮膚疾患は 19 世紀ごろから独立した皮膚科学に移管され，現代外科学の対象はむしろ内臓諸器官や脳などのある種の病気の診療に多く移って，伝統的な内科・外科の区別は，病気の所在でなしに，それぞれの得手とする治療法の性格にかかるようになった．

　また，整形外科，産婦人科，泌尿器科はもとより，眼科，耳鼻咽喉科などにおいても，手術的処置の適用範囲は大きく拡がって，臨床医学の展望がとくに今世紀に入って一新したことが注目される．いまこれを記している 1981 年のちょうど 100 年前の 1881 年に，ヴィーンの卓抜な外科医学者ビルロート（Theodor Billroth）が幽門癌患者の胃切除

術にはじめて成功した——手術法の領域で「ビルロートの第1法」,「同第2法」という言葉が今日でも生きている——のがその象徴的な事件であった.

そうした外科革命を成就させた前提条件は, また今日の外科手術の技術的な基礎でもあるわけだから, 少々繰り返しにわたるが, ここでそれを簡単に検討してみよう.

古来, 手術の最大の障害は化膿であった. その原因がわれわれの周辺に遍在する化膿菌にほかならないことは, 言うまでもなく病原細菌学の登場によって決定されたことだが, それに先き立ってパストゥールの発酵・腐敗の研究に示唆をえて, 石炭酸の噴霧によっていわゆる防腐 (antiseptic) 手術法という画期的な方法を考案して大きな成果をえたのが, 前にも述べたように1860年代の有名なリスター (Joseph Lister) の仕事であった. それにはしかし大きな欠点もあったのだが, その趣旨を徹底させて, 今日もなお通用している無菌 (aseptic) 手術法を発明したのはコッホを生んだドイツの外科医たちの功績であった.

半世紀あまりを隔てて抗生物質の登場が化膿の防止に大きな武器を加えたことを一言しておこう. 考えれば容易にわかるように, 腹腔, 胸腔, 骨盤腔などがメスで開かれた場合, 腹膜炎などがないかぎりそこは当然無菌であるには相違ないが, いよいよ消化管, 呼吸気道, 女性生殖器などの内部が露出すれば, そこはいわば細菌の巣だから, 細心の注意をもってしても手術野周辺の汚染は不可避である. もちろんそこでも食細胞の活動という自然治癒力が発動す

るから，従前もおおむねことなきをえたものの，抗生物質の登場によって内臓外科の射程が大きく伸びた次第は想像にかたくないだろう．

　化膿と並んで，手術に伴う激痛は古来外科手術の大きな妨げであった．当然痛みをまぎらす工夫はいろいろ試みられたし，わが国では漢蘭折衷派の華岡青洲が麻沸散（マンダラゲとトリカブトを主成分とする）という麻酔薬を工夫して乳癌手術を試みた（1805 年）という顕著な足跡を残しているが，笑気（亜酸化窒素），エーテル，クロロホルムなどの吸入による全身麻酔法による手術をはじめて軌道に乗せたのは 19 世紀中葉アメリカの医師，歯科医師たち——誰がその発明の先取権をもつかについては紛争が多かった——の大きな功績であった．手術室から患者の悲鳴は絶え，新しい大手術が続々と試みられるようになった．次いで開発された局所麻酔法の用途も大きい．

　その麻酔術はさらに今世紀の 30～40 年代以後飛躍的な発展をとげ，麻酔学なる専門分科の成立をみるに至った．今日の大手術に当っては，呼吸，循環，神経系の生理学および薬理学に精通し，精巧な吸入装置と種々の生理学的測定機械，1 セットの性能すぐれた——生理的に安全度が高くかつ引火による爆発の危険のない——麻酔薬，さらには筋弛緩剤，後述の輸血・輸液などを自由に駆使して，長時間にわたって安全に麻酔を継続させる専門技能をもった麻酔医が外科医のチームメートとなって，かつては考えられなかったほどの長時間にわたって，安心して手術が実施で

きるようになった．場合によっては，出血量を小さくするための低血圧法，自律神経の反応を抑制して手術侵襲の耐容性を高めるための人工冬眠法，組織の代謝を低下させる低体温法などといったさまざまの工夫も麻酔医の手中にある．（なおこの新しい麻酔学の知識は，呼吸・循環というヴァイタルな生理作用の実際問題に深くかかわっているので，当今その必要性が目立って大きくなった救急蘇生法にも用途が広いのだが，ここではその話には立ち入らない．）

　無菌手術法，麻酔法という二つの大きな柱に加えて，輸血法の大きな貢献も見すごされてはなるまい．手術に伴う出血がいつも外科医の悩みの種であることは言うまでもないから，血管結紮法や止血の工夫は古くからあった．輸血という着想も歴史は古いが，そのたびごとにみじめな失敗に終ったのには，今日考えれば当然の理由があったわけだが，今世紀はじめランドシュタイナー（Karl Landsteiner）によるヒトの血液型（A, B, O 型）の発見は，既往の不成功の理由を明らかにして，輸血を安全に実行する途を開いた．今日ではそのほか，いろいろな形の輸液がしばしば行われる．もとより，前述の「内部環境」の調整を目的とする輸液の効用は，外科手術の場合だけに限られた話ではないのはよく知られている通りである．

　ついでながらもう一つ技術的な面でここにつけ加えておかなければならないのは，前に述べた近年における診断技術の進歩である．外科手術が事前に病変の所在のできるだけ正確な観測を必要とすることは言うまでもないことで，

その意味でX線や内視鏡にはじまった「視野の拡大」と「視力の強化」が、とくに外科学と結びやすい性格のものであったことは容易に理解される話である。同時にまた、そこには手術の侵襲にどこまで耐えられるか、といったような別の課題が加わるだろう。

およそこのようにして、かつては文字通り「外」回りの手仕事であった外科医の職能が、いまや消化器、循環器、呼吸器などの内臓諸器官はおろか硬い頭蓋の中の脳にまで及ぶことになったのは誰も知る通りだし、また、外科を標榜しない諸分科の中にも観血手術の方法を欠いては形をなさないものの多いことは前にも記した通りである。もとよりその詳細は本書の話題ではない。

にもかかわらず、外科（surgery）が「手仕事」であることには今日でも変りはないのだが、しかし、例えば骨折や脱臼のような比較的簡単な解剖学的知識だけでおおむねことたりていた時代と違って、対象が内臓や脳になってみると高い水準の解剖学的・生理学的知識の用意を欠いては手術の成功もおぼつかないことは理解にかたくないだろう。今世紀の外科革命が、たしかに前述のような手術の基礎となる滅菌法や麻酔術などの発明なしには実現しえなかったことは言うまでもないが、同時にそこには、手術が完了した暁における生理機能の正確な見通しに立った正しい「構想」なしには現代の外科手術は成立しえないことを見落してはならないだろう。その意味で外科学の革命もまた明らかに現代生物学の達成なしには考えられないものであっ

た.

　ついでながらここで一言しておきたいのは，次の問題である．いま「見通し」と言ったが，大手術にはいつもさまざまの形の大きな創傷，器官ないし組織の大小の欠損，自律神経の攪乱に基づくあれこれの生理機能の乱れなどが不可避的に生ずるわけで，その多くは自然治癒力や適応によって早晩平衡に達するにしても，それはある意味で一つの医原病でもあることを忘れてはなるまい．しかも手術の大きな侵襲の後には肺炎その他二次的な病気を誘発する可能性も当然いつも考慮されなければならない．そうしたいわゆる術後管理の多くは，外科医に課せられた「内科医的の」仕事である．

　ここで話題を大きく変えて，現代の科学技術の発展を背景として開けた外科学のまったく新しい一面に触れておこう．

　前節の薬剤療法などと相違して機械の修理に近い性格をもった外科医の仕事の中には，たしかに例えば脱臼の修復とか傷口の縫合などのように手助けの意味をもつものがなかったとは言わないが，生体に対する人力の限界を考えれば容易に了解できるように，病的産物の排除（例えば切開による排膿）とか，病変部の切除（例えば虫垂炎，腎臓結核症，とくにまた癌においては波及の可能性ある組織まで含めて）というような消極的な手段におおむね限られていた．

　もっとも今日の眼でみれば，ごく素朴な意味での人間工

3. 病気の治療（ⅱ）——外科的療法

学的発想から，損われた機能を補正する工夫が実は古くからなかったわけではない．眼鏡や義歯，あるいは義手・義足などがそれである．しかし，それらは一般に人体と機械とを接続する形をとるものだったし，しかもその仕事は硬組織の補充とか感覚器の入口（眼鏡，補聴器）の補正とかにおおむねとどまって，内部器官の模様がえについてははじめから相談にもならない話であった．

だが，手術を病巣の切除までで打ち切って，あとを自然にゆだねる姿勢は原則的には妥当だとしても，自然治癒力にも適応能力にも当然限界はあって，大幅な欠損による諸障害はいかんともしがたいから，外科学と工学的技術水準の躍進を背景として，人々がようやく欠損部の補塡ないし再建に思いをいたすようになったのも自然の勢いであった．

それは原理的に二つの異なった途で現代外科学のプログラムに乗るようになった．いわゆる臓器移植と人工器官（人工臓器）がそれである．

火傷などで皮膚の広い範囲の欠損がおこったとき，移植によってそれを補う試みが，当人の皮膚片でなければいつも失敗に終るという経験的によく知られていた事実が免疫学的機序に基づくことが明らかにされたのは今世紀40年代の話で，それは実は前に述べた今世紀後半の免疫学革命の引き金となった生物学上の大業績であった．

移植免疫の理論の話にはここでは戻らないが，皮膚に限らずすべての臓器移植の試みには，他の個体由来の細胞に

対して必然的におこる免疫の成立——角膜だけはその解剖学的特質に基づいて例外的に抗体産生をみないので角膜移植は早くから実用化している——とそれに継起するアレルギー炎による移植片排除，いわゆる拒絶反応の問題がそこに残っている．免疫遺伝学の近年の大きな進歩によって，供与される臓器の選択に何ほどかの指針が与えられるようになったし，またいわゆる免疫抑制剤の持続的な投与によって拒絶反応の軽減も可能——その反面感染や癌に対する抵抗を弱くするリスクがいつも同伴する——で，その障害はなんとか許容できる程度にもなったから，腎臓移植などがすでに実用的段階に入っているのはよく知られている通りである．

臓器移植をめぐって，倫理的角度からさまざまの論議のあることは周知の通りである．いま言った腎臓の場合には幸いにそれが1対あって，その一つを失っても生命に大きな支障のないことは結核症の多かった時代にしばしば行われた腎摘手術の経験によっても確かめられているし，また腎臓や角膜は死体からの移植も可能だから，問題性は比較的には小さいとしても，そこにも当然前に述べた死の判定の問題が絡んでくるし，ことにかつてわが国でも一度報告された心臓移植になると，問題はきわめて深刻にならざるをえない．わが国ではその後それに続く企ての絶えているのは妥当である*．

同じく補填あるいは代行の趣意だが，まったく流儀の違うのがいわゆる人工器官（臓器）ないしそれに準ずるさま

ざまの工学技術的な試みである．近年における高分子合成化学，エレクトロニクス，システム工学など，科学技術の目覚ましい発達がその領域の展望を大きく開いた．

　直視下心臓手術に常用される人工心肺装置や慢性腎不全患者の治療に用いられる透析装置——それらは臨時のものだとしても明らかに人工臓器とみられるものである——などのような体外に据えつけられる多少とも大がかりな装置と，手術的操作によって体内に埋めこまれるものとがある．後者の中には，人工血管，人工の心臓弁，同じく心臓のペースメーカー，人工関節などのようにすでに実用の域に達しているものもはなはだ多いし，また例えば義手，義足のような昔からあるものについてもサイバネティックスの進歩を踏まえて以前とは比べものにならない性能をもつものに変りつつある．この領域の研究は文字通り日進月歩で，ここではその動向を追っている余裕がない．

4. 病気の治療（ⅲ）——リハビリテーション，その他

　今日の医学における治療の主役とみられる上述の薬剤療法と外科学療法のほかに，主だったものを拾っても例えば食事療法，放射線療法などを逸することができない．いまそれらに深入りしている余裕がないのだが，本章の主題に即して二，三の注意書きを添えておこう．

　＊　1997年に「臓器の移植に関する法律」（臓器移植法）が施行されてからは，日本国内で心臓移植が行われている．[文庫編集部注]

その一つはヒポクラテス以来の病人食の一般的なこまかい配慮——それはむしろ医療と看護の境界にある問題とも考えられるのだが——と，例えば前に一言したフェニルケトン尿症の食事とか糖尿病その他の代謝疾患あるいは腎炎などの食事療法とは一応区別して考えるのが合理的だという点である．

　似たような意味で精神疾患，とくに神経症における精神療法と次章で述べられる医師・患者関係の場面において望まれるさまざまの心理的配慮とを混同することは学問的には不正確とすべきだろう．その精神療法と言われるものの中には，フロイト以来の精神分析諸派の話，わが国では森田療法の寄与など重要な話題は多いのだが，それらは精神医学の専門書に譲らなければなるまい．

　前世紀の終りに発見され，今世紀20年代の線量測定法の開発によって面目を一新したX線の治療的応用，今世紀はじめのラジウムの発見にはじまり30年代以後放射性同位元素研究の急激な発展によって新たに人の手に入ったコバルト60，ヨード131などによる治療など，ひっくるめて放射線療法が今日大きな専門分野の仕事になっていることは言うまでもない．それらの用途は広い範囲にまたがっているが，その主な対象が癌にあることはよく知られている通りである．それはメスによる病巣の切除と似た性格をもつ病巣の破壊をめざすもので，広い意味における外科的療法の一つとみることもできる．

　それらの重要な話題をそれぞれ専門書に譲って，本節の

標題にリハビリテーションをあえて先に立てたのは，それが「病気とは何か」という本書の主題を今日の状況で考える上に，省くことのできないいろいろの問題性を含むとみられるからであった．

　医学的治療が今世紀に入ってまったく面目を改めたこと，それがなんと言っても薬剤療法および外科的療法の画期的な発展に基づくことはもはや繰り返すまでもない．もとよりわれわれの周囲における病気の状況が近年目立って好転したのには，後述の公衆衛生学の発達，栄養の一般的な改善，その他さまざまの原因が合せ考えられなければならないのだが，それがまた医学にはね返って，いろいろな意味でその状況を大きく変えたことが注目されなければならない．

　かつては死因統計の上位を占めていた急性，慢性の感染病が近年激減して，心臓・血管系の疾患と悪性新生物（癌）がそれに代ったこと，また交通事故死のような新顔が上位に浮んできたこともしばしば指摘されている通りで，その新しい状況が現代における医学者たちの意識にさまざまの形で大きな影響をもたらしたのであった．本章の主題である治療に関して言えば，リハビリテーションという新しい問題への開眼がその一面である．（以下の叙述について，わたくしは砂原茂一博士の佳作「リハビリテーション」（岩波新書，1980）に学んだところが多い．記して感謝する．ただし，本書の文脈に合せたデフォルメのために思想と主張にとんだ原著の意図をもしかしたら大きく損じたことを

惧れる.)

リハビリテーション（rehabilitation）とは habilitare（能力を与える）というラテン語から出た言葉で,「もとに戻す」,「復権させる」ほどの意と解しておおむね誤りがないだろう.

医学的にみてリハビリテーションの中核をなす概念は, 多少とも長期に持続する「障害」（impairment ないし disability）, すなわち, 主として生活面からみた身体的・心理的能力の損傷ないし不足とみてよいだろう. もっとも, 同じ障害という言葉は, 例えば病理・生理学的な意味における機能障害（dysfunction）というような形でこれまでも再々出たし, 今日でもその意味で学問的に用いられることをやめたわけではないのだが, 本節の主題としての「障害」は例えば身体障害者という用語例にみられるように, 生物学的な障害であると同時に, 生活的・社会的・人間学的な意味合いの濃いものであることを注意しよう.

そうした意味での「障害」も, 実はもともと素朴な体験としての病気という「悩み」の中にさまざまな形で含まれていたはずなのだが（序章の3「はじめに病人があった」参照）, 医療が次第に科学の中に埋没するに伴って, とかく視野の周辺に追いやられるものの一つとなり, 裏返して患者自身もその処理を医者に求めることをしなくなったとみることもできるだろう. そこには, かつては病人がもっとも切実な形で病気として身に感じ, 医者を訪れるのが, 急性病という健康状態——健康については後にあらためて考察

される折が再三あるだろう——から急に大きな落差をつくり,生命の危険が予想されることの多い場合であった,というもっともな事情も手伝っていた.他方,遺伝病などの先天的疾患にははじめからあきらめに似た気持がそこにあることが多いし,急性期が去ったあとに持続するいわゆる後遺症や,ある種の慢性病さえ「不治」と観ぜられれば,信心の世界はそこに開けたとしても,医師の出番はみつかりにくかったのには無理もないふしがあった.

だが,もし医療が生物機械の故障修理でなくて,「病んだ人」への助力であるならば,さし当って今日の生物学的技術では——もしかしたら将来とも——根治はできないまでも,そこにみられる持続的な障害の進行をとどめ,改善あるいは補助手段の可能性を開発した上で,障害に伴いがちの社会からの落伍——病気が「悩み」であるのは,それが単に身体的な苦しみであるだけでなく病人がおかれた一種の疎外状況がもたらすさまざまな意味での不如意に基づくふしが大きい——を「もとに戻す」,リハビリテートする努力が当然試みられなければならなかったはずではないだろうか.それは本来治療の重要な一面ではないだろうか.

もっとも,上に一言した持続的な身体障害に対する治療が単なる生物学的な修復に終ってはならないことを弁えて,それをつとに実践に移していた心ある医学者は例えば整形外科領域——それはとくに春秋にとんだ小児を対象とする臨床分科である——などには以前からも稀ではなかったのは事実だし,ほかの領域でもその面がいつも無視され

ていたわけではもとよりない．だが，リハビリテーション
という言葉がとくに近年人々の間に定着するに至ったのに
は，いくつかの前提となる条件が重なっている．

　本書のこれまでの文脈に即して医学の側からみれば，上
にも言ったように臨床医学の重心が次第に慢性疾患の方に
傾くようになった――中でも多い心臓・血管系の病気は，
しばしば脳卒中から，持続する片麻痺，言語障害などに変
貌する（第12章の6参照）――こと，他方では外科手術，
救急蘇生法の進歩などが，生命は救ったが障害をながくあ
とに残す事態をしばしば招くという新しい事態，交通事故
による障害の激増，およそそういった現代的状況が問題の
所在を医学者たちに教えたことは事実である．（実は溯っ
て第二次大戦が生んだ莫大な数の戦傷者の処遇がリハビリ
テーション医学の展開への大きな刺激の一つでもあったの
だが，われわれはそれが日本でなくアメリカの話であるこ
とを恥じなければなるまい．）

　そうした医学の動向と呼応して，長い間不当に軽視され
がちであった身体障害者の人としての権利を尊重し，差別
を廃して，その「身体的・心理的・社会的・職業的・経済
的有用性を最大限に回復」させ（1941年アメリカ，リハ
ビリテーション委員会），温かく迎え入れようとする一般社
会の側の自覚の潮が高まってきたのは誰の眼にもつく事実
で，その刺激なしには医学者の意識の変革もおそらくはよ
ほど遅れたろう．

　リハビリテーションが本来いま言ったような意味をもつ

とするならば，それは当然医学をこえて，教育，職業訓練，社会の受け入れ態勢の諸問題にもまたがる広範で総合的な課題でなければならないわけだが，ここでは本書の趣意に照らして話を狭く医学的課題としてのリハビリテーションの問題に一応絞ることにした．

上に述べてきたことに照らしても，それが単に運動器官の障害（肢体不自由）だけでなしに，精神薄弱その他の精神疾患，視覚・聴覚の障害，慢性の内科疾患などにわたる多岐な課題を含むことは言うまでもないだろう．現状ではしかし，いわゆるリハビリテーション医学の中心問題が急性期を幸いに過ぎた脳卒中にあることは事実だから，一言それに触れて本節を結ぶことにしたい．

それはいわゆるアフターケアである前に，発作後許されるかぎり早期に開始されることが望ましく，とくにまた患者自身の正しい認識と自覚的な努力が予後を大きく左右することが強調されなければならない．

当然長期にわたるその地味で根気のいる仕事は，医師を中心に，理学療法士，作業療法士（それらはそれぞれ今日法律による資格認定の制度がある），さらには言語療法，臨床心理の技能者など，さまざまな医療関係職種をもって構成されるリハビリテーション・チームの円滑な協力態勢によって進められなければならない．その外側には義肢製作をはじめとするさまざまな現代的課題をもつ人間工学技術者，さらにはまた医学領域と社会をつなぐ局面に独自の任務をもつソシアル・ワーカーなど，多くの人々の仕事場が

あることもまた言うをまたない．

第Ⅲ部で述べた病気の理法の科学の上に立って，その治療の話を続けてきたわれわれは，リハビリテーションの問題に触れて，医療が，そして溯っては医学が，実は単に生物学の話にとどまらないこと，とどまってはならないものであること，をはからずも具体的に学ぶきっかけをえた．もとよりわれわれは，本書のはじめからその辺の問題の所在を意識し，たびたび指摘もしていたのだが，もはやくどく述べるまでもない理由に基づいて，これまで長い間その生物学的な面に焦点を合せてきたわれわれの話は，この辺からそろそろ異質の話題をまじえることになるだろう．

(付論)　いわゆる漢方医学の諸問題

日本に生を享け，その文化の歴史を背負ったわれわれ日本人の手で書かれる「医学概論」の中で，いわゆる漢方医学（その「漢方」は前にも記されたように蘭方，洋方に対する日本語で，しかも狭義には前述の古方派系統の医学をさすが，ここでは一般によびなれていることでもあるので，それを中国伝統医学と同意語とみて話を進めよう）の問題を避けて通ることは許されないだろう．ただそれは近代医学の基調である生物科学とはかなり異なる構造をもつ学問体系で，おのずから本書の枠組みにはまらないふしが多いので，あえて「付論」(appendix)として扱うことにする．

古代中国文明が数学，天文学，物理学，化学，医学など

の諸領域で高度の水準の科学をうちたてていたことはいまではよく知られた事実である．技術面でみても，紙，印刷術，火薬，磁石の地理学的応用（羅針盤）など，中国にその起源をもつものは少なくない．

にもかかわらず，その中国古代科学がなぜ16〜17世紀以後の西欧が達成したような近代科学にまで発達しなかったかは科学史，比較文明史の大きな宿題として今日まで残っている．いまその問題に深入りしている余裕がないのだが本書の主題である医学についても，さきに第Ⅰ部で日本の医学の歴史を簡単に述べた際にも触れたように，古代中国で発達し堅固に組織された医学体系は，その後宋学による哲学的な再編成の試みなどはあったにしても，科学としての本質的な発展はまったくみられなかったと言ってよい．それがわが国に入ってからも，例えば江戸期の高名な医学者たちの間には独自の学説を唱えた人々があったにしても，全体の流れとしては今日に至るまで古代中国医学の伝統を墨守している．もっとも，それを「墨守」というのは多分に西欧的な見方でその底には時間や歴史についての東西の理解のしかたの質的な違いが横たわっているとみられるのだが，それはたいそうむずかしい論議になる．

そうしたわけで，われわれが今日，いわゆる漢方医学の学問的な評価を試みようとするとき，17世紀科学革命の洗礼をうけた実証的・分析的な近代医学と，科学がなお思弁的な自然哲学とアマルガムの形をとっていた時代の原形を温存する学問体系とに，同じ次元で病気という問題を解か

せるというかなり無理な相談になる．だが，もし人が前のめりの姿勢でいわゆる近代医学以外の一切を迷蒙ときめつけるならしらず——逆に漢方医家の間には往々その「体験」によって会得した秘教的 (esoteric) な技能を隠れ蓑にして科学への接近を拒む傾向のみえないでもないのが遺憾である——「はじめにあった病人」のための可能な医療の道を手を尽くして探ろうと意図するならば，その困難をいたずらに回避してはならないだろう．まして当今，漢方ブームとも言われるほどにそれに対する一般の関心が深い時節に，いやしくも医師としてその問いに理性的に答える用意をまったく欠くのは不見識と言わなければなるまい．

ところで，同じく中国伝統医学とは言っても，前にも述べたように，黄河文化圏に生まれ，陰陽五行説に基づく独特の生理・病理学と，針灸療法ならびに個人衛生とを主眼とする医学体系と，陰陽説はとるが五行を説かず，独特の診断法による「証」——今日の言葉で強いて言いかえれば症候群——に合わせて規格に照らした薬「方」によって治療をはかる江南文化圏の医学体系との間には思想的・内容的に大きな隔たりがあって，話を単純化して言えば，それがわが国ではそれぞれ後世派・古方派のきびしい対立となったとみて大きな誤りはないだろう．

「黄帝内経」(「素問」と「霊枢」の2篇よりなる)を原典とする北方系の針灸療法は，体表の刺激に敏感ないわゆる「経穴(けいけつ)」(つぼ)をつなぐ12の「経絡(けいらく)」——その体表面に拡がる仮想的な系統は人体の「気」，「血」の連絡路で「五臓

六腑」の生理・病理と密接な関係があることが理論づけられている——の説に基づいて,それぞれしかるべき経穴に刺激を与えて治療をはかる工夫である.その断定にみちた理論はわれわれにはきわめて煩瑣,難解で,残念ながらわたくしにはそれを正確に説明する力がない.(詳細は,例えば南京中医学院編著「中国漢方医学概論」の邦訳,中国漢方医学書刊行会,東京,1971;長浜善夫「東洋医学概説」創元社,大阪,1961などを見よ.)ただ,有名な「蘭学事始」における杉田玄白の率直な述懐も思い合せられるように,その基礎にある五臓六腑の解剖学説が,科学的な共同論議の手がかりをわれわれに与えない——ちょうど古代・中世の西欧医学におけるあの黒胆汁や粘液にも似て——ことは指摘されなければなるまい.

今日日本の漢方医家の主流を占めるいわゆる古方派は,いま述べた北方黄河文化圏のそれとは別系統の江淮文化圏に由来する医学の系譜をひいている.その狭義の漢方医学,すなわち「傷寒論」および「金匱要略」を主な典拠とする薬物療法派——その薬剤と江淮文化圏の神仙思想の影響の強い有名な「神農本草経」の薬物とははっきりと区別されなければならない——は,上述の北方系医学に対して自然哲学的思弁の色が淡く,臨床的・経験的な性格が鮮明に出ているという特質をもっている.ただそれが近代的な臨床医学といちじるしく違うのは,高橋(高橋晄正「漢方の認識」NHKブックス,1969)が明晰に指摘しているように,その全容がまぎれもなしに現象論的な段階にとどまる

もので，本書の第Ⅱ部，第Ⅲ部を通じてわれわれがつとめ
てきたものに即した病気の理法の解明がほとんど意図され
ていない，という点である．上に比較論の困難が呟かれた
のとはまた質の違った問題がその辺にもある．

その臨床的手続は「弁証施治」と言われる．

「望・聞・問・切」よりなるいわゆる四診——なかでも切
（接）に属する脈診と腹診とが重んぜられる——によって
諸症状を精査し，「証」（「証候」）が判別される．その「証」
には，陰・陽，表・裏，寒・熱，虚・実，などの区別があ
り，それは「疾病の属性，病変の部位，病勢の軽重，個体
反応の強弱」などを示すものと考えられている（中国医学
院，広東中医学院合編「中医名詞術語選釈」による）．

漢方医学の特質は「方証相対」とよばれる原則で，それ
らの「証」の組合せに基づいてそれぞれ一つの全体的な病
像をつくり，それに有効に対応すること——原理的には
「対抗療法」，西欧流に言うと 'contraria contrariis' ——の
経験的に知られた「方」が与えられるという手続がいつも
踏まれる．例えばある姿は桂枝湯方の証，あるものは葛根
湯方の，また大柴胡湯方の証というふうに判別され，投薬
が実施される．蛇足ながら一言すれば，当今広く市販され
ているいわゆる漢方薬の自己流の服用は「弁証施治」の
「弁証」——随証とも言う——に当る手続をまったく欠い
ている素人療治にすぎず，厳格に言えば漢方医療の実をも
たないものと言うべきだろう．

その方はすべて合剤であるが，単位となる薬物は，有名

なものでは，例えば甘草，桂枝，芍薬，麻黄，葛根，桃仁，杏仁，生姜，人蔘，附子(ぶし)などがあるが，ときに動物質，鉱物質のものも用いられる．薬方の大多数は煎剤──散，丸もあるが──で，その調剤・抽出法にもいろいろな指示がある．

　この狭義の漢方医療，すなわち「傷寒論」の著者とされる後漢の張仲景（A.D. 3世紀）を祖述する薬物療法は，北方系医学の強く思弁的な体系に比べて臨床志向が強く，その意味ですぐれて経験的な体質をもつのは事実だが，一面それは「証」という臨床的な現象に基づく病症の分類──例えば三陰三陽（六病）の説──にとどまって，その底にある病理をくぐり抜けてしまっているようにみえること，いわゆる四診からえられるなんと言っても乏しい情報量に基づいて病気が理解されていること，方証相対──その「方」はすべて古典に準拠する──の原則に随順する教条主義が，それらの是非，当否はおくとしても，前にも一言したように，同じ次元でそれを近代医学と比較の対象とすることを，きわめて困難なものとするように思われる．

　古代科学──本書では省かれたインドのアユルヴェーダ医学を含めて──の特質なり科学なるものの方法論一般についての論議は，むしろ科学史・科学哲学の専門的な話題を構成し，さし当って本書の枠組みの外においてよいだろうが，ひとまずその論を離れても，本章の主題に照らして，一般に中国伝統医学が治療上どのような実効をもつかの問題はどうしても逸することができない．

前に述べた感染病の化学療法や外科手術療法の治効を誰も疑うことはできないにしても、病気の種類によっては、今日でもいわゆる西洋医学がしばしば無力であるのは残念ながら事実として認めなければならない．これに対して、中国伝統医学に基づく医療が、とくにある種の慢性疾患や神経系疾患などに大きな効果を奏する場合が多いと考える、ないしはそう感じている人々がわれわれの周囲に少なくない——白状すればわたくし自身もときになんとなくそうした感じをもたないのでもないのだが——のは争われぬ事実である．

　だが、ここでもう一度考えてみなければならないことがある．本章で前に述べたように、病気の治効の判定が実は常識が往々気らくに考えているほどわかりやすい話ではないという点である．そこには、前述のいわゆる自然治癒力に基づく回復とのとり違い、予断の大きな影響など、さまざまのコントロールしにくい問題がしばしば介入するからである．前掲高橋が「中国医学についての治療効果の報告をみると、そのほとんどすべては『古典に従って治療をおこなったら良かった』という治療経験の報告である．これは『やった，治った，きいた』という『三た論法』という名前でよばれる治療効果の日常経験の直感的な評価法によったものである」(p.214) と指摘しているのは正しい．もっとも同氏が返す刀で鋭く切っているように、同じ趣旨の批判は現代医学者の広めている医薬品のある種のものにも当然向けられなければならないし、またかねて治療の方法

論に造詣が深く，漢方医学への十分な理解と共感も用意した同博士が，その正しい評価の樹立のために記している積極的な提案のかずかずには傾聴すべきふしが多い．)

　もっとも，中国や日本における長年月の無数の経験の蓄積がその治効を立証する，という申し立てもあるだろうが，医療という扱いにくい問題に関してはきびしく言ってそれが警戒なしにはうけとれない主張であることは，あの西欧医学における瀉血の例からみても了解されなければなるまい．2000 年にもわたって治療法の王座にあった瀉血は，統計的な眼の開けた学者たちによって 19 世紀に至ってはじめて鋭い批判をうけて凋落し，今日ではそれが一顧もされなくなったという思いもかけなかった事態が現実におこったことは，われわれがさきに学んだところである．対象がほかでもない人の病いであるからには，その治効の判定が印象や気分であってはならないのはもとよりのこと，年輪を重ねた伝承でさえも学問的な吟味にたえるものでなければならないのである．

　それだけのことを心得た上で，それが現実にしばしば奏効する（らしい）とみるのがもし穏当だとするならば，それは近代科学の眼でみてどういうしくみに基づくのだろうか．その意味での科学的研究は，実のところこれまでいろいろな角度からかなり熱心に企てられてはいるのだが，今までのところはっきりした見通しは立たないようにみえる．

　明治中期にわが国薬学界の草分けとも言うべき長井長義

が麻黄から一種のアルカロイド，エフェドリンを抽出し，その構造を決定して以来，漢方で常用される生薬類から生物学的活性の強い有機化合物が抽出・精製された例は少なくないけれど，それによって漢「方」の効果として伝承されている事実が薬理学的に説明されたとみるべき確証はまずないと言うにちがい．エフェドリンや附子（トリカブト）のアコニチンなどに代表される強力な薬物のほかにも天然物の中には当然含まれているはずの多数の微量な活性成分の「相加，相乗，相殺，相互変換」などの作用が大きな意味をもっているだろうと推測する人が多いのはもっともだが，その可能な組合せの数から考えても，あのかずかずの合剤の薬理作用を実証的に詰めてゆくのは極度にむずかしい作業であること——そこにまた漢方諸派の放恣とも言うべき，しかも相互にしばしば対立相克する学説の生まれるゆえんがあると考えられるのだが——は想像にかたくないだろう．

中国医学のもつもう一つの有力な治療法としての針灸療法については経絡説という難問が絡んでいる．それに科学的・生理学的なアプローチを企てようとする人があっても，経穴についてはともかくとして，五臓六腑説と絡んだ経絡には到底歯が立たないだろう．ついでながらここで注意しておきたいのは，前掲長浜がその著書の中で指摘しているように，従前日本で民間療法として按摩（マッサージ）——中国伝統医学では導引——と並んで行われている針灸療法はかならずしも正統的な経絡理論を踏まえたものでな

しに，もともと中国医学として伝わった方法が多分に経験的な療術，一種の素朴な理学的治療術に変ったものとみられるという点である．また近代になってヨーロッパに伝えられ，今日でも一部の医学者たちの間にかなり広まっている針療法（acupuncture）も，もはや伝統から独立した理学療法の一種とみるのが妥当であろう．同じような意味で，近年喧伝される中国流の針麻酔がしばしば示す卓効も，経絡説とはおそらく別途に，神経生理学・化学的に説明される見込みの大きい事実のように推測される．

　この「付論」をそろそろしめくくろう．たしかに，中国伝統医学の中に，生理学や薬理学の立場からその有効性が「科学的に」立証できるものを探し出す試みは両者にとって無益ではないだろう．だが，伝統医学の中から近代医学の「検証」にたえるあれこれの技術を探し出すだけの話にとどまるならば，それはいわゆる西洋医学の補遺をつくることに終って，それが中国なりインドなりのそれぞれ異なった独自の高い文化がはぐくんできた伝統医学を変形し，そのアイデンティティーを損なう惧れがむしろ大きいのではないだろうか．

　現代において中国医学を語ろうとするならば，開き直って伝統の自然哲学を正面に押し出した上で，しかもいたずらに近代科学の方法に背を向けず，いわゆる中西医学の統合という至難な企てに挑んでいる現代中国医学者たちの動向を静かに見守りたい．それはしかし，わたくしの考えるところでは，狭義の科学の問題よりはむしろ，自然・人間・

文化の理解，全体と部分，分析と総合をめぐる論理的問題，実践としての医療の問題など，言うならば科学と哲学とにかかわるふしが多く，おのずからそこには本書では次章以下に述べられる諸問題とも深層で微妙に触れ合うところがあるかとも思われるのである．

　近代医学の理解を欠いた軽佻で，気分的ないわゆる漢方ブームはもとより問題外としても，正しい東洋文化の理解が今日いろいろな意味でわれわれに求められているのは事実だが，それを医療の実践と切り離せない医学の問題として考えようとすると，それを一つにつなぐ道はどうやら険しくかつ遠く，本書の著者には残念ながら未だ煮つまった見解がない．はじめにもことわったようにこの節がひとまず「付論」として扱われた理由がそこにある．

第15章 病人への対応

1. 医療概観

　前章で述べた診断や治療の諸問題は，第Ⅱ，Ⅲ部の話の延長として科学としての病理学を踏まえて考えられたのだが，実は，話はいつのまにか医療という患者と医師との間に成立する人間の行動の領域に入りこんでいて，その技術的な乾いた側面を抽出して語っていたわけであった．本章ではあらためて病人の医療というその現場の行動をめぐる消息をざっと眺めてみたい．本書でこれまで一貫してとってきた自然科学的思考がそこでも基調となるはずだが，しかしこのたびはそれはむしろ控えの役に回って，話の性格はかなり大幅に変ってくる．

　医療は医学（病気の生物学）と違って技術の世界の話だが，技術一般が人間の自然に対するはたらきかけとして成立するのに対し，医療は自然界と「メタ自然界」（第9章の7参照）とにまたがる病人という存在に対する医師のはたらきかけであるゆえに，おのずからそこに自然科学の枠を出るさまざまな問題，言いかえれば，単なる科学技術のそれとは次元を異にする多くの問題がそこに絡んでくる．いまそれをできるだけ整理した形で記述してみたい．

以下，本章の叙述の要約の意味でかりに言ってみれば，医療とは，縁あって患者となり医師となった二つの人格の間に，前者の「やまい」(illness) への最善の対処を目的として，一種の不文の契約に基づいて後者が求められる社会的・技術的・「人間」的行為である．

　このプロポジション（陳述）は，いろいろな形の緊迫した現場に臨んでいる当事者たちや，忍耐深い長期の治療に専念している患者にとっては味気なくひびくに相違ないし，また例えば，いま心電図の精密な解析やレントゲン写真の読影に専念している医師の耳には波長の遠くはずれた冗言でしかないことを承知の上で，あえてそれをいろいろの角度から眺め，その当否なり不備なりを検討することによって，正しく，よい医療のあり方を探ってみたいというのが以下本章の趣旨である．ことわるまでもなく，第Ⅱ部以降に述べられたことのすべてがこれからの叙述の前提になっているし，それはある意味では，第Ⅰ部で述べた医学・医術の歴史が現代にたどりついた姿の著者なりの理解であると言ってもよいだろう．

2.「患者」としての病人

　病気（disease）というたいそう厄介な概念をなんとか規定しようとして，人はしばしばそれを「正常からの逸脱」('deviations from the normal') とする．そこで言われる「正常」が平均を意味するか規範を意味するかというようなめんどうな論議はここではひとまず省いて，さきに第Ⅲ

部で考究された病気の生物学の課題は，要するに「異常な」生物学的過程の記述と解析にあったと言ってよいだろう．病気とは，言うならばヒトという生物学的な「場」のみだれであった．

　だが，生物学的の異常がいつも医者をよび出すきっかけとなるものではないこともまた事実である．だとすれば，病人と医師との出合いの条件の手短かな検討から医療の話をはじめるのもむだではないだろう．

　たびたび言われたように，病人にとって病い（illness）――それは医学における「病気」（disease）概念と違った角度からみられた彼の生活史に属する事件（後述）だが――とは，何よりもまず症状のアンサンブルである．その筆頭に挙げなければならないのは痛みだが，それに不快感ないし病感から，先き行きの不安，発熱，咳，動悸，いろいろなはたらきの不如意，その他の症状（symptoms, subjective feelings）が加わり，さらに腫脹，黄疸，貧血そのほか自他の目につく変状，つまり西洋流に言えばある種のわかりやすい病徴（signs, objective findings）がさまざまな形で組み合わさって自覚される事態である．当然それは日常的な生活の混乱，広い意味での社会からの一時的な疎外状況を伴うだろう．多くの場合，それは何かの形の援助の望まれる状態であると言ってよい．

　言うまでもなく，それらの変状がすべての場合医療の場に現われるわけではない．例えば軽いカゼひきのような，すぐなおると自分で判断する病人は彼の足を医者に向ける

ことはあまりないだろうが，それは当人の心性（病気のうけとめ方に個人差の大きいことは言うまでもない），知性，体質，その人のおかれた経済的・社会的状況などによっても大きく支配される．もとよりその判断は当っている場合が多いとしても，他方，その後の経過が不幸にしてその判断の誤りを示して，いわゆる手遅れの状態を招く場合も往々あるわけで，その辺に狭義の医療を離れたいわゆる健康教育の課題の一つがあると言ってよい．

　医療はおよそそうしたさまざまの屈折した心理を抱えた病人の求めに応じてはじまるのが通例である．もとよりそれは原則的には彼がその苦痛と不安から解放されたい意欲に基づく行動だが，しかし，例えばことが前に述べた神経症などに絡んでくると，しばしば話はそれほど単純ではなくなってくる．いまはそこまで深入りしないでおこう．

　いずれにしても，病人と医師との出合いが通例前者の求めにはじまることは，例えば癌のような徐々に進んでいる病気の場合にはしばしばそこに病人自身の求めが欠けるから，それは医療にとってたいそう不都合な事情でなければならない．病人と医師との出合いに，上述の昔ながらのありようのほかに，広い意味での医学の側からの積極的なアプローチが遅まきながら強く望まれるようになったのは，近年になって人々の獲得した知恵の一つである．上に一言した健康教育もその一つだが，また，かつて結核症の対策に大きな実効を示した集団検診やさまざまな形の定期検診というような手続も当然この文脈で考慮されなければなる

まい．だが，それらはむしろ後述の公衆衛生学の課題に属し，さし当り個人のレベルで医師・患者関係の諸問題を考察しようとしている本章では，これ以上の深入りを控えたい．

いずれにしても，およそこのようにして病人が医師を訪れて後者に相談（consultation）——彼は何よりもまず彼自身がいまどんな状況におかれているか，そして先き行きどうなるだろうかを知ることを強く望んでいることを忘れてはなるまい——と診療とを求めて現われたとき，前者は「患者」（patient）とよばれ，そこに医師・患者関係（doctor-patient relationship）という技術的・人間的関係が新たに成立するはこびとなる．その内容を立ち入って吟味する前にまず，医師とは何か，という問題を一通り考えてみなければならない．われわれはこれまで医学とその技術については語ってきたが，医師というキャラクターはまだ本書の舞台に登場したことがなかったのである．

3. プロフェッションとしての医師

病人のあるところにいつも治療者（healer）とも言うべき役割を演ずる人々の生まれるきっかけのあったのは当然予期される通りである．それはしかし，その時代と土地における人間観や文化的，社会・経済的状況に応じてさまざまの形をとった．それは，あるときは呪術師，あるときは故老または民間療術師，聖職者・僧侶，あるときはまた理髪師や薬種商の兼業，またしばしば「いかさま医者」

(quack)であって，それらに立ちまじって，いまお互いが常識的に医師とよんでいる学問の基礎をもった治療者の一つの形態が歴史の中で発生し，多くの曲折をたどりながらいまに至って現代の医師となったわけである．いまその歴史を詳しく眺めなおすことを省き，現代における医師の役柄と性格とを手短かに検討した上で，その医師と前節に述べた病人との出合いがおよそどんな状況でおこるかをたずねてみたい．

まずそれが何でないかの点検から話をはじめよう．第一にそれは呪術から訣別したギリシャ以来の科学の伝統に立つ——医療がそこでとどまってよいかどうかは後の話に残して——技術者である．それはまた近代でも往々耳にするあの「神癒」といったような言葉に象徴される宗教的信念を離れて，近代社会の特質の一つとも言うべき「世俗化」(secularize)された世界の中での技術の一つである．（もとより，深い宗教的心術がしばしばすぐれた医師をつくることを見落しているわけではないが，それとこれとは言うまでもなく別の話である．）それはまたあの「医は仁術」という言葉の背景にある封建身分社会のさまざまな形の規制をうけた業務でなしに，近代社会における「なりわい」(生業)の一つである．（もとよりそれはすぐれた意味で医療が仁術であることにいささかも疑いのないことは本書の後段に語られる通りではあるが．）

医師は「タテ社会的」な身分をもって病者に臨むものでなしに「依頼者」(client)という資格においての病人と対

等な社会的関係をとり結ぶ．当然それには対価——それが誰によってどういう形で支払われるかはここではしばらく問わず——が伴っている．前節で医師と患者との「不文の契約」云々と書かれたことがこの文脈で思い出されなければならないだろう．現代における医療は双方に責任ある社会的行為として成立する．ただし，その「契約」の具体的内容は，患者にとってはもちろん，医師にとっても，ことの性質上事前には隅々までは明らかではないし，また時とともに変動する場合も多い．そして医師の側にはっきりした技術的な過誤のないかぎり，実施されたことがらは，患者側の追認が暗黙に期待されている．

ところで，いま記されたことの中にもすでに示唆されていたように，その近代的な医師は，単なる「なりわい」(occupation) でなしに伝統的に早くから確立された一つのプロフェッション (profession, 専門職という訳語もあるがしばらく原語のままで語りたい) である．このプロフェッションという中世後期の西欧における大学——神学，法学，医学を三つの柱とする——の誕生にその起源をもつ社会学的な概念をめぐってはたいそうむずかしい論議が今日でも絶えないが，今日の医療の諸問題にもかかわるふしが多いので，手短かにその意味と問題の所在を指摘しておこう．

プロフェッションとはまず，長期にわたる階梯を踏んだ学問的訓練によって修得される専門的な職能であると理解されている．おのずからそこでは，正規の学習を経て適格

と認定された者に，社会的に公認されたライセンスが与えられるのが通例である．その認定は形式的にはともかく，実質的にはいつもその職能者の集団に任されていること——例えば今日の日本における医師国家試験の運営を見よ——を注意しよう．医師の資格の認定にはさまざまのむずかしい社会的問題がとかく絡んでくる——第Ⅰ部で触れた明治初期における漢方医の処遇の問題がその苦痛の多い実例であった——し，今日でもそのたてまえと現実とは合わないふしがあちこちに残っていて，「医療」の限界がときにあいまいなのは事実だが，いずれにしてもそれが病人たちを「いかさま医者」から守る上にたしかに意義のある社会的制度であることにおそらく誰も異存はないだろう．

　プロフェッションの特質は，その業務内容の専門性のゆえに社会から大幅に与えられたその自律性（autonomy）にある．それはいま言った資格認定——それが派生的にさまざまの社会的機能をもつことは例えばあの「医師診断書」の演ずる実用的役割を考えても理解にかたくないだろう——のほかに，彼ら自身の任務の範囲の選定とその仕事の技術的内容の評定にもかかっている．

　もとより，近代科学の普遍的・公開的な性格が医術からそのかつてもっていた秘教性を大きく奪ったばかりでなく，学術と社会双方の構造の変化に伴ってそこにさまざまの新しい現代的な問題が発生しているのは事実だが，反面，近年における科学技術一般の高度の発展が専門家（specialist）と門外者（layman）との距離をさらに遠ざけ

つつあるのも否めないところで、医術もまたその例外ではないから、業務内容の自律性は実質的にますます強まろうとする。その力学はたいそうむずかしい。

ところで、社会の中である特定の職業が一種の独占化とも言うべき特権をもち、しかもその職務内容に関して大幅な自律性が認められていること、言いかえればそれが外からの規制から自由であることは、当然彼ら自身が内なるきびしい規律、職業規約（professional code）を用意することを義務づけるものとみてよいだろう。ことにそれが、単なる知的職業（learned profession）にとどまらずに、医師、弁護士のような「依託に応ずる対人的職能」（consulting profession）ないし職能団体の場合、彼ら自身の規律が何かの形で社会に向けて表明され——profess とはもともと誓う、公言する、というほどの意味である——なければなるまい。

医師について言えば、あの有名な「ヒポクラテスの誓い」が、それが誰の手になってどのようにして伝承されてきたかという歴史学的問題はしばらく措いて、その原型ともみるべきものであった。近代に入っても、時代の変化を踏まえて多くは個人の手になるいわゆる「医療倫理」（medical ethics）の成文化の企てはしばしば行われたが、近年でも例えば世界医師協会の有名な「ジュネーヴ宣言」（1948, 1968）をはじめ、さまざまの形の公的陳述がある。もっとも医療「倫理」と慣用的に言われているにはしても、それは倫理学（ethics）の一面である義務論的（deontological）

な性格が顕著で，医師の患者に対する，また医師相互に対する，行動の基準を社会に向けて表明したものとみるべきふしが多い．当然そこには社会の状況が強く反映されるから，医師の社会的地位のなお十分安定しなかった近代中期のそれには社会・経済的（socio-economical）な権利の主張まで含まれる場合もあったし，最近にはまた後述の「生命倫理」（バイオエシックス）をめぐる公的発言が目立つようにもなった．

いわゆる「医療倫理」（'medical ethics'）がおおむねそのような義務ないし徳目の羅列の観があるのは事実だとしても，もとよりヒポクラテス——有名な「誓い」以外にもっと内容的にすぐれた倫理的著作がいくつもある——以降，言葉の深い意味での倫理的思索の跡を残した医師，医学者はもとより多い．だがこの文脈ではしばらくそれに立ち入らない．

およそ上に述べたような現代的な治療者（healer）である医師と，前節で述べた病人とはおよそどのような条件で出合うのか．言いかえれば，今日医療はどんな状況では・じ・ま・るのか．

本章のはじめに医療の輪郭が述べられたとき「縁あって医師となり患者となった2人」云々といういささかくだけた話し言葉で語られたのは，実は上述のプロフェッションの問題と関係していた．病人が医師に相談と診療を求める場合「依頼者」（client）としての彼は，買い物のために店頭に現われた「顧客」（英語では同じく client）とは事情をい

3. プロフェッションとしての医師

ちじるしく異にする．買い物客ももとより商品に関する十分な知識をいつも用意しているわけではないにしても，彼は少なくとも好みをもち，予算をもち，商品を比較し選択し，場合によっては購買を断念することも，店を変えることも自由にできる．これに対して病人という 'client' にとってはそれらが実際問題として一般にかなり困難で，場合によっては不可能にちかいし，それよりも前に，彼がどの医師を訪れたらよいかについてさえ多くの場合確たる判断の基準を持ち合わすことなく，古きよき時代の家庭医，かかりつけ医者の習俗が衰えた今日では，交通条件，伝えぎきの評判，病院の構え，学問的威信などといった不確実な資料に基づくあいまいな判断によって，つまり「縁あって」という表現がぴったりするような状況において，医者とはじめて出合うのがおおむね実状だと言ってよいだろう．医療という一種の「契約」がしばしばそうした不安定の状況において開始されること，診療が多くの場合そうした患者側の不安とともにはじまり，しかも終始絶えることがないことは，もとよりそこに改善の工夫が怠られてはならないにしても事実として強く注意されなければならないことの一つである．

本章のはじめに記されたように，医療が「患者の病いへの最善の対処を目的として行われる技術的・人間的行為」であるならば，依頼者である患者の側にそうした不自由のあることは，おのずから，事前に医師に要請される用意のきびしさのほどをわれわれにあらためて教えるものと言わ

ねばなるまい．さまざまの形の既往のコードにおいては往々自明のように前提されている医師の技術を各自が一定の水準を維持するだけでもそれが今日においてどれほど努力を要する目標であるか，その反面，現代的な研究志向と専門技術の錬磨がともすれば人に医療の人間的・社会的文脈を見失わせがちな弊をいかにして防ぐか，また「縁あって」彼を訪れるいかなる人——前述のような問題はあるにしても病人にはとにもかくにも医師を選ぶ自由が残されているのに対し，医師は相手をみて患者を選ぶことが許されない——とも正しい医師・患者関係に入り，それを歪みない形で継続するために，彼におよそどんな資質が望まれるか，思うにプロフェッションとしての医師の適格性はなまやさしい話ではないように思われる．

　いま記したのはいわば理想の医師をイメージに画いた高望みかもしれないが，反面考えなければならないのは次の問題である．社会に向けて公けにされたさまざまの規約（code）なり宣言（declaration）なりがおおむねきれいごとに終始しているのは，ことの性質上了解される話だとしても，医療の現場でも，溯っては医学の研究の場でも，そこに日常従事する者がごくありふれた人間で，利得，名誉，その他，我欲の誘惑がそこにはしばしば強く動いているとすれば，ことが医術という精神的・身体的・社会的さまざまの弱味のまつわった病者を対象とするプロフェッションであるだけに，医師に，ことにまた医療・医学の職能団体（医師会，学会，大学・研究所など）に与えられた大幅な自

律性は，当然内部のきびしい監視と自己規制とに向けられなければならないはずだし，また呪術以来残っている医術の秘儀的な仮面と，古来それに与えられてきた自律性ないし特権がいつのまにかつくり上げてしまった医師社会の否みがたい閉鎖性は，諸般の現代的状況を前にして，あらためて強く反省されなければならないだろう．

4. 医師・患者関係

　前節の終りに述べられたことは，すでにいわゆる医師・患者関係の問題に一歩入りこんでいた．いま，医師との出合いをとげてその前にある患者は「やまい」(illness) の中にいる人である．医師がそこで醒めた眼と開けた心とをもっているならば，彼のまず見るものが「病気」(disease) でなしに，病む人，ヒポクラテスの言う「悩み」(pathēma, 序章参照) を抱えた人であることに気づくだろう．それは単に「処理する」だけですむ話でなくて，そこには人と人との「関係」(rapport, ラッポール) が成立しなければならないだろう．それは医師・患者関係 (doctor-patient relationship) とよばれる．語順を逆にして患者・医師関係とよびたい気持も動かないではないが，そのリードを医師の職分上の責任とみるという意味で，しばらく慣用に従う．

　最初に一つのことを注意しよう．ずっと前にも触れたように，人がいつも人とともにあり人とともに生きる被造物であるからには，その病人の悩みはしばしば遠近に放射され，また肩代りされる．小児科医やしばしば当人に病識の

欠けた分裂病患者に接する精神科医にとってはそれは日常の経験だが，とくに近年深刻な問題を投げるようになったいわゆる「植物人間」（なお後を見よ）の場合を考えてもわかるように，人間はいつも連帯の中で生きていること，おのずから医師の対面する患者がしばしばその悩みをわかちもつ人間社会の一員であることを見落しては，医師・患者関係という言葉の人間的な意味の理解は不十分と言わねばなるまい．

ところで，たしかに医療の対象は，しばしば言われるように「病気」(disease)であるよりは病む人でなければならないには相違ないのだが，もとより人の悩み一般が医師の守備範囲でありえようはずもなく，それは一次的には身体の故障とみられる「悩み」に限定されることは双方の了解事項でなければならない．

それを頭に入れた上で，まず病人から病気を抽出して，その生物学を問おうと試みたのが本書の第Ⅱ，Ⅲ部の話であった．それは医学が近代に至ってはじめて発見したとみることのできる方法であり，新しい学問の体系でもあって，近代的な医療が今日まであげてきた大きな成果——後述の病気の予防をも当然含めて——がその近代医科学 (medical sciences) に深く負うものであったことは誰にも否めないだろう．前節の終りにも記されたように，現代における医師には，その近代医学とそれに基づく治療技術の重装備が当然のこととして要請される．その用意をおろそかにして今日医療を語り「医の倫理」を説くのは空語だし，

もとよりそこには今日的な，責任をもった医師・患者関係は成立しようもないのである．

悪びれずに言って，その近代医学が強く「機械論的な」性格をもっていることは本書でわれわれがつぶさに学んできた通りだが，もし人が単にその「機械」という言葉のひびきにとらわれて，その医学を医療の場に，言いかえれば医師・患者関係の中にもちこむことに一も二もなく反発したとすれば，われわれはその誤解を解くことにつとめなければならない．

医学と医療の間に介在する本質的な困難は，しかし別な意味でその機械論ともまったく無縁ではない．医科学は，前に詳しく述べたように，方的に現実のさまざまな病的過程を病気 (disease) あるいは病気の種 (species) という概念化した形で扱わなければならない．その立場からすれば，医師の前に現われた患者はそれぞれさる病気の「症例」(a case, ein Fall) として眺められる．そこに現実問題として，しばしば患者の不満が醸し出されるきっかけの一つがある．その不満は，思うに，患者自身がはっきりそうと意識しないまでも，「個」としての彼の人間性が消されてしまったと彼がいわば肌で感じたためであるとみるべきふしが多い．いまその辺を少々立ち入って考えてみよう．

その「個」には実は分析して考えてみなければならない二つの次元の異なった問題がある．その一つは生物学的な意味における個体差である．ずっと前にも触れたように，工場から搬出される均一な機械と異なって，「生物機械」に

は一つの種の中にも，一次的には遺伝的に決定される個体差のあることは言うまでもないし，話を病理学に移せば，例えば同じ病原体に対する動物たちや，ヒトの反応の多様性——いわゆる純系（近交系）動物や一卵性双胎児は別として——を考えてみてもわかることで，比較的問題の単純な感染病についてすらそうだとすれば，当然病気一般について「病気の種（species）」は，つまるところ学問上の概念装置のほかはない．したがって当然，個々の患者の診療を目的にする医療の現場において「症例」という言葉のアクセントが，今度は後綴の「例」の方におかれるのはあたりまえの話でなければならない．それは前章で診断について述べたことを思い出しても納得されるはずである．その辺をはっきり理解しないと病気の区分を「虚構」とみるような行きすぎた議論になる．

　人の病気の場合には，しかし，それを含んで，しかもそれとは次元を異にする問題がある．それは実は上に一言した患者の不満がその所在を直観的にほぼ射当てていた問題で，はっきり言って近代医学がその科学的な栄光に眩惑されて，往々見失いがちの面であった．

　身体の故障に発する「悩み」を抱えて「縁あって」医師の前に現われた人は，ヒト（Homo sapiens）とよばれる生物種の一員であるだけでなしに，その出生からはじまる自然界および「メタ自然界」（第9章の7参照）におけるその生活史と，その後どう展開するか予測できない将来の経歴の終点として必定に死ぬ運命をもった，他をもって代える

ことのできない「個」としての人である．彼の病い（illness）は，たしかに客観的には生物学的の「正常からの逸脱」には相違ないのだが，それをこえてその人めいめいにとって軽重さまざまの意味をもった「一生の中のできごと」（biographical event, W. Riese: The Conception of Disease, 1953）である．言いかえればそれは，生物学的な（biological）異変であると同時に，その多義な言葉の一つの意味における「人間学」的な（anthropological）できごとでもある．神経症を含めてさまざまな形の精神疾患において，その面がとくに明瞭に出ることは言うまでもないし，身体的症状を主徴とする病気でも，例えば癌やサリドマイド症というような極限的状況がそれを鮮明に示すことは容易にわかる話だが，また例えば同じ結核症でも，まだみずから配慮することを知らない幼児の結核症と，婚約者の開放性結核症と，さらにはまた家族の生活を抱えた壮年男子のそれとは，いちじるしく意味を異にする事象とみられる事実からも，その間の消息をうかがうことができるだろう．

もとより病気と病人の様相はさまざまだから，その面をあまり強調しすぎると鼻カゼも食あたりも「人間学的問題」であるというような勇み足と言うよりはむしろ滑稽な話にもなりかねないし，逆に緊急の外科手術のような場合には，その意味は重大でも技術面だけが強く照明されるのは当然だが，いずれにしても，人の「悩み」としての病気には，単なる苦痛や身体的の不如意だけでなしに，およそ

そういった人間くさい問題が原則的に絡んでいることがあらためて指摘されなければならないのである．医師の対面している患者は，そうした複雑な構造をもつ「悩み」(pathēma)をまるごと抱えている存在である．

さきにも述べられたように医師がある限られた守備範囲をもつことは，本章のはじめに記された「一種の不文の契約」に基づいて行われる習慣の医療の中で双方の暗黙の了解事項であったには相違ないのだが，現実にはその了解はかなりあいまいであることが多いし，正確な情報に乏しい患者側にとってはそれはしかたがないことだとしても，プロフェッションとしての医師の側ですらおのが任務の構造をいつも明確に理解して行動しているとは言いがたいし，それは病むことを人間の本性に照らして深く考えた場合むしろ当然な話でもあるわけだから，医師・患者関係のさまざまな形のもつれがその辺に発生のきっかけをしばしばもつのも余儀ないふしがあるとみねばなるまい．

話はしかしそこでは終らない．さきに本章の1で，医療が患者と医師という二つの人格の間で前者のやまい (illness) への最善の対処を目的として……後者が求められる社会的・技術的・「人間」的行為であると記されたことの意味をおよそ上のような消息を踏まえてここでもう一度考えてみよう．

医療——ギリシャではそれは「癒やしの術」(iatrikē technē; technē は art とも science とも訳される言葉である)とよばれた——が，医学という科学の土台の上に立っ

た技術であることはもはや繰り返すまでもないのだが，その医療が身体の故障に一次的にかかわる他人の「悩み」に助力する「人間」的行為つまり人と人との間のできごとであるからには，そこには当然，生物学をこえた人間の心理と倫理の問題が深く絡んでくる．いまその二面を順を逐って眺めてみたい．

本書でこれまで医療の技術と言われたとき，その技術とはもっぱら生物学をふまえた診断・治療のそれ——広義の医療には当然そこに予防の技術も含めなければなるまいが，それは次章であらためて考えることにしよう——つまり「病気の生物学」的技術を意味していたとみられても異議は申し立てにくい．

ところで，第Ⅱ部の終りでも考察されたように，人は心をもつ独特の生物，こころとからだとを切り離すことのできない存在であった．だとすれば，いわゆる精神疾患や心身症などはもとよりのことだが，身体的な異変を主徴とする病気の治療の場においても，患者の心理面に対する正しい対応を怠っては，「技術」(technē, art) としての医療に大きな手落ちのできることは理解にかたくない話である．その辺の配慮が医師・患者関係の近代的な形態において，生物学的技術の強い照明の蔭にしばしば見失われがちだったとすれば，そこに芽ばえる医師に対する患者の不満が，医療の成りゆきに大きく響くとしても不思議な話ではない．科学技術水準の急激な向上とともに「能医」の数は目立ってふえても「名医」とよばれる医師がむしろ少なくなった

かにみえる皮肉な現象の一因が，およそその辺の消息にかかっているのではないだろうか．

　医療の心理学について本書で詳しく考察している余裕はないが，二，三の重要な問題の所在をここで指摘しておこう．

　今日の医師・患者関係において，患者の側からしばしば表明される不満の一つは，医師とのコミュニケーションの不足である．たしかにそれは前にも一言した家庭医機能の衰微から現代的な多忙な病院勤務医の出現と，後にまた言及されるその分業的な業態といった社会的・技術的事情の変遷がその背景になっているとみられるふしも多いのだが，いずれにしても，その申し立てには十分の理由があるとみねばなるまい．

　患者はその診療を事実上全面的に医師に依託している以上，彼は彼がその中におかれている「悩み」がいかなる身体的状況に基づいているか，その治療がどのような方針で進められるかについて，つまり前記の「不文の契約」の内容がいかなるものであったか，そして状況に応じていかなる形で逐次展開されつつあるかについて，当然十分な情報が与えられる権利をもつと言ってよいだろう．もっともそれは，それを知ることが診療の成りゆきに妨げがないと判断される限度まで，という条件が——この辺はしかしいろいろ議論の分れるところである——つけられなければなるまいが，病気というものの性質上，その判断がもっぱら医師の側にかかっていることが，しばしば彼の怠慢に口実を

与える反面，不安の中にある患者やその家族の要求が往々無用にまで煩瑣であることが，とくに今日多くのトラブルを招いているのは残念ながら事実である．

　だがいずれにしても，正しい情報の提供が原則的に医師・患者関係という社会的契約関係における医師の義務の一つであるにも相違ないが，いまわれわれの文脈での医療「技術」の問題として考えても「よらしむべし・知らしむべからず」の一方的なはたらきかけよりも，むしろ両者の協力が治療にしばしば大きな成果をもたらすことを考慮しなければなるまい．「やまいは気から」という諺がしばしば学問的にも追認されることは前に述べられたことだが，「気力で病気を克服する」ことがまた治癒への強い拍車となることは医師の認識でもなければならないからである．

　もう一つ立ち入って考えてみると，今日しばしば呟かれる相互のコミュニケーションの不足は，上に一言した1人の患者に充当しうる医師——開業医師にしても病院の外来診療にしても——の持時間の制限というような現代医療のおかれている現実の社会的状況に一部の原因がないではないにしても，その責が医師の側に大きいことは残念ながら否みがたいようだが，医師の側からみれば往々無用な知りたがりとも思われる患者のその行動が，実は前に説いたように病気が患者にとっては人間学的意味を深くもった事実であることに基づくふしが大きいと了解しなければなるまい．その「悩み」の構造を明晰に理解しえない患者は，その問いを「契約」の範囲内の「医学的な」形で往々表現し

えないために，その洞察を欠きがちな医師の側からみれば，十分と思われる回答とその表現が往々患者の不満を買うのも双方に無理もないふしがあると言ってよいだろう（逆に患者特有の心理がしばしば医師にとって必要な情報を隠したがるのも忘れてはならない事実だが）．プロフェッションとしての医師がその患者の「悩み」にどこまでコミットすべきか，またすべきであるかは，医学・医術の本質にかかわるもっとも困難な問題の一つだが，医師の資質にはそうした患者の個別の人間的状況をみずからの心にできるだけ正確に反映させる能力，empathy（感情移入という訳語をここではとらない）が求められているとみるべきだろう．それは彼の職分が機械の修理師にとどまらないことを自覚したときに，おのずから明らかな話でなければなるまい．この問題については，少々あとでもう一度触れる折があるだろう．

　上に述べた話は，しかし，医師・患者関係を理性的・正常的な人間関係に「補正」して眺められたきらいがないでもない．病気がもたらす不安の中にある病人の心理がしばしば平常心に欠けるのは無理もない話だし，その感情はたえず動揺し，そこには理性の曇りに見舞われて行動する場合も多いことは誰にも思い当るふしがあるだろう．（今日でも呪術的要素がしばしば病人を誘惑するのは，その辺と通じた話とみてよいだろう．）およそそうした状況において，往々彼が，世界が自己を中心にして回転しなければならないかのようにふるまったとしても，心理的には諒とさ

れなければなるまい．患者にはまたさまざまの神経症的要
素——例えば彼は往々病気の治癒を求めずに病気への逃避
をはかろうとする——の加わることも当然予期しなければ
ならないだろう．

　人間としての医師が人間としての患者に接する心がいた
わりにみちていなければならないことはことあらためて言
うまでもないことだが，いまこの文脈で指摘しておかなけ
ればならないことは，プロフェッショナルな行動の場とし
ての医師・患者関係が——後述の看護についても状況はま
ったく同じだが——主として患者の側に由来するそうした
心理的な不協和音をしばしば含んでいる事実についてであ
る．その状況の冷静な認識は医療の遂行に当って欠くこと
のできない条件の一つと言ってよいだろう．その種の事情
によってしばしば歪みがちな医師・患者関係を，医師の側
のいわば「片務的な」行動としてそれを正常の形に補正す
る手続を欠いては，技術としての医療に大きな妨げの生じ
ることは避けがたい．正しい医療には医者と患者の相互の
信頼関係がいつもそこになければならないのである．

　念を押して言うように，これはまだ技術の段階の問題で
あった．医師にとって心理的洞察の必要性は，単に神経症
や心身症の場合に限られた問題ではないのであって，それ
は前に説かれた人の本性に照らしても当然の話であった．

　ところで，いまはからずも出てきた信頼関係という言葉
は，実は心理的であると同時に二つの人格の間に成立する
倫理的関係——その言葉の至純な意味で「医は仁（人，二）

術」である——でもあった．人間関係において倫理と心理がしばしば交錯するのは当然の話で，医師・患者関係もまたその例外ではない．

　あらためて言うまでもなく，医療が身体の故障に発する他人の「悩み」に助力する行動であるからには，それは技術であるとともに，本質的に倫理的な営みでなければなるまい．人と人との間にはいつも倫理がある．しかも，医療における人間（人倫）関係が，一般の形の対人関係に重ねて，医者は患者のからだに触れ，その身体を自由に扱うことが大幅に任されている——例えば麻酔医は一時にもせよ患者の意識を奪い心臓をとめる権能まで与えられていることを思え——という他にほとんど類のない行動様式がいつも伴っていること，おのずからそこには後者の生活の秘匿の領域にまで立ち入らざるをえない場合もしばしばできるし，さらにはまた，医師は職務上患者の死にいつも立ち会いを求められること，およそそういった破格の人間関係でもあることが，その倫理に独特の性格をもたせる．

　治療者（healer）としての医師の資質に，シンセリティー——sincerity とは sine cera（蠟のない）という原意で，まぜもののない蜂蜜という古語に由来する——，心の広さ，快活さ，勇気といったさまざまの徳が望まれると同時に，その対面する患者が「悩み」の中にいる，一時的にもせよ「弱い」状況の人であるからには，そこには当然，いたわり，慰め，励ましなどといった行動様式のとくに求められるゆえんがある．それらの徳目はすでに言い尽くされ

ていることでもあるが、しかし古びることはない．

 だが、もう一つ踏みこんで考えてみると、医療をおよそそうした人道主義（humanitarianism）的の立場から——蛇足ながら一言注意すれば、日本語で言う「ヒューマニズム」には往々このhumanitarianismとhumanism（人間主義，人本主義）との混同があるようにみえる——説くのは，人々の間にほぼコンセンサスの成立しているまだしもわかりやすい話であった．

 もとより医療のその種の日常的な活動の局面に現われる問題をいささかも軽くみるつもりはないが，医療をめぐる倫理の問題のいっそう深い困難は，例えば当今しばしば現実に医師——場合によっては家族等を含めて——を悩ますあの「癌患者に事実を告げるべきか」といった種類の問題に端的にあらわれてくる．いまここでとり立ててその問題をていねいに吟味している余裕はないが、そこに答えを求められている問題の性質は，もはや単なる徳目談議をこえて，人とは何か，また善とは何か，善は他の諸価値といかにかかわるか，といった倫理学の根本問題に深く触れてくる．そこにはまた，その癌患者の末期に典型的な形でみられるあの「死にゆく患者のケア」という医学的・看護学的難問が接続して，しばしば宗教がその出番——もとよりすべての人が宗教とかかわりをもつことを求められるわけではないにしても——をもつだろう．

 いま記された二つの問題は言うまでもなく古くて新しい課題だが，近年の医学・医術の目覚ましい発展はさまざま

の新しい倫理的難問を生みだした．前に述べた臓器移植に絡む死の判定がその一つであったが，ほかにもいろいろな延命技術（ペースメーカー，人工呼吸装置，その他）の画期的な進歩によってその数をましたいわゆる「植物人間」（わたくしはこの冷たい訳語に嫌悪の念を隠せないのだが，しばらく慣用に従う）をめぐる諸問題，その話とも関連して近時その問題性を acute にしたいわゆる安楽死――その言葉の定義にはいろいろむずかしい問題が絡まってはいるが，そのいずれを採るにせよそこでの issue の深刻な意味は失われない――，人工受精さらには人工体外受精，羊水診断から派生する諸問題，その他どれ一つとして人を深い当惑に陥れないものはない．

たしかにそれらの多くには，今世紀半ばごろから急激に発展した「自然外（preternatural）の」生物学的技術，あるいは工学技術の生体への干渉がそこに介在するのだが，そうした技術一般を偏執的に斥けることは，論理的には医術そのものの否認にもなりかねないことを思わなければならないだろう．それらはどうやら本書の枠を出る難問で，別途に労苦の多い考察がわれわれにも要請されている．

ついでながらここで一言すれば，上に挙げられた諸問題は当今しばしば人の口にのぼるようになったいわゆるバイオエシックス（'bioethics'）の重要な部分を構成する．

Bioethics なる 1970 年代に生まれてにわかにひろまった言葉の内容について，人々の理解するところには今日かならずしも一致がないが，広義には近代生物学的技術が人の

自然支配の力——より正確に言えば自然に介入する力——を大きく加えたことによってそこに生まれた「何をなすべきか」の問題，狭義には近代生物学技術を媒介とする人の人に対するはたらきかけをめぐる倫理的諸問題と解することができるだろう．例えば例の遺伝子工学をめぐる諸問題は今日の技術段階では前者の枠に含まれるが，言うところの遺伝子治療（gene therapy）が将来もし可能になったとすれば，それは後者の話でもある．その意味で医学・医術はもともと強くbioethicalな性格をもっていたし，今日新しいバイオエシックスの問題の多くが，上にもみたように直接間接医学とかかわるところの深いのも当然とみるべきだろう．

ここで一言注意しておかなければならないのは，バイオエシックスのさまざまな局面の中でも，遺伝学的技術の挟まる問題は，既往の倫理一般が他者としての「人」に対する責任であったのに対して，それらの技術の特性に基づいて「人とその子孫」に対する強い責任問題がそこにしばしば生まれるという点である．それはすぐれて現代的な倫理問題であるが，溯ればその端緒は前世紀末のいわゆる優生学（eugenics）の唱道にあったとみられる．

5. 看護について（付，個人の健康）

ナイチンゲール（F. Nightingale）にはじまる近代看護学——有名なその「看護覚え書」（Notes on Nursing）が出版されたのはダーウィンの「種の起源」と同年（1859）で，

その前年（1858）には，ウィルヒョウの「細胞病理学」が世に問われている——について詳論するのはもとより本書の目的ではない．ここでは本章の文脈に即して，病人の「世話」(care)，および次節で言う医療チームの一員としての診療の補助という局面での看護とその意味に限定して少しばかり考えてみたい．全面的に看護とは何か，言いかえれば看護婦の職分の全貌を論ずるのは「医学概論」の任務の外にある．

医師と看護婦の職務と責任の分担をどう理解し，具体的にことをどう運ぶかというたいそうむずかしい問題をめぐって今日でもしばしば続いているもつれた論議に，ここで深く介入している余裕がない．率直に言って，現在でも根強い前者の無理解とある種の階層意識と，反面，後者のまおかしな力みとが無用な摩擦を招いている場合が少なくないのも否みがたいところだが，本書でこれまでたびたび繰り返されたように「はじめに病人があった」という事実が思い出されるならば，現場のトラブルの多くは色褪せるに相違ないと思われる．

それはそれとして，看護（nursing）とは何か，というのは，論じだせばたいそうむずかしい問題だが，原点としての病人を中心にとらわれずに考えるならば，病人の「世話」(care) は当然正しく広い意味での医療の欠かせない部分を形成するし，逆に言っていわゆる治療（cure）は世話 (care) の特殊な相にほかならないとみることもできるだろう．

ここで思い出せば、ヒポクラテスの治療の中心問題は、食事その他のこまかい配慮に基づく養生法（regimen, diet）であった。もちろん彼が技術的な治療を無視したわけではない——「ヒポクラテス集典」には外科領域のすぐれた著作も含まれている——にしても、養生法に注意を怠らなければ、彼が人の本性（自然, physis）とよぶところの前述の自然治癒力が発動して病気は回復に向かうというのがヒポクラテスないしコス派の医学の軸をなす考え方であった。それはさきに述べたところに照らしても（第12章の5），医学的に的を射た見解であると言ってよいだろう。

　その内容は中世医学で定式化され、日光と空気、飲食物、活動と休息、睡眠、排泄、心のはり、の6項目にまとめられ（いわゆる six non-naturals, しかるべき訳語がないが、少々大胆に「6衛生要件」とでもしようか。ただし non-naturals というのはむしろ環境条件ともいうべき意味をもっていたと解される）、心ある医師たちのよい伝統として永く後に伝えられたのであった。

　今日われわれがそれを眺めなおすと、それは人が環境とのかかわり合いにおいて——環境はいつもヒポクラテスの重大な関心事であった——その健康を保持するための考えぬかれた諸条件であると言ってよいものであった。それは言うならば個人衛生学——次章で述べられる公衆衛生学に対する——のスタートであったとみることもできるだろう。

　ここであらためて気づくのは「医学概論」と銘うたれた

本書でこれまで「病気」の話は当然のことながらしつこいほど検討されてきた一方，その対偶とも言うべき「健康」という言葉は，これまでついぞ顔を出さなかったという少々案外な事実である．それは歴史的におそらく次のような理由に基づいていた．

「健康」の意味については次章であらためて全面的に論じてみたいと思うのだが，医学はもともと「癒やしの術」（イアトリケー・テクネー，前述）として，病人ないし病気への対処を目標として出発した．（たしかにわれわれは第Ⅱ部で生物学一般について長い筆を費やしたが，それは第Ⅲ部以降の病理学的記述の前提であったし，その生物学には「健康」という人間臭い概念は本質的に場所がない――ちょうど前述の「死」がそうであったように――のである．）おのずから，病気の生物学である近代医学は病気をとり除くことにいつも執心して，「健康」をとり戻すという意識が薄かったのは否みがたい事実であったと思われる．それは古来人々の頭に「健康」が，病人の漠然たるノスタルジアとしてはともかくとして，今日のわれわれがもっているようなポジティヴな観念としては実はほとんど欠けていた――そうみる理由については後にあらためて検討されるはずだが――という歴史的事実をも反映しているのであった．

近代医学，とくに本節のはじめに記されたウィルヒョウの「細胞病理学」に象徴される病理学の目覚ましい発展は，誇り高い医学者たちにこの見落しを気づかせる余裕を与え

なかったばかりでなく，その傾向に拍車をかけた．

ナイチンゲールの出現の背景とその足跡については，看護学講座の一篇である本書でわざわざ詳しく述べるにも当るまいが，前記の有名な小冊子の緒言で彼女が看護の要訣を説くに当って強く注意を喚起している新鮮な空気，水，採光，体温，清潔，静けさ，適切な食事——それらは本論で一々詳しく敷衍されているのだが——が，上述のヒポクラテス精神（の中世的定式化）と酷似していることに，読む人は深く印象づけられるだろう．看護とは，医療においてながく忘れられがちであった見方，すなわち，健康をとり戻す面への積極的な助力，と彼女はみたのであった．それは偉大な再発見であった．それがいわゆる医療の否定ないし軽視でないことはもとより言うまでもない．それは医療の補完であった．

ところで，少々ていねいに考えてみると，その辺に注意しなければならない問題がある．ナイチンゲールが正しくも指摘するように，病人の苦痛は，病気（disease）そのものに基づくもののほかに，そのおかれた「不健康な」環境条件によってしばしば目立って加重される．これは医学史の中で考えてもたいそう重い意味をもつ発言であったと考えられる．それが長い間医学者たちの盲点であったと言えば言いすぎだとしても，少なくともナイチンゲールの澄んだ，またやさしい眼にうつったほどには強く意識されることがなかったように思われる．それはクリミア戦争の軍病院という異常な背景をもつにしても，病気という人の「悩

み」の実相への稀にみる深い認識がそこにあったことを見落してはなるまい.

　病者はその苦痛を和らげるために健康者よりもいっそう切実に,新鮮な空気を,清潔を,保温を必要とするし,一面また,ヒポクラテス以来今日まで変ることのないすべての病気の回復への動力である自然治癒力を有効にはたらかせるためにも,同じくそれらを強く必要とするものである.しかも,病人たちが平素は自力で調整することのできたさまざまの身辺の諸条件が,今や彼にとっては上に述べた二重の意味で要求されるにもかかわらず,彼は病気に妨げられてその能力を大きく損じているからには,どうしてもそこに他者の配慮と世話が求められる.それが看護（nursing）というはたらきの意味であると考えられる.

　本章のはじめに述べたように,医療が「やまい」（illness）への最善の対処を目的として行われる技術的・人間的行為であるならば,病人をできるだけ自然で良好な状態におく「世話」（care）——もちろん患者みずからのケアを促しその能力を引き出す工夫を含めて——である看護は,当然「治療」（cure）の欠かせない部分であることは理解にかたくないだろう.今日看護婦の職分がこうした狭義の医療の場に限られているかどうかの問題は本書ではとりあげない.

　ナイチンゲールがある文脈で言っているように "Every woman is a nurse" というのも事実だし,また近代的看護術のはじまる前に宗教的ないし人道主義的動機に基づく病

者の看護のさまざまな歴史的背景があったこともよく知られている通りである．そしてその種の動機が今日でも看護の実践にしばしば大きな意味をもっていることは言うまでもない．だが，もとよりそうした心情的要素の意味はきわめて大きいにはしても，それと並んで，生理学・衛生学に基づく正しい技術——単なる常識や経験的知識をこえた——としての健康管理がなければならないし，しかも，それが「病態」にある人の「健康」管理という語義論 (semantics) 的見地からもユニークな仕事で，病理学と衛生学の双方にまたがる特殊な臨床的課題であるからには，当の患者の——当然「個」としての——状況をできるだけ正確に把握していることが正しい看護の前提でなければならない．おのずから，そこにはそれに必要なかぎりの医学的知識の用意を欠くことはできないし，それはまた，看護婦の職分の一つとされる診療の補助，その面ではいわば医療管理における「秘書」役とも言うべき仕事の正しい遂行にとっても要求されなければならないだろう．

ところで，もはやくどくど言うまでもなく，病気は単なる身体の故障でなしに，人の心のはたらきと密接に絡み合っているから，さきに医師・患者関係として考えられた心理的・人間的諸問題とほぼ同じ位相と構造の問題が看護に際して看護婦と患者との間に発生する．しかも care は cure に比べて，理性的であるよりは情緒的，断続的であるよりは不断的である性格が強いし，実際問題としては家族，見舞人などいろいろな要素がそこに加わるから，看護

婦・患者関係というデリケートな技術的・人間的関係には考慮すべき問題がはなはだ多いように思われる．とくに例えば慢性病の患者，死に面した患者などがそれで，そこにある課題の重みははなはだ大きい．それらに深入りするのは直接の経験をもたない著者の任に余るし，また本書の枠におさまる話でもない．

6. 医師・患者関係の現代的変貌――とくに病院をめぐって

本章でこれまで述べてきたところの，近代社会でほぼ確立された医療の形態の話は，原則的には今日でもほぼ通用すると言ってよいだろうが，前にも言われたように，医療が「社会的」でもあり「技術的」でもある営みであるからには，その形と内容が時代とともに変貌する可能性を孕んでいることは想像にかたくないだろう．事実，現代社会における科学技術，当然医学の加速度的な発展と現代社会の急テンポの変化とが，いろいろな面で医療の諸相を――あえて医療の本質をとは言わず――目立って変えつつあることは争われないところである．教科書の役割をもつ本書では，激動する現代の諸問題を一々詳しく具体的に論究することはひとまずさし控えて，それぞれ他の書物に譲りたいのだが，問題の所在をあらまし指摘し，そのかかり結びをざっと考慮する手続だけはここでも怠られてはなるまいと思われる．

西欧ではもともと教会に付置されて巡礼，浮浪者，貧しい病人，その他困窮者一般の収容所（ホテル；hotel, hostel

とhospitalとは同根の言葉である）であった施設——そこには常駐の医師はなく特定の医療設備も欠けているのが常であった——が近代的な「病院」(hospital)に変貌したのは近代もかなり深まってからの話で，フランス革命前後にはじまる近代臨床医学の成立および発展とほぼ歩調を一にしている．それまで長い間医業はもっぱら個人的な生業であったし，富裕な病人の診療は自宅で行われるのが原則であった．（18世紀啓蒙活動の一面である衛生改良家たちの緊急な課題の一つに監獄，軍隊などのそれと並んで病院衛生があったという事実からも，そのころまでの病院なるものの実状が想像にかたくないだろう．）

19世紀の半ば以来，状勢は大幅に変化した．医術に対する社会の信用の増大は人々の病院を見る眼を大きく変え，諸階層の人々が死を待つためでなく治癒を望んで進んで入る施設となり，その新設が各地でさかんになった．さらに今世紀に入って，臨床医学の専門分化(specialization)は，必然的にいわゆる総合病院の要求を次第に大きくしたし，さらに近代的な医療に必要な諸設備の膨脹と高度化は，個人レベルにおける医業——それがもつ別途の任務については後にまた言及される折があるはずだが——と違った規模の組織なしには装備も維持も困難なものとなった．こうして，現代のわれわれになじみの深い病院制度が次第に発達する．

現代病院の諸形態（個人病院，組合病院，公立病院，教育病院など）とそれぞれの性格，その管理と経営が医療の

内容にもたらすさまざまの影響，勤務医というかつてはなかった形の医師の業態の発生，近代病院の威容とシステム化されたその業態への反応としての患者側の意識の変化，およそそうした外的事情についても考えなければならない問題ははなはだ多いのだが，ここでは話題をそこまで拡げずに，これまでの話の続き合いに即して，医師・患者関係を中心に二，三の見すごせない問題を考えてみよう．

　医学・医術の高度専門化とそれに伴う病院制度の発達は，前にも一言触れた昔風の家庭医の衰微を招いたし，そこに新たに発生したところの「病院・患者関係」とも言うべき社会学的事象は，医師・患者関係の基底になければならないと考えられる本質的に人格的なかかわりを稀薄にしたことは否まれないように思われる．少々戯画化して言えば患者は「医者にかかる」のでなしに「病院にかかる」ことになり，ひとたび成立した特定の医師・患者関係は制度上往々一方的に変更され，医療の連続性は1枚のカルテによって見かけ上維持されているにすぎないといった事態が頻繁におこるようになった．

　前に言ったように，医療が「社会的・技術的・人間的行為」であるとするならば——蛇足ながら繰り返せばその「技術」は生物学的・心理学的という二重の意味をもっていることを注意しよう——その後段，つまり心理的・人間的な側面はともすれば空洞化しやすい契機がそこに孕まれていることが注意されなければならないだろう．いわゆる外来診療の場合とくにその変質が目につく．

医師・患者関係の現代的変貌は，また，上にも記されたように近代病院の成立をもたらした有力な契機の一つである医学・医術の専門化の面からも眺められなければならない．

　臨床医学の専門化への勢いが現代に至って加速度的に強まって，医師たちの知識と関心とがしばしば極端なまでに細分化しつつあることは誰も知る通りである．それは科学なるものの通性である上に，とくに医学の対象である病気が前述したようにあの極度に複雑，精巧な生物機械におこる，しかもしばしば些細（トリヴィアル）と言ってもよい故障に端を発するという事実が必然的に招く傾向でもあるのだが，それが反面，有機体としてのヒトの全体（organism as a whole）を見失わせがちで，それは当然病気の理解と対処のあり方にも歪みをもたらしつつあることは，すでに言い古されたことながら，なんど思い出されてもよい話である．

　医療の専門化は，今日では原則的に1人の患者の診療が専門家たちのチームによって運営されるという新しい形を生んだ．その医療チームを広義にとれば，その中には，大病院では中央検査部に属するレントゲン検査技師，諸種のいわゆる衛生検査技師，その他の医療協力員（パラメディカル，paramedicals または co-medicals）が含まれ，それらの職種を異にする人々が今日の医療にそれぞれ欠くことのできない役割を分担しつつあることは周知の通りだし，考えてみればそれより遥かに起源の古い薬剤師の協力なしに

は医療が成立しないことは言うまでもない.

それらの諸職種の任務とその位置づけについても語るべきことはもとよりはなはだ多いが,ただそれらの技術者たちは多くの場合患者との接触が間接的だから,本章の文脈では深く考慮しないでもよいだろう.さらにまた,もっと直接的な形で患者に接する医療チームの重要なメンバーで,上述のパラメディカルとは別の起源をもつ看護婦や,リハビリテーションの場に登場する専門職種の問題については不十分ながら前に述べたからここでは繰り返さない.この場所でとくにとりあげたいのは,ごく狭義の医療チーム,すなわち職種の上では医師とよばれるが,上述のように現代に発生した専門医たちによるチーム診療の問題である.

たしかに今日の医学の精度が専門医の誕生を続々と促すのは不可避だし,おのずから1人の患者の診療が専門家たちの緊密な協力をまたずには万全を期することのできない場合は,好むと好まざるとにかかわらず現実にはしばしば発生するのだが,そこでもし人が,部分の集まりがそのまま全体を構成すると考えたとしたら,あるいはそうまで安易でないまでも,精緻な分析を180度回転すれば総合が成就されると信じて怪しまないとすれば,それは皮相な考えである.またそのいわゆるチーム診療には「人間的な」信頼を底にして,本質的に1対1であることの望まれる患者と医師とのかかわり——繰り返すまでもなく病気はいつも患者の身体的・心理的・人間的なプライヴァシー(private

とはラテン語の privatus,切り離された,というほどの意である）に属する話である——にすきま風の入るマイナスはどうしても避けがたいように思われるのである.その辺のたいそうむずかしい問題は,今日大きな宿題として残されているとみてよいだろう.

ながく単独の責任の下に進められてきた医師の仕事がチームで肩代りされることによって,狭義の医療技術の変貌のほかに,少なくとも二つの新しい問題の発生を人は予期しなければならないだろう.その一つである法律上の責任問題については法学専門家との合議に譲りたいが,本章の文脈でどうしても見すごすことのできないのは,とくに極限状況におけるさまざまな倫理的問題への応接である.例えばいわゆる安楽死の是非が万一にも現実に判断を迫られたような事態に遭遇して,そこに予期されないでもないチーム間の——当然看護婦を含めての——見解の不一致をどう処理すべきか.その種のたいそう困難な問題をわたくしはここではしばらくオープンに残して,問題の所在を指摘するにとどめるよりほかはない.

話は戻るが,組織立った医療チームが編成されたむずかしい病気の入院患者についてすらそうした問題があるとすれば,前に一言した現代病院の「カルテ診療」がもたらしがちないわゆる「たらい回し」の現象がしばしば外来患者の強い不満を買うのは当然の話で,それは,かつては個人のレベルで,ないしはたかだか個人の集合として考えられていたプロフェッションとしての医師の任務とその範囲に

ついて現代的な再検討を要請しているものとみねばなるまい．それらの問題については，また言及される折もあるだろう．

　現代臨床医学の専門化に関連して考えなければならない重要な問題の一つは次の点である．

　西洋近代的な「進歩」の観念の魔力に取り憑かれて，馬車馬のように走り出してしまった近代医学者の努力はたしかに大きく酬いられたし，医学も医術も，今世紀の前半と比べてさえ多くの面で隔世の感のあるようになったのは誰も知る通りで，それによって人々のうけた大きな恵みをことさら軽くみるのは偏見だと言ってよい．だが一面，科学一般の方法論的特質が，近代的な研究至上主義に拍車をかけられ，医学のとめどもない細分化を招いているのも争われぬ事実である．その結果，諸領域で輩出しつつある有能な専門家たちの研究対象は，しばしばごく狭い領域に限定され，それ自体はよいとしても，しばしば木を見て森を見ない弊に陥る危険を孕んでいることも見すごしがたい．しかも研究者たちの関心は，学問的にはたしかに魅力にとんで挑発的ではあっても現実にはさして頻度の高くない病気に向けられる場合も多く，もとよりそれがほかならぬ人命にかかわる病気がその対象であるからには，無用な研究とてありようはずはないにしても，「はじめに病人があった」という本書のマキシムに照らして考えれば，首をかしげたくなるような現象が「現代医学」のあちこちにみられるのも否みがたい事実であると言ってよいだろう．

学会・専門雑誌などに反映される「現代医学」の中で軽視されがちな「ありふれた病気」('common diseases')の「学問性」をどう復権させるべきかは，むしろ医学「教育」——「研究」は本質的に他律的な方向づけを拒むし，いつもせきとめがたい流れをつくりながら短期的にはさまざまの歪みを伴う場合の多いのもいわばその宿命的な特性である——の問題として真剣に考慮されなければならないだろう．近年になって「一般医」(general practitioner)——それは単なる common disease の医者でなしに，場合によっては専門医たちに対する助言者ないし調整者（coordinator）としての役割をもつのだが——の養成があちこちで企てられるようになったのは喜ぶべき傾向である（なお第16章の5参照）．

第16章　健康の諸問題

1. 健康とは何か（衛生学史瞥見）

　医学は人間の病気と健康を対象とする学問である，とよく言われる．わたくしは一概にそれを否定しない．しかし，たしかに人の「病気」は医学の問題だが，人の「健康」は医学が関与する問題でもあると同時に，医学からはみ出す問題性を多く含んでいる．「衛生」学は「医」学と大きく蔽い合う面をもっているが，医学とは別の枠で考えるのが妥当だろう．（江戸期の末に杉田玄端はそれを「健全学」と訳し，森鷗外もその訳語に好感を示している．）

　当今またしばしば次のように言う人がある．「病気の医学の時代は終って，現代の医学は健康の科学にきりかえられるべきである．医学研究の主力は病気の治療よりも，むしろ健康の増進に向けられなければならない．」（その見解に呼応するかのごとく当今ジョッギングが暁の街路を賑わし，巷にはスポーツ・クラブが繁栄する．）

　その提言は，これから述べようとする衛生学（健全学）の重い現代的意義を正しく評価しなければならないというかぎりにおいて，わたくしにこれと言った異存はない．だが，もし「病気の医学の時代は終った」と現代の「医学関

1. 健康とは何か（衛生学史瞥見）

係者」が本気で言うのだとしたら，それは無知と思い上りもはなはだしいと言わなければならないし，また「はじめに病人があった」という言葉の人間的な重みが今日でも変ることなく，さまざまな病気が人々を「悩まし」続けている事実を見損なったという咎めを免かれないだろう．

「医学概論」という標題をもった本書の最終講に「健康の諸問題」という論述が入れられなければならない理由と，反面，以下の叙述がおおむね問題の所在と輪郭を提示するにとどまって，「健康」の意義の重さとそれが包む内容の豊かさを考えたとき，これまで述べてきた病気の話に比べて，その記述が不釣り合いに短くならざるをえない理由とがおよそその辺にある．

「世界保健機構」(WHO) 規約の前文の中に有名な次の言葉がみえる．

"Health is a state of complete physical, mental and social well-being and not merely the absence of disease or infirmity."

しばしば引用されるこの定義は health あるいは「衛生学」(hygiene) の語源であるギリシャ語の Hygieia (これは健康の女神の名でもあり「健康」という普通名詞でもある) の原意にもほぼ沿っているとみてよい．言葉の系統は違うが前者は「完全」，後者は「よく生きる」というほどの意味をもっている．

ここで注意しなければならないのは，それが今世紀の半ば，つまり現代に，国連の下部機構としての WHO という

グローバルな使命をもった公的機関によって高い調子でうたいあげられた理想であって，ことの性質上政策的な意味を多分にもっているという点である．その辺の消息を見損じてその「定義」をありがたそうにかつぎ回るのは不見識と言うべきだろう．

WHOの定義を読んで少々語勢の上でひっかかることの一つは，「単なる病気（disease）や虚弱（infirmity）の不在（absence）にとどまらず ……」というふしである．そのどこに問題があると言うのか．

思うに歴史の中での庶民にとっては，「健康」は，いつもきびしい現実として彼らに臨む「病気」と異なって，平素ほとんど念頭に上ることのない優雅な観念であったとみてよいだろう．

絶えまなしに天災と飢饉と疫病に脅やかされ，さては戦乱や苛斂誅求に苦しめられて貧困の底辺にあえぎ続けてきた一般大衆にとって，たかだか許されるのはあの「無病息災」というつつましやかな望みであった．彼らが健康に思いをいたす折があったとすれば，それは前にも一言したように，せいぜい病気にかかったときのノスタルジアとしてのそれであった．それはあのWHOの充足した 'Health' でなしに，たかだか原状の回復——その原状はかならずしも医学的にみて無病の状態ですらないことが多いのだが——であった．たしかに不老長寿の霊薬を手を尽くして求めた話はたびたび残されているにしても，それは人間の歴史の中でほんのひとつまみのみちたりた人たちだけに許された

贅沢の沙汰で，しかもその望みの内容は，本質的な意味での「健康」とはむしろ異質とも言うべき享楽の色濃いものであったとみられるのである．

　一方，医者たちは——古来医者たちの眼がいつもそうした庶民の悩みに鋭く注がれていたかどうかはここでは問わず——おおむね病気をめぐる諸問題に忙殺されて，古くはガレノスの「健康について」や中世初期の有名なサレルノ医学校の「養生訓」など個人衛生に関する著作が例外的に残されていないではないにしても，医学史に残るうず高い文献は病気の理法とその治療を主題とするのが例で，常識的にはその対偶概念とみられる「健康」とか「衛生」とかいう言葉にはめったに行き当らない，たまたまそれがみつかったとしてもほんの通り一遍にしか語られていない，というもしかしたら人に意外の感を与えるかもしれない事実がそこにある．実を言えば今日でも往々臨床医たちは患者と同様，回復という以上にポジティヴな観念を健康について用意していないようにみえないでもない．

　およそこうした地盤の上に近代の衛生学がどのようにして生まれ，何を問題にするか，言いかえれば今日において健康とは何か，の話に入る前にもう一言述べておきたいのは，本節のはじめにも示唆されたように，健康問題の入口と内容とがかならずしも医学，つまり病気の科学だけに直結するものでないことを証拠立てる二，三の歴史的な事実についてである．

　病気を離れて，「正しい生き方」の一面としての身体の訓

練,体育 (gymnastics) が古典期ギリシャで奨励された――ただしそのポリスの市民たちの達成した高い文化が奴隷社会を底辺とするものであったことを見落してはなるまいが――ことが思い出される.有名な「健全な精神は健康な身体に宿る」(mens sana in corpore sano) という古諺がそれと照応する.同じ系列の考え方は,例えばルネッサンス期や18世紀啓蒙思潮の中でも散発的には見うけられたし,日本では有名な貝原益軒の「養生訓」に代表される江戸期の養生法が思い合されるのだが,いずれにしても,その種の精神的な修養の方角からのアプローチが科学的な発展の契機に乏しいのはぜひもないことである.

人はまた古代ローマのすぐれた技術を背景にして,有名な上下水道や浴場の完備という大規模な保健施設が,おそらくは狭義の医学と直接のかかわりをもつことなしに,つまり医者ぬきで発達し,大きな成果を収めたことを思い出す必要がある.それは,衛生学の地盤が,上にも触れたようにかならずしも医学に限られるものでないこと,そしてまた,人間の健康をもたらす技術が公共的な性格を強くもつものであることをつとに示唆した歴史的事実とみられてよいものであった.

およそこうした背景を頭においた上で近代衛生学がどのようにしてはじまったか,どんな内容をもち,医学とどうかかわるのかを大づかみに考えてみよう.

さきに言われたノスタルジアとしての健康の意味は,世に病気があるかぎりいつまでも薄らぐことはないだろう.

身体の健康は，高く評価さるべき価値であって，もしそれが損なわれた場合には，なんとか工夫して回復さるべきものであった．そして損なわれた健康の回復をはかるのが本書の主題であった医学の任務であり，その医学の協力をえて病気を防ぎ，健康の維持をはかることが衛生学の主要な課題であるとわたくしは考える．今日しばしば耳にするいわゆる「健康の増進」は，言葉そのものが学問的にもきびしい吟味を必要とするがいずれにしてもそれは順序としてあとの話でなければならない．

　人の健康の維持は，言うまでもなく，さきに言った自然界および「メタ自然界」を含めて広い意味での環境との交渉の間に成立する事象だから，不良な環境のもとにおいては，当然その維持も困難になるだろう．

　ところで，不良な環境ないしその多少とも急激な悪化は，ことの性質上，多くの場合は広狭さまざまの人々の集団にほぼ斉一に臨むわけだから，衛生学は本質的に個人の病気を対象とする医学と性格を異にして，その関心がまず集団の健康に寄せられるのが常である．言いかえれば，健康の学問は，第一義的に公衆衛生学 (public health) でなければならないだろう．それは，何よりもまず，大衆をいかにして病気から守るかという学問であった．（傍道ながらここで一言すれば，前述のナイチンゲールが個体のレベルでの「健康条件」の問題にあれほど痛切な関心を寄せたのは，それが個々の患者の患い（わずらい）といかに深くかかわるかを彼女が鋭く見抜き，その整備，つまり良い看護

が病人の回復に不可欠であると考えたからであった．言いかえれば，彼女の仕事は少なくともそのスタートにおいては衛生学でなしに医学領域での問題意識に発したものとみるのが妥当であろうと考えられる．)

ところで古来，集団の病気として惨禍のはなはだ大きかったのは，言うまでもなくペスト，天然痘その他かずかずの疫病であった．もちろん，ヒポクラテス以来それから目を離した医者はないし，疫病の原因についても論議が絶えなかった（第Ⅰ部参照）のは当然だが，一種の環境問題としてのその本性が，19世紀の末に近づいてはじめて明らかにされるまでは，解決のいとぐちがみつからなかったのも当然であった．近代衛生学はその最大問題の一つを手つかずに残したまま，いわば見切り発車の形でスタートする．

そのようなわけで，疫病，すなわち急性伝染病の話題を次節に回すことを含んだ上で，近代衛生学の問題と方法の輪郭のおよその見当をつけるために，試みにそれをわれわれがこれまで扱いなれてきた医学と対比させながら手短かに考えてみることにしよう．(衛生学の歴史的展開については拙著「近代医学の史的基盤」に詳しい．)

医学が病人ないし病気を対象とする学術ならば，衛生学は健康，そして上述のようにとくに大衆の健康の維持をめざす学術であると解しておおむね誤りがないだろう．そして，その「健康」とは，WHO の定義——それに本質的な異議はないにしても——のアクセントを変えて，「病気のアブセンス」こそ大衆の健康の第一の要件でなければならな

いと考えられることも，上に説かれた通りである．

　ところで，その対象がほかならぬ人間の病気であるからには，医学といえども病人のおかれた時代と社会を考慮することなしには，しばしば問題の焦点をはずすことは言うまでもないことだが，しかし，「ヒポクラテス集典」の三日熱，四日熱と今日のマラリアとは，少なくとも病気の生物学としては一つに考えてよいはずだし，あるいは現在日本からも派遣されているボランティア医師団の医術は東南アジアの難民の患者にも個々の事例についてはほぼそのまま通用する．これに対して，その対象が人間の集団の病気になると，もとよりその要素についての医科学的問題は一つだとしても，全体の問題の所在と性格とはしばしば大きく違うのは当然だし，そして，それが「社会」の中でおこる事象であるからには，当然そこに，これまでわれわれが学んできた医学のそれとは異なった視角とアプローチとが要請されなければなるまい．

　苦痛と不安を直接愬える病人にはじまる医学の場合と異なって，衛生学の問題の所在はまず誰かが代理して，それを正しく認識する必要があった．（住民運動のもりあがりがしばしば新しい衛生学的問題を提起するといった事態は，成熟した近代社会ではじめてみられることである.）

　その意味で，16世紀の反骨，パラケルススが近代衛生学の出発点とも言うべき「鉱山病について」という古典的著作を残しているのはいろいろな意味で示唆にとんでいる．そこには第一にすぐれた医学者の眼——繰り返すまでもな

く彼は医学史上の巨峰の一つである——があったと同時に，そこにはまた，多くは貴顕富裕な患者たちの診療によってそのなりわいを立てていた中世・近世の医者たちとは無縁だった階級の人々の悲惨を見抜く人間の眼があった．

もう一つ注意したいのは，それが 16 世紀というたいそう古い日付をもつにもかかわらず，その対象が鉱夫たちの慢性中毒という職業病であったという事実である．もとより鉱山労働は太古からあった仕事だとしても，それは近世はじめの貨幣経済の発達とともににわかに盛んになった産業であったから，鉱山病はいわば近代的な衛生問題のはしりだったとみることができる．その後 2，3 世紀遅れて急激に発展しはじめた近代産業社会が，さまざまの深刻な公衆衛生学的問題を生みだしたことは後にも述べる通りだが，その問題の所在を正確に見抜くには，パラケルススが用意していたような社会的な眼が要求されるのであった．人間的な彼の眼は，しかし，それを大衆の側に立って見た．

近代衛生学が実質的にスタートしたのはおよそ 18 世紀以後の話だが，その三通りの眼（医学的，人間的，社会的）に映された大衆の健康の実状が問題の輪郭を次第にはっきりさせてきた．いま，かならずしも年代的な順序にとらわれずに，衛生学を成立させたそれらの契機を考察してみよう．

なんと言っても生物学・医学的思考が衛生学の中心にならなければならないのは了解にかたくないだろう．近代医学者たちの間に，大衆の病気に深い関心をもち，病気を大

衆のレベルで——それを「疫学的な」(epidemiological) 立場でと言ってもよいだろう——扱おうとする学者もあちこちに現われたし，19世紀の後半ともなれば，近代的の骨組みをようやく整えた生理学をしっかり踏まえた近代自然科学的性格の強い衛生学も確立された．前者の代表に，18〜19世紀の境目にプロイセンを舞台に登場したフランク(Johann Peter Frank) を（なお後を見よ），後者の創立者として卓抜な栄養学者でもあったペッテンコーフェル(Max von Pettenkofer) を挙げておこう．そこにはともに冴えた医学の眼があった．

　18世紀のイギリスを中心に，かならずしも医学にその出自をもたないいわゆる衛生改良家 (sanitary reformers) とよばれる人々が，監獄，病院，その他の集団生活の劣悪な生活条件の改善に大きな足跡を残したことがよく知られている．その多くは強く人道主義的 (humanitarian) ——博愛主義的 (philanthropic) と言いかえることもできる——な心情をもつ人たちで，キリスト教の一派であるクェーカーたちの活動がこの方角で目立った．だが衛生学という学問の歴史を考える上でもっと大きな意味をもつのは，そうした宗教的文脈を離れて，18世紀フランス啓蒙思潮の軸とも言うべき人間主義 (humanism) の思想である．フランス革命後の有名なパリ学派医学（第Ⅰ部参照）のうち立てたすぐれた近代衛生学は，その思想的バックボーンをもつものであった．人間性の尊重なしには衛生学はその大きな支えを失うだろう．

しかし，近代衛生学の成立とそこに含まれる問題を考える上になんと言っても見のがすことのできないのは，近代産業社会の急激な発展と，それが大衆の生活に与えたさまざまの影響である．たしかに中世都市の大衆の生活環境が，今日では思いも及ばなかったほど劣悪なものであったこと，おのずから人々の健康水位がきわめて低いものであったことは歴史の如実に伝えるところだが，考えればたやすくわかるように，状況が安定を続けている場合には問題はしばしば潜在して，人の意識に上るきっかけに乏しいのがならいだが，近代社会の発達，とくに19世紀イギリスにはじまるあの産業革命という社会の激変は，その規模の大きさとあいまって，さまざまの公衆衛生学的問題を生み，それを諸方面の人々に鋭く意識させることになった．産業革命がもたらした人口の急激な都市集中と，工場労働者の劣悪な生活条件がもたらした大衆の悲惨な生活は，人々の社会的な眼をいやおうなしに衛生問題に——正確に言えば衛生問題にも——向けさせたのであった．

当然そこには医学的・社会的な眼をそれに向ける医学者も少なくなかったし革命家エンゲルスにその典型をみるような（「イギリスにおける労働者階級の状態」1845）社会的・人間主義的な眼もそこに多く注がれた．だが，その状況の中で特筆さるべき偉大な衛生学者で，近代的な衛生行政の開拓者と言われるチャドウィック（Edwin Chadwick）が，少なくとも古典的な医学とはおよそ縁の遠い法学出身の社会科学者であったことが注目される．

1. 健康とは何か（衛生学史瞥見）

　チャドウィックの足跡を正確に理解するためには，彼が主導的役割を演じた19世紀前半のイギリスにおける有名な「救貧法」改正の動きと，さらに溯ってその背景をなすイギリス経済思想の検討を必要とするのだが，もとよりそれは著者の能力に余るしまた本書でそこまで深入りするにも当たるまい．その衛生学思想を乱暴に要約すれば，大衆の貧困の大きな原因としての病気の役割に注目した彼は，その病気がしばしば当人にはまったく責任のないもので，その成因を社会的環境に負う——話がここまできてわれわれはさきに第Ⅲ部で述べた人の病気の病因論の輪郭がはじめて完結に近づいたことに思いをいたさなければならないだろう——こと，おのずから公共の保健的な方策（sanitary measures）によってそれを防ぐ道がみつかるはずのものと考えたのであった．イギリスの救貧法をめぐって積年論議の的であった貧窮の原因に「保健」という新しい視角を加え，公共の扶助（public assistance）よりは公共の健康（public *health*）こそ貧窮問題の根本的な対策でなければならないとするのが社会科学者であり為政家であるチャドウィックの新しい見解であり，同時にそれによって彼は公衆衛生学者としての身分証明をも得たのであった．

　たしかにそれは病気の問題を伝統的な医学の枠組みから解放した言葉の正確な意味での社会的な眼であった．考えてみればしかし，大衆の保健（sanitation）がむしろ医学以前の問題として理解すべき面をもっていることは，前に一言した古代ローマのあの雄大な「衛生」工学の跡をみても

わかることである．チャドウィックは近代文明とその社会の歪みが自律的に拡大して，大衆の病気が狭義の医学的アプローチの前に社会的の手当てを強く要請していること——それは前述の人道主義的な心術に基づく18世紀イギリスの衛生改良家たちの限界から大きくはみだしていた——を訓練された社会科学者の眼で鋭く見抜いたのであった．それはしかし，社会的とは言っても，前述のパラケルススや，若いころの病理学者・疫学者ウィルヒョウのように，大衆の側に立って見たのでなしに，すぐあとに述べるフランクと同じように，為政者の側からそれを見た．

当然のことながら，チャドウィックの立法とその施策とに医学的な意味での裏づけを与えるためにも，またそれを実行に移すためにも，公衆衛生に関心を寄せる医学者たちの協力が必要であったし，幸いにそれに参画する有能な医者たちも現われて，衛生行政官（Medical Health Officer）という新しい任務をもった医師が19世紀中葉のイギリスにはじめて出現する．近代的な公衆衛生行政（public health administration）の誕生である．チャドウィックの退陣後，有能な医師サイモン（John Simon）が主任衛生技官となったが，その組織的な活動の範囲は，急性・慢性の伝染病対策，疫学調査，食物，住宅問題，工場衛生，工業中毒，母子衛生，性病，寄生虫病対策，その他に及んだ．今日の衛生行政の基礎はこうして後述のプロイセンに続いて1860年代のイギリスで確立されたと言ってよいだろう．仕事の実権が医師たちの手に移るに伴って，上述のように

もともとは社会経済政策の一環としてはじまった国民の健康は，おのずから自己目的の色彩を次第に強めてくる．ちなみに言えば，前記ナイチンゲールの看護学校の設立はこの 60 年代のはじめであった．

　歴史的記述の周到を期するならば，上記イギリスのそれに先き立って 18〜19 世紀の境目ごろ，前に一言したフランクを中心に，現代ドイツの前身であるプロイセンで別の性格の衛生行政が組織的にはじまっていたことを忘れてはなるまい．それはおよそ上述のように社会・経済的（socio-economical）な角度からみられたイギリスの場合と相違して，絶対主義国家の富国強兵という国益を中心に考えられた上からの健康管理の政策と，フランクという稀代のスケールをもった卓抜な医学者の眼に映った大衆の病気の問題とが見事にブレンドした衛生行政の一つの形態で，明治期から昭和 12 年厚生省の創設にかけての日本の衛生行政の雛型となったという意味でも興味深い話題だが，わが国の今日の衛生行政が第二次大戦以後，戦前のドイツ流の「医事行政（警察）」（medical police）型のそれから，アメリカ進駐軍の強い意向をうけて，イギリスに端を発する「公衆衛生」（public health）的思考に立つ制度へと体質を大きく変えて今日に至っているとみられるゆえに，話をあまり長くしないために，ここでは詳論を省きたい（前掲拙著参照）．

　公衆衛生学が技術的・政策的な性格を多分にもっているからには，それが時代と社会形態によってかなり変った性

質のものとなるのは当然の話で,実はイギリス型,ドイツ型のいずれともかなり違った性格の衛生学が,別途,前述したようにフランスで育っていた——フランス革命直後医科大学は改組されて外科学を含めた医学と衛生学を一つに統合した人民のための「健康学校」(École de Santé)が設けられ,短い時期ではあったがその形の教育が続いた——のも,社会の眼で見た大衆の健康の問題が,見る人の立場によってかならずしも同じ像を結ぶものでないことを示す例証の一つと言ってよいだろう.それは医学と違う衛生学の特質の一面であると言ってよい.

2. 健康をどう設計するか(ⅰ)——流行病の防圧

前節の後半を占めた衛生行政の展開の話をストレートに現代に続ける前に,流行病の防圧という性格のかなり違った問題を間に挟もう.

病原微生物を病因とする急性・慢性の流行病(疫病)が古来人々にどんな深刻な脅威を与え続けてきたかはいまさら繰り返すまでもない.当然,疫病の記録は今日までさまざまな形でうず高く残されているにもかかわらず,医学の通史が概して不思議なほど疫病について語ることが少ないのは,学問としての医学が長い間それに対してまったく無力であったことの証左であるとみることができるだろう.

前に第Ⅰ部で述べたミアスマ説対コンタギオン説というようないまでは専門家以外には忘れられた歴史的な論争を別にすれば,14世紀黒死病の大流行の際に案出された海港

検疫制度——quarantine（隔離）という言葉はマルセイユ港で流行地から来た船に 40 日間の停泊が命ぜられたのに由来する——以外に疫病に対する積極的な対策は皆無に近かったと言ってよい．疫病（epidemic diseases）は古来，今日言う意味での「公衆」衛生学——epidemic とは「大衆の上に」というほどの原意をもつ——の最大の，しかもいつもきわめて緊急な問題であったにもかかわらず，医学者たちがことさら意識から遠ざけたい悪夢であったようにみえるのである．

それが今日ではどうだろうか．

1980 年 5 月の WHO 総会は「全世界痘瘡根絶宣言」の中で「……人類史上最も兇悪な疾病たる痘瘡より全世界ならびに全住民が解放されたことを厳粛に宣言」した．ポリオも先進国ではほぼ絶えたとみてよいだろうし，程度の差はあれそれに似た事例は少なくない．かつては俗に「避病院」とよばれて，急性伝染病患者の「隔離」を主な仕事として設けられ，常時活発な機能を果たしていた大都会の公立病院は，今日ではおおむね不時の用意のための閑散な隔離病棟を残すだけで，すべて近代的な総合病院に転換されたし，肺結核症という言葉は数十年前までそれがもっていたあの陰気で深刻な響きの多くを失った．

視野を大きく拡げてみれば，悪疫の流行が旧態をほとんどそのまま残している地域が地球上のあちこちにみられるのは残念ながら事実だが，しばらくいわゆる先進国のわれわれを中心にして考えることが許されるならば，これはか

つては人の思いも及ばなかった状況である．たしかにそれを近代医学の最大の達成とみることに誰も異存はないだろう．それは同時に公衆衛生学の話でもあって，大衆の「健康」の水位がそれによって飛躍的に上ったのである．

流行病の防圧をめぐる諸問題については，常識的にもよく知られたふしが多いし，詳細は他の書物に譲りたいが，ここではその重要な筋を，とくに往々不注意に滑りがちな点に注意しながら，かいつまんで述べることにしよう．

言ってみればあたりまえの話だが，流行病の問題は広義の環境問題である．ただ，その環境に平素は存在しない自己増殖性の——比喩的に言えば拡大再生産する力をもった——病因が出没するところに公衆衛生学の問題としての流行病の独特の性格がある．

そうみれば，第Ⅰ部で述べた19世紀末葉の病原細菌学の誕生——それは病原微生物学一般の先頭をきった——が，流行病の科学・技術にとって決定的な意義をもったゆえんは長い説明を要しないだろう．

その細菌学はたしかに急性・慢性の伝染病の病因をはじめて確認して，古来の難問にピリオドをうったが，それが衛生学と結んだのは一にかかって予防接種という免疫学的技術を介してである，と人がもし考えたとすれば，それはとんでもない見損じと言うべきである．

衛生学に対する細菌学の最初で最大の貢献は，それが防疫（epidemic disease control，ドイツ語ではもっと簡潔にSeuchenbekämpfung）に明確な指針を与えたことであっ

た．もとより外因としての特異病原体だけで病気が成立するものでないことは繰り返すまでもないが，それは第Ⅲ部で述べたようにそれぞれ sine qua non の病因であるからには，病原微生物を正しく同定し，その性状や生態を確かめる方法を新たにえたことは，疫学の研究に確実な手がかりを与えたと同時に，特定の伝染病の蔓延を未然に防ぐ技術への道を大きく開いたのであった．

　防疫の原理は，細菌，リケッチア，ウイルス，原虫（プロトゾア），蠕虫（いわゆる寄生虫）など諸種の病原体による流行病一般にほぼ通ずるわけだが，その諸相を一々述べている余裕がここにはない．歴史的に言えば，ネッタイシマカという独特の習性をもつ蚊を「媒介者」(vector) にして，ヒト―蚊―ヒトという限定されたサイクルをつくって伝播される激しいウイルス病である黄熱の防圧の見事な成果――今世紀はじめのパナマ運河開鑿の成功は黄熱の話ぬきには語れない――が，防疫の原則を鮮やかに示す古典的な例の一つだが，急性伝染病の発生が目立って少なくなった現代では，防疫はそうした特定の病気を対象にするよりは，多くはむしろ一般的な環境衛生の改善の中に吸収されてしまったように思われるふしが大きい．もちろん「天災は忘れられたころおきる」と言われるように，この面でも不時の出動態勢の用意はいつも怠られてはなるまいし，ことにまた海外との交渉が頻繁の度を加え，しかも航空機による往来が待ったなしの事態をつくる大きな可能性は，昔とは違った考え方を要請していることもまた指摘されなけ

ればならないことである．

　ジェンナーの種痘という画期的な仕事——それが日本の医学史にとっても明治維新前後の漢・洋方医学の交替に深刻な影響をもつ事件であったことは第Ⅰ部で学んだ通りである——が，それを承けたパストゥールの鋭い着想によって感染病一般の予防接種に拡張された次第は前に記された．ワクチンの作出には，それがいわゆる弱毒生ワクチンにせよ，死菌（ウイルスその他を含めて）ワクチン，菌体成分，トキソイドなどにせよ，原則的には病原微生物の確認と分離とを必要条件とするわけだから，予防接種による伝染病の防圧という近代医学のきわめて強力な手段の発展が，病原微生物学の進歩とその後も手を携えて今日に至っているのは当然の話である．

　ワクチン製造の技術的な問題は別としても，個々の病気の感染病理や疫学の相違——最近では妊娠中の母体の風疹ウイルス感染による胎児の奇形発生を防ぐワクチンの開発というような異色ある問題も登場した——によるワクチンの使い方，それに絡んで生ワクチン対死菌ワクチンの使い分けの問題，溯ってその底にある感染防御の機序の免疫学・病理学，とくにまた前述の現代免疫学の進歩によってわれわれが新たに学んだ免疫グロブリンの種類による感染防御の諸相や，ながく隠されていた細胞免疫の意義と出番，その他，かつてはかなり単純に割り切って考えられがちであった予防接種の中にもさまざまのむずかしい興味ある生物学的問題がある．それらの詳細は専門の教科書に譲

らなければならないが，本章の主旨である公衆衛生学的見地からみた二，三の問題をここで注意しておこう．

　伝染病予防とワクチンをとかく短絡させる傾きのある常識に向けて警告されなければならないのは，流行病防圧の本道は環境の改善ないし病原の伝播経路の切断という意味での前述の防疫措置で，ワクチンはいわば次善の策である，というのがその一つである．たしかに痘瘡（天然痘）根絶（eradication）というあのWHOの勇ましい宣言が撤回されることはまずないだろうが，それは人痘ウイルスの生態学的・疫学的・病理学的な特殊な性格と，種痘の稀にみる卓効という有利な条件が重なり合って生まれたいわば例外的な事実とみるべきだし，これも目覚ましい成果を挙げたポリオ生ワクチンの場合には，学理的にはそれとは大きく異なるふしをもつにはしても，これまた他のワクチン一般に拡張して考えることのできないふしをもつものであった．

　もちろん今日われわれも，ジフテリアや破傷風トキソイド，生ポリオワクチン，生はしかワクチン，BCGなどの果たしている予防的役割が大きいことを見すごしてはならないだろう．だが，流行病の防圧は原則的にはむしろ，病原体をアフリカ，南米のジャングルに追いこんだ前記黄熱の実例を範とすべきで日本で言えば海港検疫の徹底——その意味ではわが国は恵まれた地理的条件にある——，環境衛生の高水準化，常時のサーベイランス（流行監視業務）による流行動向の予測などと並んで予防接種の意味があると

みるのが正しい．

　ワクチン——一般の薬剤と相違してそれが健康者に与えられるものであることに注意しよう——が有効で無害でなければならないのは当然で，そのためには国際的・国内的に公定の基準に照らした厳重な国家検定が製品ごとに行われる．ただ，ことが自己増殖力をもった病因による病気，つまり伝播し蔓延する病気の予防にかかわっているだけに，個人の立場と公衆衛生学的ないし衛生行政的立場との間にときに葛藤がみられる場合——もとより個人の利益と公共の利益との相克は医学上これに限られた話ではないが——もないではなく，そこにさまざまな形の実際問題の発生する可能性があるのは事実である．

　ところで，さきにも記されたように，今世紀の，それもおよそ半ばごろから，われわれは幸いにして流行病の脅威をさして強く感じないような時代に生きることになった．もとよりインフルエンザや小児の諸種のウイルス病は流行を繰り返してはいるし，細菌感染症にしても，日和見感染とか菌交代症とかいう形にしばしば大きく変貌して今日でも臨床医学上の軽視できない問題として残っているのは事実だが，かつては衛生行政の中できわめて重い意味をもっていた法定伝染病とか指定伝染病とかいう言葉が，今日では一部の関係者たちを除いてはほとんど忘れられたようにみえるあたりに，時勢の大きな移り変りをみる思いが深い．

　そうした状況を招くに至った大きな原因の一つとして，

上に述べられたことのほかに，抗生物質の登場による伝染病患者の激減という事実を見落してはなるまい．さきに一言した黄熱や，ほとんど例外なしに節足動物（ダニ，その他）を媒介者（vector）としてもつ諸種のリケッチア病，あるいはいわゆる人獣伝染病（zoonosis：——狂犬病，オウム病，トキソプラズマ症，その他）などは別にして，細菌性疾患の病原は一般に人体以外ではながく生存しがたいものが多いから，患者ないし保菌者の減少は，長期的には当然伝染源の規模の縮小を意味する．開放性肺結核症の激減が近年における結核症の目立った退潮をもたらしたのはそのもっともよい実例の一つである．（蛇足ながら一言すればそれはときに軽率にうけとられているように，結核症が公衆衛生学の課題から退場したというのでは決してない．たしかにかつてはわが国で年々人口10万人当り100～200人，年によってはそれをこえる死亡率を示していた結核症が1950年をすぎるころから急に減少しはじめ——ストレプトマイシンの発見は1944年であった——て，今日では年間7～8人の程度に落ちこんだのは事実である．だが活動性結核症の患者が70年代の終りでも約100万人存在して，その約1/3がそれを自覚していないと推計される事実は，結核症の公衆衛生学的意義が今日でも決して小さくないことをわれわれに教えている．）

ただし，化学療法の出現が患者の治療だけでなしに疫学的にもきわめて大きな意味をもったのは疑いない事実だが，化学療法剤を流行病の予防という目的で広範囲に用い

ること——たしかに一時「化学予防」(chemoprophylaxis)という名である種の場合にそれが実行されたこともあったが——は,耐性菌の発生を促す危険が大きいという意味で,厳に戒められなければならないことは言うまでもない.

本節ではほとんど触れなかった蠕虫性疾患,いわゆる寄生虫病が,かつてわが国で,ことに農村のきわめて大きな衛生問題であったことは周知の通りだが,環境衛生の改善の結果,今日では,種類によって多少事情も違うが,全体としてのウェイトをいちじるしく低めたことは周知の通りである.あのマラリアをはじめとする原虫(プロトゾア)性疾患が今日でも熱帯病のきわめて重要な問題を構成することは言うまでもないが,その叙述はここではすべて割愛される.性病という特殊な性格をもつ問題についても,話を急いでここでは触れないでおこう.

3. 健康をどう設計するか(ⅱ)——公衆衛生学の本質と問題

第1節の終りに近づいてはっきりしたように,歴史的にみても公衆衛生学と衛生行政とはきわめて密接な関係をもっている.そのわけはこうである.

個人の病気なり健康なりは,医師が治療し,ある程度まで指導することもできる.もとより医療行為もまた,言うまでもなく人間社会の中で成立する事象であるからには,社会的視点を離れてそれを眺めては大きな手落ちができる

としても，しかしその中から医師という個人の活動を抽出して医師・患者関係として考える手続は可能であったし，有効でもあった．

　だが，話が大衆の健康——そこでは「病気の不在」が目標の大部分を占めると考えられることは前に説いた通りだが——になると，それを設計し管理するには，個人の知性，自覚，そして意志の潜勢的にもつ役割をけっして軽くみてはならないにしても，現実には，どうしてもそこに大衆の病気の「医師」に当たる何らかの組織の出動が要請される．個人レベルの医療における医師の役割は何かの形での行政機構が代ってそれに当たるはこびになる——もとより，本来大衆の代弁者でなければならないはずの医師たちの組織（医師会，学会）の機能を無視してはならないとしても——ことはわれわれが上に歴史を通して学んだ通りである．

　それが行政と言われるからには，当然それは国なり自治団体なり——後年その思想傾向をかなり変えた前記ウィルヒョウの活躍の舞台はベルリン市であった——の政治・経済の一環であるし，おのずからそこには，医学者たちによってしばしば狭い枠で考えられがちの「衛生学」にさまざまの外的要素が介入してくることが予期されなければならないのである．公衆衛生学者は，もし彼がその学問を現実から遊離させることに甘んじないとすれば，好むと好まざるとにかかわらず，彼は何かの意味で現実政治とのかかわりをもたざるをえない場合にしばしば遭遇するだろう．

　たしかに，ほかでもない人間の病気と健康のための活動

という錦の御旗がいつもあるからには,そこにかなり厚いクッションのあることは,あのイデオロギーも政治・経済事情もまったく一様でない国々の加盟によって成立している国連下部組織の「世界保健機構」が,グローバルな衛生問題の処理にこれまで多くの面で大きな成果を挙げてきたことを考え合せても了解できる話だが,にもかかわらず,公衆衛生学のいわば「臨床」が本質的に政治・経済からまったくフリーでありえないことを見損じては,この学問の理解は正鵠を失することになるだろう.

公衆衛生学の問題はきわめて広範,多岐にわたり,ここでその全貌を蔽う無謀をあえてする気はもとよりないが,本書の話の大筋に触れて必要と思われるいくつかの問題をとりあげて,それぞれごく短いコメントを加えてみよう.

大衆の「健康を増進する」より前に,それを「病気から護る」ことが,とくに前に述べた医学の眼でみた公衆衛生学の最大の任務であることは,これまでにも再々述べられた通りである.開発途上国はもとより,今日の先進国においても,潜在的にはその危険の去らない流行病の防圧を上に最初にとりあげたのも,それが古来,大衆の健康に対する最大の脅威をかたちづくっていたからであった.

ところで,その前節の主題であった古典的の疫病,流行病(epidemic diseases)が,微生物をその病因とする感染病(infectious diseases)であるという認識の確立が近代医学史を大きく飾る仕事であったことは,もはや繰り返すまでもないが,前にも一言したように,感染病の流行は今日

風の表現で言えば一種の環境問題とみることもできるわけで，病因としての病原微生物が，環境の中で激しく自己増殖を重ねて，ほとんど一斉にと言ってもよいほどの急テンポで「大衆の上に」(epi-demic) 襲いかかることによってそれは成立する．

そのようにみると，近年われわれをまきこんで急激にその重要性をましつつあるいわゆる公害病，すなわち工場その他から排出された物質による大気汚染や水質汚染に基づくところの種類，軽重さまざまの疾患もまた，伝染病と同じ性格をもつ新しい形の流行病（epidemic diseases）であると言ってよいだろう．その意味では，伝染病の原因をめぐって古来コンタギオン（接触伝染）説と対立してついに前世紀後半に決定的に破れ去ったミアスマ説（瘴気説）すなわち沼沢，腐敗物などから発生するミアスマ（汚染物）によって汚された空気を疫病の原因に擬する考え方にも一理あった——もちろん伝染病の病因論としてではなしに——とみることもできる．「流行病」のその種の形を極度に残酷な形でわれわれに押しつけたのがあの原爆症であったし，そしてそのヴァリエーションの形で原子力発電をめぐる危険の可能性が今日きびしく論ぜられているのは周知の通りである．

いわゆる公害問題の諸相を述べ，それを縦横に論ずるのは本書の任務ではないが，前に述べた古典的の流行病，つまり急性・慢性の伝染病が，例えばあのかつて日本でも大きな社会問題となった紡績工場の女工たちの肺結核症の多

発というように医学の枠の中だけで考えることの許されない事例はいろいろあったにはしても，全体の性格が強く生物学的・医学的であったのに対して，いわゆる「公害」が，そこに被せられた「公」という字が一種の暗黙な正当化（ジャスティフィケーション）を強要していないでもないように，産業・経済ひいては政治の問題と深くかかわっている．言いかえればそれが天災でなしに「人災」であることをとくに注意しよう．上に述べたところとも照らし合せて，そこに公衆衛生学者の姿勢がしばしば問われるゆえんがあるし，同時にまた，とかく空回りしがちなイデオロギー的な論議だけではすまない実際問題としての解決のむずかしさがある．中でも放射性物質の場合には，前述の伝染病の病原体一般が容易に殺菌，消毒できるのに対して，これは，長短いろいろではあっても放置して失活するのを待つよりほかないこと，しかもそれがヒトの遺伝物質に不可逆的な障害を与えて災いを子孫に残す可能性を孕んでいることが問題の性質をいっそう深刻なものとする．

　伝染病と環境汚染という公衆衛生上の新旧の大問題の輪郭をこうしてたどってきたところで，ここであらためて公衆衛生学の本質を少しばかり考えてみたい．その内容がきわめて広範，多岐であることは上にも記した通りだが，本書のはじめから述べてきたことを思い出しながら考えてみると，学としての公衆衛生学は，往々その領域の教科書に見うけられるように，行政官庁の業務内容と職務分掌をそのまま羅列したような，筋道の欠けたものであってはなら

ないはずである．もちろん衛生行政には行政としての秩序と合理的な機構があるのは当然だが，その敷き写しを学問ととり違えるのは不見識としなければならないだろう．

　第Ⅱ部で述べたことを思いおこせば，ヒトないし人は環境——自然界および「メタ自然界」を含めて——とかかわり合って生きる存在であった．おのずから環境の悪化はさまざまな形で人の健康な生活を妨げる．しかも，環境は原則的には人々の共通の問題だから，環境の劣化は，個人の「衛生」の問題であると同時に，と言うよりはそれより前に，公衆衛生学の課題でなければならない．その辺の消息をわかりやすい形で示したのが前述の伝染病と公害病の問題であった．

　ところで，伝染病については言うまでもないことだが，近代産業がもたらした環境汚染の場合にも，あの水俣病にその典型的な形の一つがみられるように，その対策はしばしば特定のはたらき手（agent）に対する狙い討ちの性格をもつものであることを注意しよう．それは19世紀に確立した病因論的思考を根底にもつが，溯れば18世紀の末にレモン汁が遠洋航海の船員たちを壊血病の災いから救うことをみつけた有名なリンド（James Lind）の仕事にその先例があるが，それは近代医学の特質の一面をよくあらわしている．

　だが，大衆の抱えている病気の問題がもとより流行病に限られているわけではないし，上記のような狙い討ちでなしに環境に対するいわば「非特異的な」手当てが，大衆の

いわゆる健康状態の改善，裏返して言えば流行病をも含めての病気一般の発生の防止に，きわめて大きな役割をもつはずであることは言うまでもないことである．前にも触れた古代ローマ版図の見事な上下水道の整備がその古典的な例だったわけだし，上水・下水や，塵介の処理が今日でも公衆衛生学のきわめて大きな話題であるという事実は，およそこうした文脈の中で考えられる．その種の問題の所在は当然時代の推移とともにいろいろ変わる可能性をもつことは，例えば今日の交通災害の多発——それは新たな流行病の一つとみることもできる——や，騒音問題さらには趣を変えて食品添加物や残留農薬の現代的な諸問題を思い合せれば容易にわかる話である．

　注意しなければならないことは，いま言った諸問題の中には食中毒の原因究明に基づく防疫方針の決定とか，風疹ワクチンの開発による奇形発生の防止とかいうような生物学的・医学的技術とはまったく性質を異にする工学技術，言うところの衛生工学（sanitary engineering）の課題に属するもの——あのローマの水道にその古典的な例がみられるのだが——が多く含まれているという点である．それは大衆の「健康」をめざす公衆衛生学という学問が，本質的にさまざまの異質な方法の統合の上に成立することをわれわれに示している．その上，その衛生工学がつきつめれば都市計画の問題にもかかわりをもたざるをえない，という事実は，公衆衛生学の問題が往々際限もない拡がりをみせる可能性を孕んでいることをわれわれに教えている．

3. 健康をどう設計するか（ii）——公衆衛生学の本質と問題　　449

　いまこの2点を頭におきながら，公衆衛生学に含まれる他のいくつかの課題について少しばかり考えてみたい．

　公衆衛生学の重要な部門に，前に述べた鉱山病にはじまる種々の職業病から労働衛生や学校衛生など，それぞれ大きな実際的意義をもつ諸問題のあることもよく知られている通りである．考えてみるとそれらは，前述の伝染病や大気汚染などのような，言うならば「大環境」の話でもなければ，あるいはまた近代的な衛生学の創始者の1人とも言うべき前記ペッテンコーフェルが，はじめて科・学・的・な・方法で考究した衣服，保温，換気，採光など，個人をめぐる「小環境」の問題——ほぼ相前後してナイチンゲールがそれと共通する病・人・のそれに看護の立場から強い照明を当てていたことをここで思い出そう——でもなしに「中環境」とでも言うべき規模の，しかもそれぞれ独特の性格をもつ衛生学的問題である．

　ところで，話をあまり長くしないために，いま対象をしばらく労働衛生とよばれるきわめて重要な分野に絞って少々近づいて眺めてみよう．衛生学の課題が何よりもまず病気の発生を防ぐことにあるとみる上述のわれわれの立場に照らして考えると，そこには諸種のいわゆる職業病の諸問題と，一般的な健康管理との二面がある．

　その職業病にしても，前記の鉱山病から，例えばあのキーパンチャー病とかチェーンソーの振動による白蠟病などのように現代にはじめて登場したものに至るまで，時代によってさまざまな変遷がある．しかも，例えば同じ癌の話

でも，18世紀にポット（Percivall Pott）が報告した有名な煙突掃除人の陰嚢癌は職業癌の最初の記載であったが，今日では化学工業の発展に伴って，その病因の種類が飛躍的に増加している．言うまでもなく職業病はそれぞれその業種・業態と密接に絡んだ問題で，一々が医学的問題であるには相違ないのだが，公衆衛生学の立場では，むしろ優先的に，社会科学的・技術論的扱いが求められるのである．

広く労働衛生と言われる諸問題の中で，およそ上記のようなそれぞれ特定の病気をかならずしも対象としない一般的な健康管理の面についても，それが古典的な医学上の扱いになじまない問題を多くもつことは，すでに前述の19世紀の公衆衛生学の創始者たちがはっきりと弁えていたところで，ごくわかりやすい事例で言えば，今日の労働者の健康管理を考えるに当って，大工業と零細工業の区別を無視しては話は形をなさないだろう．さきに衛生学に触れて言われたように，公衆衛生学がきわめて多岐な方法の上に成立する学問であることを示す別の側面である．

いま述べたことは，社会・経済的（socio-economical）な配慮を欠いては公衆衛生学は成立しないという常識的とも言うべき話の再確認であったが，ここで指摘したかったのは，公衆衛生学がその学問性を維持し続けるためには，それが本質的に複合的な方法の上に成り立つものであること，しかもしばしばその境界面の一意的に分明でないものであることの意識をたえず新たにしなければならないという点であった．それは，自然界と「メタ自然界」との二つ

3. 健康をどう設計するか（ii）——公衆衛生学の本質と問題

にまたがる人間という存在の，しかもその集団の病気と健康とを対象とする学問の宿命とも言うべき困難にほかならない．

いわゆる精神衛生という人さまざまに理解されている問題をそれにつけ加えておこう．一体，精神の健康とは何か，そしてその病気とは何かという問題が，掘り下げて考えれば極度の難問だとすれば，精神衛生という言葉の理解の人によって大きく分れるのも当然の話である．それにしても，現代における諸種の神経症，とくにいわゆる不安神経症の「流行」を思い合せてもわかるように，WHO が 'mental well-being' とあっさり言ってのけているあたりに，たしかに現代における大衆の「衛生学的な」問題の焦点の一つがあって，それがわれわれの周到な考察を要求していることは否みがたいように思われる．それをもし公衆衛生学がとりあげるならば，それは既述の多面なその学問・技術に，また新たな切面（facet）を加えるものと言わなければならないだろう．

話を少しあとに戻そう．われわれはさきに，公衆衛生学の任務が，「健康の増進」であるより前に人々を病気から護ることにあると述べたが，その見方は歴史的にみて正確であるばかりでなく，今日においてすら，おおむね正しいと言うべきだろう．グローバルな視野に立って，いわゆる開発途上国の状況を考えればもとよりのことだが，先進国とよばれるわれわれの間にあってすら，当然問題の所在とアプローチはそれとは大きく違うにしても，病気から人を護

って健康の維持をはかることこそ、衛生の最大の課題でなければならないのである。衛生学的技術にとって可能なのは、広い意味での環境のつくり変えにおよそとどまるわけであって、その中で生存ないし生活しているヒトのからだに直接はたらきかける手段を多くもたない——もっとも、一般的な栄養の改善というような重要な公衆衛生学的問題の所在を見落してはなるまいが——という事実に基づいている。

　もとより、教育的あるいは行政的の立場から「健康の増進」という積極的なうたい文句を掲げることになんの妨げもないが、公衆衛生学の最大の任務は、今日のいわゆる先進国にあってすら、あの「公害」問題に象徴されるように、まず病気の減少をめざすものでなければならないことを見損なっては、学問的な認識としては不正確としなければならないだろう。

　蛇足を一言ここに添えれば、体力の増強をめざすところの体育は教育に属し、それは衛生学に接続はするが、衛生学の中で論ずるにはふさわしくないとわたくしは考える。全人的な教育からきり離して「体」育を論ずるのは無意味だからである。

　上に言われた健康の「維持」について一言しよう。「健康」が厳格に言って人間だけに通用する概念であるとするならば、めいめいがめいめいの自覚した生き方に応じて必要にして十分な健康——その意味ではあの不幸にして身体にさまざまな障害をもつ人たちもそれぞれりっぱに「健

康」でありうるのである——なり体力なりを維持する以上に望むべきものは多くないはずである．病気を防ぐ以上にいわゆる健康の増進が必要とされるのは，何かの原因によって人が，ほかならぬ彼自身の「人」としての生き方に必要にして十分な水準に達していない場合に限られている，と解すべきだろう．

4. 健康をどう設計するか(ⅲ)——疫学，「現代病」の諸相

　本章でこれまでわれわれが学んできたところに従えば，目標としての健康は，究極的には個人に帰属するには相違ないとしても，その維持は，まず社会の次元で，社会共同の責任において——それが行政の形をとるにしてもとらないにしても——考えられなければならないものであった．その意味で，衛生学（hygiene）は，もともと他をもって代えることのできない「人」の悩み（pathēma）にはじまりそこで終る任務をもつ医学（medicine）とは異なる枠組みの学問であった．

　当今われわれが往々耳にするいかにももっともらしい発言，「個人医学あるいは治療医学の時代は今や過去のものとなって，現代医学は社会医学でなければならない」という趣旨の提唱は，「社会医学」という言葉のはなはだ多義な用語例の吟味はかりに措くとしても，課題と方法とを異にするそれら二つの学問の判別をゆるがせにした粗雑な見解と言わなければならないだろう．どちらの田にも十分の水が引かれなければならないのである．

ところで、さきにたびたび繰り返して「病気は何よりもまず症状のアンサンブルである」と言われたのは、考えてみれば古典的の医学の立場に立っての話であった。より正確に言えば、医学がそこから導き出される個人の悩みとしての病気の問題であった。だが、他面、あの古来の疫病に象徴されるように、病気は個人の悩みであると同時に、また社会の悩みであることも見落されてはなるまい。疫学という古くからある言葉の現代的な出番がおよそその辺にあるとみられる。

疫学（epidemiology）は、かつては統計学的方法を主たる武器にして、急性・慢性の流行病（疫病、epidemic diseases）の勃発から終息に至る様相の記述とその理法とを考究する科学であったが、今日では拡張されて、例えば胃癌の疫学、高血圧症の疫学、さてはまた交通事故の疫学――賛否はしばらく保留して――などというように、一定の地域に多発する病気の蔓延ないし消長の記述とその要因の分析をその課題とするようになった。もとより、ちょうど古典的の疫学が病原微生物学と感染病理学を下敷きにしたように、拡張された疫学も、病理学ないし臨床医学を離れてはその地盤を失うにはしても、それは個人の悩みから一応離れて、社会の次元で病気を眺めることなしには出てこない話であることは言うまでもない。近よって既述の医学の眼で見れば1人1人あの複雑きわまる病理現象の渦中にある病人たちが、その疫学の立場ではしばしば、いわば点、要素（エレメント）として扱われる。個体の病理学に対し

てそれを社会の病理学と言うこともできそうだが,個体と社会とをそうした角度で並べるのは粗雑にすぎるきらいがあるし,ことにまた,「社会病理学」という言葉は,「メタ自然界」としての人間社会の「病的」現象,あるいは「病的」行動——犯罪,売春,自殺,貧困など——を扱う用語例がすでに定着していることでもあるから,ここではそれを採用しない.もっとも,前に述べた中毒の中で麻薬や覚醒剤によるそれは,精神病理学とこの「社会病理学」とのボーダー・ライン上にあるとみられるし,また当今一部の精神医学者たちの間に主張されている精神分裂病の病因としての家族関係の問題はまさにこの「社会病理学」的な話とみてよいだろう.現代病のはなはだ重要な一面であるさまざまな形の神経症の流行の中にも,そうした空気をかぎとることができる.そこには個体の病気と社会の病気とが嚙み合っているようにみえる.いましかしその種の論議にこれ以上深入りしない.

　疫学が通例,公衆「衛生」学の一部門とみられているのは,それが,既往の大衆レベルにおける病気の予防に基礎を提供するためであるとみて誤りないだろう.前に述べた急性・慢性の伝染病の予防は,それが防疫の形をとるにしても,あるいは大衆レベルでの予防接種計画を立てる上でも,当然疫学にその指針を求めなければならないし,より現代的の話題を拾えば,例えば労働災害の防止の方策は,その種の災害の疫学的調査に基づいて立案されなければならないだろう.

疫学の詳細とそれをめぐる諸問題は，本書のたてまえに照らしてそれを別の教科書に譲りたいのだが，それに関連してここで二，三ぜひ触れておきたい重要な問題がある．

さきに疫学概念の現代的な拡張について述べた際に，高血圧症の疫学，あるいは癌の疫学というような，伝統的な疫学に親しんだ人々にとってはいささか耳障りな言葉がはからずも登場したが，その表現に対する好悪はしばらく別として，事実それら——正確に言えば高血圧症にしばしば続発する諸種の脳血管疾患や心臓疾患および悪性新生物——が，かつての急性伝染病や結核症に代って，死因統計の最上位に躍進したことはよく知られている通りである．

それらの病気が「個人の悩み」として医学上のきわめて大きな問題であることは繰り返すまでもない話で，それは老人病学という臨床分科が近年独立したことをみてもわかることだが，同時にそれらは，今日，いろいろな意味で大きな「社会の悩み」にもなっていることをこの文脈で注意しよう．もとより脳卒中なり癌なりの多発は今にはじまった話ではない．だが，腸チフスや赤痢，あるいはジフテリアなどが常時激しく流行し，肺結核症が前途春秋にとんだ若者たちの生命を次々と奪っていた時代，一方ではさまざまの原因による乳幼児の死亡率がきわめて高かった時代には，それらは老衰におのずから伴うものとみられて，個人の深い悩みではあっても社会的関心の対象となる機縁に乏しかった消息は了解にかたくないだろう．

それが社会の悩みとして顕在化したのは，言うまでもな

く，現代医学の進歩によって病気の序列が上記のように大きく変ったためであるには相違ないのだが，一面，それらがおおむね慢性病，つまり長期にわたって人を「悩ま」せる病気であるという事実にかかっているとみるべきふしが大きい．

　人がいつも人とともにある存在であるならば，長期に続いてしかもおおむね予後の明るくない病人を家族・社会の中に抱えていることは，当人の悩みであると同時に，さまざまな意味で社会の悩みでもあることは当然と言うべきだろう．患者の悩みに対処する狭義の医学——本書の大部分がその考察にあてられてきたわけだが——とは異なる公衆衛生学の重要な課題の一つがそこに発生する．

　ここでもまたその主目標は病気の発生を未然に防ぐことでなければならないだろう．残念ながらここで話題となっている種類の病気は，前述の古典的な流行病や諸種の職業病などと相違して，一次的な病因が分明でないから，予防の方策がすっきりとしないのは事実だが，例えば癌について言えば，諸般の形の衛生教育——タバコの箱に注意書きをつけるような微温的な措置もそれを一歩前進とみればむげに捨てたものではない——や定期検診による早期発見の工夫などが何ほどかの効をおさめているとみることができる．いずれにしても，この面における公衆衛生技術の前進が，生物学・病理学の一層の進歩にまつところがはなはだ多いことは容易に理解できる話である．

　この文脈でもう一つ見のがしてならないのは次の問題で

ある．

これまで述べたような経緯で，公衆衛生学はもともと多発する病気の発生を未然にくいとめることにはじまって，その方法を開発することに力を注ぎ，治療はもっぱらこれを医学に任せてきた．病気が究極的に個体の生物現象である以上は，大衆のレベルでの治療は，技術的に言って相談にならないはずだし，一方，予防には，例えば任意予防接種やいわゆる「人間ドック」——ついでながら言えばわたくしはその趣旨にはおおむね異存はないとしてもこの俗語の機械臭を好まない——つまり定期的健康診断などをはじめ，そこに個人の出番がないわけではないにしても，原則的には社会共同の責任とみるべきふしが大きいから，上に言った分担はおおむね適正であったとみてもよいだろう．

だが，もし社会の「悩み」としての病気に正しく対応するのが公衆衛生学の任務だとするならば，とくに今日のように，上記の脳血管諸疾患や癌などの老人病をはじめとして，心身障害，ある種の重篤な医原病，数は多くないにしてもさまざまの変性 (degenerative) 疾患——「難病」とよばれる医学的には首尾を整えないが衛生行政の上では当座役に立つ言葉で一括される病気のかなり多数が，その病因はしらず病理形態学的にはこのカテゴリーに含まれる——などが舞台の正面に出てきた時代にあって，医療を病人（まだかならずしも「患者」として登録されていない）と医師との個人的な交渉に全面的に任せてしまうことは適切でないだろう．なぜならば，そうした長期化する，しかもお

おむね予後の明るくない病気を「悩み」としてもつ病人たちは，しばしば心身の能力において，また経済的な負担力の面からみて，本書でこれまで暗黙に設定してきたような自発的な契約としての医師・患者関係に入ること，ないしはそれを支障なしに継続すること，がしばしばきわめて困難な状況にあるという現実が見落されてはならないからである．その出合いを介助する工夫がないかぎり「社会の悩み」は消えないだろう．もともと予防を専一にしてきた公衆衛生学に医療への協力という新しい課題がそこに加わる．

　誰もすぐ気づくように，それは医療を援助する社会福祉的な意味——それを担当する主体の性格は公私さまざまであるとしても——をもっている．もとより，ここではそれが医学の姉妹科学としての公衆衛生学の課題として了解されているからには，病理学・臨床医学の正確な認識をその背景にもつことは言うまでもないが，それにしても，ここで「社会の悩み」としての病気に対応する任務をもった公衆衛生学の問題は，公共の福祉問題とすれすれのところにまでくるはこびとなる．そのけじめの詮議立ては，それほど大きな意味をもつものでないと考えたい．なぜならば，狭義の医療を考えるに当って，いつも，「はじめに病人（悩み，pathēmaの中にある人）があった」ことが意識されなければならないことがたびたび注意されたように，大衆レベルの医療を考えるに当っても，人の枠づけた学問なり担当者の組織や運営の前に，まず「社会の悩み」としての

人々の病気という事実があることが銘記されなければならないからである.

医学がそうであったのと同様に,衛生学もまた,問題の中心はいつもきわめて鮮明だが,辺縁を一意的に設定することははなはだむずかしい.

5. 健康保険と医療制度の諸問題(付,プライマリー・ケア)

前節の終りに述べた現代病の医療援助の話は,はからずもわれわれに本書がこれまでついぞ触れる折のなかった大きな問題の所在を示唆している.それを一口に言えば,自然界から「メタ自然界」にわたる大きな振幅をもった医学・医術の諸問題の極右とも言うべき,純粋にメタ自然界に属する現実の医療の社会・経済的側面である.それは裏返して言えば,社会の健康——病気の不在という意味での——の問題でもあるわけだから,いま,本書全体の枠組みにおさまる範囲内で手短かにそれに触れておかなければならない.

おいおいに述べられるような問題はあるにしても,今日われわれは病気に罹った場合,大きな妨げなしに医者の門を訪れ(「出合い」),そこでおおむね適切な医療をうけることができる.言いかえれば,医療が一応万人の手のとどくところにある(available)ことをまったく当然のようにうけとっている.

だがそれは,長い医療の歴史の中ではほんの近年になっ

ていわゆる先進国でやっと曲りなりにも達成された事態であることがあらためてここで注意されなければならない．

洋の東西を問わず，「正規の」医学教育——時代によってまた国によってその内容も水準もさまざまだったとしても——をうけた医師の数は医療の潜在的な需要に比べて不釣合いに少なかったことは歴史の教えるところである．おのずから医師は多くの場合権力者たちに独占的に抱えられた職業で，庶民の病気はしばしば呪術的要素のまじった草根木皮その他の民間療法や，いかさま医者（quack）をたよりにせざるをえなかったと言っても過言ではないだろう．

医師の歴史をいま詳しくたどっている余裕がないが，たしかに近代に入って社会構造の変化とともにその業態が大幅に変ってきたのは事実である．しかしそこでも需給のアンバランスはもと通りに続いていたから，医療が名目上はともかく現実には富や権力をもった少数の人々に偏在する事態は改まらなかったと言ってよいだろう．もっとも，病気が人の「悩み」であるからには，対価を求めずにその技術を善意で提供した医者たちは時代を通じてどこにも見られたし，いわばそのヴァリエーションとして，報酬の名目なり支払いの方法なりがほかの種類の技術料の場合とはしばしば様子がかなり違っていたにはしても，医療を社会・経済的（socio-economical）な現象という角度からみれば，それは歴史の流れを大きく変える動きにはならなかったとみてよいだろう．

考えてみると，医師とはかなり奇妙な社会的存在であ

る．今日でも日本語に残っているあの「お医者さま」というよび名が示唆するように，人の身体の不思議な世界のできごとを操作する「秘教的な」(esoteric) 技能が一種の威信 (prestige) となって——そこに人は呪術師時代の名ごりをみるだろう——ある種のこわもての感情が人々の中に潜在しているし，同時に彼らは，古来おおむね低い身分であったにはしても権力者の丸抱えであったために，庶民には近づきがたい存在であった．やがて富が政治的権力を離れても独立して大きな力をもつようになってからは，医業は多額な収入をもたらす魅力ある自由業となったが，それが一部の人々に独占される事態は形を変えてそこに続いた．

　病気の人間的意味に照らしても，医療のそうした偏在が望ましいものでないことは言うをまたぬところである．東西を通じて広く見られる慈善事業としての医療にそれなりの意味はあったし，とくに現場でそれに携わる人たちの善意は別として，社会としては別の解決策を探す責務がある．

　西欧では中世以来，同業組合（ギルド）の基金や共済組合の仕事の形で医療費がまかなわれる制度が断続的には存在したが，近代的な医療保障制度に先鞭をつけたのは，19世紀後半プロイセンの宰相ビスマルクが設けた強制的な社会保険の制度である．使用者と被傭者との双方によって支払われる保険金に基づいて，労働者階級は現金給付と保険会社専属の医師による医療を保障されることになった．

社会主義運動の盛り上りを先き回りしたこの策略にとんだ政治家の立案になる新しい制度に対する社会と医者たちの反応はかなり複雑であったし，そこにはまた当初予想されなかったさまざまの実際問題が発生して，曲折の多い経過をたどったが，いずれにしてもそれが新しい時代の医療の方向をさし示すものであったことは，まもなくヨーロッパ諸国の間に，次々とその種の保障制度を設けるものが現われたことが事実をもって示している．それは明治・大正期の医家出身の政治家後藤新平を通じてわが国にも影響するところがあった．

　わが国の医療保障の歴史は曲折にとんでいるが，本書に必要なかぎりでその要点をかいつまんで述べればおよそ次のようである．

　第Ⅰ部で述べたように明治初期に決定的に採用された西洋医学は，たまたまそれが西欧でも近代医学・医術がにわかに大きな実力をもつに至った時期に当っていたこともあって，すぐに人々の大きな信用を博した．漢方医の衰微は単に行政的な圧迫にのみよるものではなかったのである．

　ところで，江戸期に栄えた開業医制は，新たに西洋医学に拠って制定された医師開業試験に合格した医師たちに引き継がれていたが，そこで大きく変ったことの一つは，従前原則として患者の側からの「寸志」という形で提供される習慣であった「薬代」，「薬礼」——医術が「薬」という言葉で表現されていたことが今日考えてもいろいろな意味で示唆にとんでいる——に代って医療の報酬としての薬

価,診察料,注射料,手術料などが定価化され医師の側から請求されるようになったという事実である.たしかに徳川期の心ある医者たちが「医」を「仁術」とみて対価の観念を斥けたのはある意味で医術の本質を射当てた見識とみてよいのだが,現実には一つの擬制と化してさまざまの弊害も生まれていたことは否まれないし,またそれが儒学という封建社会になじんだ思想を根底にもつものであったからには,いま言った支払い形式の確立は,好むと好まざるとにかかわらず,社会の近代化に伴う必然的の動向であったとみなければならないだろう.

いま言った西洋医学に対する人々の信頼の急速な深まりに伴う医療需要の増大,有資格の医師の不足,開業医の団結——公立病院は当初新しい医師の養成を主務とし,多くは施療患者を対象として,一般医療の担い手は徳川期の名ごりをとどめる開業医や私立病院の手にあった——等が重なり合って,明治期の後半には開業医の黄金時代とよばれる状況がそこに現出し,一面そこに医師の陣営内から「医弊」が強く歎かれるような事態の生まれたのも事実であった.

ところで,前述のように,医療を一部の階層の人々のみが享受するという現象は今にはじまった話ではないのだが,明治期に入って急に発展した近代社会と人々の意識の目覚めがその問題を顕在化して,明治末期に高まった社会不安の一環ともなったのは自然の勢いであった.

それをうけて,民間であちこちに慈善病院の設立が企て

られたし，1911年（明治44年）にはいわゆる大逆事件（幸徳秋水事件）の直後に「施薬救療の大詔」が渙発され，御内帑金の下賜があって，それをもとに恩賜財団済生会が成立する．貧窮の病人の施療がその使命であった．現実にはしかし，その種の企てに限界のあったことは当然と言ってよいだろう．

わが国の医療問題の歴史に消えない足跡を残したのは，1911年に発足した社団法人「実費診療所」の動きである．それは一種の社会改良運動とみられるもので，低額所得者ないし中産階級を対象とし，内務大臣の許可をえて，当時の医師会規定の1/2ないし1/3の低額で診療を行うものであった．当然予期されるように医師会との間の摩擦は大きかったが，それがわが国における医療の社会化の動きに与えた刺激は強かったし，やがて制度化される健康保険の発生を促進する契機の一つであったとみて誤りないだろう．

第一次大戦によって急激な資本主義的発展をとげたわが国に戦後訪れた恐慌と社会不安に対処する社会政策の一翼として健康保険の立法化が日程に上るようになったのは1920年代早々の話であったが，健康保険法の成立は1922年，それが実施されたのは1927年（昭和2年）であった．今日ではほぼ半世紀の歴史をもつわけである．

それは工場法および鉱山法の適用をうける事業所の労働者を主な対象とするものであったが，当時の時勢をめぐる為政者側の思惑と絡んで，さまざまな角度からの具体的な検討を欠いたまま急いで実施に移されたために，当初から

多くの問題を抱えていた.

こうして昭和のはじめにスタートした健康保険の歴史を考える上に忘れてならないのは,その後まもなく勃発したいわゆる満洲事変から太平洋戦争の降伏に至る十数年間にわたる戦争がわが国の医療一般に及ぼした深刻な影響である.

1938年（昭和13年）には厚生省およびその外局,保険院が新設されたが,同年末にはかねて懸案の国民健康保険法が成立する.それは前記のように工場・鉱山など職場中心の健康保険に対して居住地域を単位とする疾病保険で,同じく為政者側の独走によって成立した制度ながら,前者が戦前の労働問題対策としての意味をもっていたのと相違して,この目的は明らかに戦時下壮丁の主要な供給源であった農村の医療危機対策——医療費負担の軽減と農村における医師・医療機関の確保——にあった.それは関連するいろいろな社会保険立法と同じ文脈の戦時国防政策の一環であった.

こうしてわが国に戦後が訪れる.敗戦直後の経済的混乱,国民生活の窮乏から,朝鮮戦争（1950年）を契機とする財政経済の立ち直り,さらに高度経済成長期へと続くわれわれの現代である.

戦争の末期から戦後にかけての混乱がようやく収まった1950年代には,一時危殆に瀕していた国民健康保険や職域健康保険の経営が小康をうるに至って——もっともまもなく病院職員のストライキや保険医の一斉休診などの事件が

続出して医療制度の矛盾が一挙に顕在化するのだが——健康保険制度の見直しがあらためて検討されるようになった．

　こうして1958年（昭和33年）新健康保険法が公布される．それは既存の健康保険制度からもれていた都市の自営業者，中小企業の労働者等を包含し，市町村が設けた組合が保険者となるもので，国民皆保険の制度がここに一応確立する．それよりさき，社会保障制度審議会が保険制度の改革に関する答申の中で，「とくに注目すべきは医療における機会の不均等である．疾病が貧困の最大の原因であることを思い，生命尊重の立場に立つならば教育と並んで医療の機会均等は最優先的に重視されなければならない．……」と指摘している趣旨は曲りなりにもひとまず達成されたと言ってよいだろう．

　たしかに，今日，医療が一応万人の手のとどくところにあることは，前述のようにそれが特殊の階層に独占されていた昔に比べて大きな改善であるには相違ない．だが半面，日本の医療保険が今日さまざまの深刻な矛盾を抱え，制度として危機的状況にあるばかりでなく，それがはね返って当の病人たちにいろいろな意味で大きくひびいていることもまた誰の眼にもつく事実である．

　問題は錯綜をきわめ，また立場によって見方も大きく分れるふしが多く，ゆきとどいた解説と論議は本書の枠内では到底不可能で，別の専門書に譲らなければならないのだが，ここでは，本書の趣旨に即して，重要と思われるいく

つかの論点を手短かにとりあげてみたい．

被保険者である病人の立場から言えば，彼は何よりもまずそのときどきの医療技術の水準に照らして十分満足すべき医療をうけることが当然望まれてよい．その意味では，上からの社会政策的意図を既存の開業医制の上にかぶせてスタートし，戦時中には「国防政策」の一環として推進されたわが国の健康保険制度が，もともと医療の水準に十分な考慮を払わなかったきらいのあるのは否みがたい事実だし，その歪みはいわゆる制限診療から低医療費政策という形をとって今日まで尾を引いていることを見落すことができない．

被保険者はまた，適正な負担において公平な給付をうけることを要求する権利をもつ．国民皆保険が義務づけられている以上はそれは当然でなければならない．

言うまでもなくそこには保険者側の健全な財政状態の裏づけがなければならないわけだが，実状はしかし，敗戦前後の壊滅的状況から一時立ち直りをみせた各種健保組合の財政は 1960 年代（昭和 30 年代の後半）ごろからおしなべて悪化の一途をたどるに至った．その結果は保険料の引き上げをはじめとするさまざまな形での被保険者の実質的な負担の増加となってあらわれた．しかも悪いことには，そこには次のような歴史的条件が重なっている．

わが国における健康保険制度が，前にその荒筋を述べたように——実際にはそのほかにたびたびの改正やらさまざまの単独法が挟まっているのだが——一貫したフィロソ

フィーも構想もなしに，いわばその場しのぎの建て増しを重ねて国民皆保険の段階に立ち至ったために，保険者は多種多様に分れ，わが国資本主義経済の構造を反映して，その運営方式も財政状態も一律でない．おのずからそこに給付内容のいちじるしい不均衡が生じている．それが公平の原則に反することは言うまでもない．

さらにまた，保険制度の管理者である政府が同時にみずから保険者の一翼でもありまた諸般の国庫負担を通して大きなスポンサーでもあるという二重の性格が事態をいっそうむずかしくする．財政状態のとくに悪いのは政府管掌保険と国庫負担分の大きい地域国民保険だが，その赤字対策がいつも政治的な緊急課題となるために，為政者側は「受益者負担」の名目の下に，一方では被保険者の経済的，実質的負担をさまざまな形で高め，一方では診療報酬への圧迫という政策を強く打ち出してくるようになった．他方，診療報酬の低減によってもともと豊かな財政に恵まれた被用者保険（各種の職域保険）はいっそう潤うことになるだろう．

ところで，健康保険制度がまぎれもなく一つの社会・経済的な営為でもあるからには，被保険者，保険者，医療担当者の経済的利益が対立するのは当然の話だが，前二者つまり支払者側と医療担当者側の経済的利害が相反するのはおよそ予期されることだとしても，現実の利害関係はもっと錯綜していて，例えば同じく医療担当者側と言っても，後にもまた言及されるように開業医師と公的病院との主張

の間にしばしば大きな隔たりがあるし（現実には後者は今日，中央社会保険医療協議会いわゆる中医協に発言の場をもたない），さらにはまた，前記のように健保組合の種類によって給付の格差がはなはだ大きい今日，保険者側に全面的な一致がないばかりでなく，被保険者相互の間ですら例えば大企業の組織労働者と日雇労働者あるいは農村労働者の間におけるようにしばしば足並みが揃わないことからも，問題の複雑さの一端を察することができるだろう．現代社会の孕む深刻な矛盾がその辺に強く反映されている．

　ここであらためて現行の保険制度における診療報酬とその支払い方法を一瞥してみよう．それはいわゆる現物給付出来高払い方式とよばれるしくみによって行われる．そこでは，診察料その他諸般の技術料，薬価，入院料など，医療に要した諸費用が，公定の単価をもつ「診療報酬点数表」によって計算され，医師は毎月患者ごとに明細を記載した支払請求書，いわゆるレセプトを公的機関に提出し，審査委員会の審査をうけて「社会保険医療支払基金」から支払われるしくみになっている．双方にとってそれは莫大な事務的負担で，現実に問題がはなはだ多い．

　その方式をひとまず動かせないものとみれば，当然そこにはいわゆる1点単価の算定と，点数表の内容が大きな論点になるだろう．

　まず前者について言えば，保険者側に前述のような保険財政の危機的状況がある一方，自由診療がなお大幅に残っていた時代と違って，医師・医療機関の経済がほとんど全

面的に保険に依存するようになった近年では，両者の対立が激化するのも当然である．本書ではしかし，そうした純経済的の係争には介入しないでもよい．

　話を第2の点に移せば，医療の内容を項目別に分類して，それを点数表によって処理するところに大きな無理のあることは誰にも容易にわかる話である．いま細目について一々具体的に検討している余裕はないが，二，三の大きな論点を指摘してみよう．ついでながらこの文脈であえて開き直って言えば，「医は算術」（なお後を見よ）でもあることが医師の側から正当な権利として主張されてよいとわたくしは考える．保険問題のような経済的営為の局面で「医は仁術」が観念的に強調されると，論議はかえって混乱するばかりでなく偽装された収奪に手をかすことにもなりかねないからである．

　ところで，「現物給付」と一括してよばれても，薬品その他のものの価格の算定と，医療にかかわるさまざまの技術（art）料の評価とを，一つ土俵に上らせようとしても，それがきわめて困難な作業であるのは言うまでもない話で，1959年（昭和34年）にはじまった「技術と物との分離」を主旨とする甲表と，薬価，とくに外来診療の薬価に重点をおく乙表という2案を前記点数表に定めて医療担当者にその一つを選ばせる，という窮策に問題の困難の一端をうかがうことができるだろう．しかも，たてまえはしらず個々の医師の技量，技術水準が異なることは明白であるにもかかわらず，その格差がまったく評価されない不合理には実

際問題としてはなかなか妙案が立たないとしても，それは当然現実の諸相に歪をあたえがちだし，さらにまた，形に外化されない種類の技術——例えばさきに述べた問診の重い役割を思い出そう——が無視されることが診療の形にひびいて，世上呟やかれるいわゆる「3時間待ちの3分診療」の原因の一つとなっていることは否みがたい．技術料の評価に大きな問題のいろいろあることは，例えばまた，入院料の中に含まれている看護業務の規定があいまいであること，重症者看護料が1981年改正の甲表ではじめて加算されたというような事実からもなにほどか了解されるだろう．

技術料の話と裏合わせの意味で問題性のはなはだ大きいのは医薬品の扱いの諸相である．1970年代の終りには年間10兆円を大きくこした国民総医療費の実に半ば近くが薬剤費によって占められるという現象——それはわが国の健康保険のきわだった特質である——が強くわれわれの注目をひく．医療の本質に照らしてそれを歪みない姿であるとは誰にも言えないだろう．

それらの点を一通り頭においた上で点数表の運用面を少しばかり検討してみたい．

社会保障一般の話と相違して，健康保険の給付の内容は即医療の内容でもあるわけだから，それが医師のプロフェッショナルな裁量に大幅に任せられるのは当然の話だが，診療報酬が上述のような単価点数制によって医師に還付されるしくみになっているかぎり，それが現実の医療に眼に

5. 健康保険と医療制度の諸問題（付．プライマリー・ケア）

見える，あるいは見えない形でさまざまな影響をもたらすのは必然だし，もう一つ踏みこんで眺めれば，そのあちこちに誘惑の種が潜んでいることも否みがたいところであると言わねばなるまい．

巷間しばしば耳にする「医は算術」という言葉が，実は上の文脈で述べられたような，医業もまた適正な報酬を要求する正当な権利をもつ社会的な営為であるという意味でなしに，当今の医師たちの業態を営利専一とみる非難をこめた表現であることをもとより著者も知らないではない．それが現今のわが同僚たち一般に向けられたものだとすれば，言うまでもなくはなはだしい誣言と言わなければなるまいが，遺憾ながらそれを全面的に失当であるとは誰も言えないだろう．上に言った薬剤費の急激な増大——そこに日本人の心情にしみこんだ伝統的な医療観のあることが見のがせないが，それはしばらく別の話題である——の中に医術の本旨から遠い処方に基づく薬剤のむだ使いがないとは言えないし，しかもそこには公定の「薬価基準」とその価格の実勢との開き，という医学外の経済現象が絡んで事態を不明朗にする．似たような意味で手のこんだ諸検査が無用に行われる傾向が強まりつつある事例もまたどうやら皆無とは言えないだろう．

率直に言って，少数の医師たち——わたくしはそれが少数であると信じたいのだが——には，学問的にきびしい医術観と現代に即した「職業倫理」の自覚を望まなければならないと思うのだが，しかしそこには資本主義社会の構造

と絡んだ政治・行政機構のさまざまの欠陥，製薬産業や医療産業の介在，患者側にしばしばみられる行動様式などが複雑にかかわり合っているゆえに，その認識を欠いて観念的にいわゆる「医の倫理」や「医道の高揚」を説いてみても，話がとかく空転するきらいのあるのは当然と言ってよいだろう．前に述べたように，いつも「自然」法則と絡んで作動する人のこころのはたらきは，反面社会という「メタ自然界」の法則ときり離して考えることができないからである．倫理とはそうしたもろもろの消息を冷厳に認識して，しかもそれからあえて自由にふるまう人間的な行動でなければならないだろう．

　ここで，まとめてわが国の現行健康保険制度について考えてみよう．

　内部の構造的な矛盾については繰り返さないが，健保財政の危機を直接もたらしたものが前に一言した国民医療費の急角度の上昇にあることはあらためて言うまでもない．物価の上昇分を割り引きした上での総医療費のほとんどとめどもない増大が大きな赤字となって現行の制度を深刻な危機的状況に陥れていることは，動かしがたい事実である．

　国民総医療費の増大は，受診率の増加，受診日数の延長，1日当たりの診療に要する費用の増加に分けて考えることができる——もっとも，国民総医療費と言われるものの中には，保険診療以外にも，前節に一言したいわゆる公害病，難病などの援助や，近年無料化された老人医療などの公費

負担分も含まれていて話はかならずしも単純ではない——が，それらの現象の底には，国民の疾病構成の変化，とくに循環器疾患をはじめとする慢性病の増加，医療技術の進展に伴う医療費の高騰，その他が絡み合ってきわめて複雑な構造をもち，その軽減を期待するのはむずかしい．

その増大してやまない支出をカバーするために，今日，行政の大勢は，社会保障制度一般との関連において，「受益者負担」，「高負担・高福祉」という名目の政策によって財政の健全化——反面被保険者にとっては負担の増加とさまざまな形での実質的な給付の悪化——をはかる方向に進みつつあるようにみえる．しかし，適正を欠く支出の当然の是正や，しばしば人の念頭には上っても実現に支障の大きい諸種の医療保険の統合をはじめとする内部的な矛盾の解決もさることながら，事態はもはや醵出と給付の均衡という古典的な保険原理に立つ解決の見通しを困難にしつつあるものとみられる．いまや別の道が模索されなければなるまいと考える人も多い．

上に述べたいわゆる現物給付出来高払い方式が考えられる唯一の形でないことは，現在世界の先進国の間にも，右はアメリカ合衆国でみられるような自由競争・自由契約による医療保険から，左は社会主義諸国の徹底した医療社会化に至る大きな幅の中でもさまざまな方式のあることを見渡してもわかることである．だが，その利害得失を論じ，わが国の医療保障の望ましい姿について語るためには，歴史と文化，国情，国民性，イデオロギーなどをめぐる諸問

題についての周到な用意が求められ，どうやら本書の枠組みにおさまりきらない話のように思われる．

　以上本節で，現行の健康保険制度についてかなり長い筆が費やされたのは，第Ⅲ部で述べた患者と医師の出合いが成立するための現実の条件がそこで見落されていたのを補う意味をもっていたわけだが，話がここまでくると，当然今日のわが国におけるいわゆる医療制度——制度と言うよりはむしろ医療の社会構造と言うのを正確とすべきだろうがしばらく慣用に従う——一般の見直しが求められることになるだろう．

　わが国の医療制度を考える上に，明治期以来，つまり前世紀の後半以来，真の意味の近代化に思いをいたす余裕を欠いて帝国主義的発展を急いだ国が，一貫した医療政策をもつことなしに，江戸期以来の伝統をもつ開業医ないしその経営する私立病院に国民医療の責任を任せきりで，公的性格をもつ病院の立ち遅れがながく続いた——たしかに初期には官公立病院の設立は目立ったのだがそれは新しい医師の養成を主眼とするものだったし，それもやがて国のあい次ぐ財政危機によって医療機関としてのその機能は急激に衰微した——という歴史的事情をまず見落してはならないだろう．その後の経過の詳細は省かなければならないが，それは第二次大戦後の再出発の後も長く尾をひいていて，そこから派生した公私の利害や見解の対立とも言うべき状況を度外視してはわが国の医療問題を語ることはむずかしい．前述の健康保険がまたその状況をいっそう悪化さ

せている面の大きいことは繰り返すまでもない．

　上に言った患者と医師の出合いの条件という点からみれば，現況において，診療所と病院外来の競合をはじめ，医療施設の間における機能分担の未整理，夜間・休日診療，いわゆる入院待ちの問題，リハビリテーション，さらにはまた救急医療や僻地医療の問題，その他さまざまな不備が目について，システムとしてみた医療の合理化が切に望まれるのである．

　たしかに従前，諸種の審議会・調査会等の半官的な制度の勧告に応えた公的医療機関，とくに高額の機械・設備を必要とする特殊の施設——国公立の癌センター，成人病センターなど——の整備に果たした行政側の努力の跡は小さくないが，一面それが中小診療機関の無用な圧迫を招いていることも否めない．国の医療制度の再編成は，諸方で一様にその必要性が痛感されていながら，ことが長い間の慣行と利害関係の錯綜した一つの社会的制度の改革にかかっているからには，話が言うほどに簡単でないのは当然で，現実には，体制の固い枠の中での行政技術的・官僚的発想と，経営上の考慮が先に立つ私的医療機関の行動様式との相克によって事態のはかばかしい展開がないままにいたずらに時が推移しているように見られるのが残念であると言わなければならない．

　その話に関連してごく近年の注目すべき二，三の動きにごく簡単に触れておこう．

　その一つは，コンピューター導入による病院の自動化の

成功に勢いづいたシステム工学的発想と情報技術によるいわゆる地域医療システムの構想である．それは当然医療と保健の両面にかかってくるわけで，例えば僻地の救急医療などのようにそこに大きな可能性の孕まれていることを認めないのは，時計の針の逆戻しをはかるにも似た蒙昧と言うべきだとしても，一面的にその種の企てが推進された場合，そこに人間——病気がまさしくそのすぐれて「人間的な」現象であることはもはや繰り返すまでもない——とその社会の機械への屈伏の危険と，場合によってはその機械の管理者への新たな隷属の惧れの秘められていることを見すごしてはならないだろう．機械化は，医学・医術の本質を忘れないかぎりにおいて能率よく有効な方便と了解しなければなるまい．

それとはまったく別途にプライマリー・ケア（primary care）とよばれる新しい動きのあることをこの文脈で付記しておこう．（primary は「最初の」とも「基本的な」あるいは「根幹的な」とも訳すことのできる言葉で，おそらく primary care の原意にはそれが溶け合っているものとみられるから，日本語でそれが片かなでプライマリー・ケアと表記される慣用は妥当とみるべきだろう．）

近年にわかに登場したプライマリー・ケアという概念についての人々の理解の間には，現状では事実かなりの幅があるし，またそれがすぐ述べるように強く実践的な性格をもつものであるからには，国によりまた地域によりさまざまに異なった形で現象するのは当然と言うべきだろうが，

その主旨はほぼ次のように——多分にアメリカ的であることを率直にことわった上で——考えて大きな見当違いはないだろう.

それは秘書あるいは応接者,看護婦,場合によってはソシアル・ワーカー等を含む流動性をもったチームのはたらきによる地域社会と密着した一つの総合的な活動だが,そこで主導的な役割を占めるプライマリー(・ケア)医(primary physician)の任務はおよそ以下のごとくである.

とくに日本で往々誤解がみられないでもないように,彼は単なる「ありふれた病気」(common diseases)だけを扱うことのできる中国流の「はだしの医者」(「赤脚医生」)的存在でないのはもとよりのことだが,多くは前述の一般医(general practitioner)である上に,言うところの現代的な諸科の専門医と機能的に連繋する十分な能力と適性をもった,新たな形の専門職能(speciality)であると言ってよいだろう.

彼は多くの場合,病人が最初に接触する医師である.ところで,前にも触れたことだが,一般の,医事に不案内な病人たちにとって,医師に適切な形で接触することはかならずしも容易でないから,プライマリー医の任務の一つが,地域的な日常活動による住民と医療機関との連絡の円滑化にあることは理解にかたくないだろう.その意味で言えば,ここでは主として医療の面からとりあげられているプライマリー・ケアには,実は地域社会との密接な協力によるその保健,予防,教育,福祉にかかわる幅広く包括的

（comprehensive）な活動をその内容とすることが望まれている．

プライマリー医は，その接触した患者について総合的な医療方針を設計する——当然のことだが，彼はその地域の疫学に精通していなければならない——任務がある．もしその患者の病気が，彼のチームの技術的に処理しうる範囲から出るならば，必要に応じて専門病院に託する手続がとられる．そこでも彼はプライマリー医としての責任をもち続けるから，その専門的課題の内容に十分な理解をもって，質の高い医療の管理にあずかる任務があるほかに，患者の経済——アメリカ流に言えば cost effectiveness——その他万般の人間的配慮がそこに伴うことが期待されるのである．

彼の任務はしかし，その専門医への一時的な依託によって終るのでなしに，入院中，さらには退院後の医学的配慮まで継続する．断片化された現代流の医療においてこれまでとかく責任の所在があいまいにされていたその任務の継続性（continuity）こそ，プライマリー医の特質の一つである．

考えてみれば，いま述べられたことがらは本書の読者にとってはそれほど意外性の大きい課題ではなかったはずである．病気が単なる機械の故障でなしに人の「悩み」（pathēma）であって，医師がいつも「はじめに病人があった」ことを忘れずに彼の業務を遂行すべきであるとするならば，現代の科学・技術的，社会的状況を踏まえて病人に代

って一貫した医療の設計をし，管理する任務をもったプライマリー医の出現はわれわれの暗黙の期待に応えるものと言ってよいだろう．しかもそこには，病気を単に患者と医師との個人的な関係としてのみ見ずに地域や家庭の背景が正しく設定されている．その意味で「人間」の理解がいっそう正確であるとみてよいだろう．

　もとよりそこには現実にさまざまの困難があるはずだから，あちこちで当分その国々の社会構造と伝統や人々の意識に合せた形をつくり上げるためにさまざまの試行錯誤の続くことは予期されることだとしても，それは医療の現代性をのがさずに，その原点に回帰しようとする歓迎すべき動向の一つとみてよいだろう．そして，プライマリー・ケアという片かなの表記が示すように，上に記された職業的行動様式が残念ながら多分に外国風であることは否めないけれど，それと多少とも似た企てがこの国の歴史と社会的条件とを踏まえて，日本のあちこちで地域の医師たちの自由な協力によって，悪い意味でのアカデミズムや官僚の企画，さらには産業資本等の影響から自由に，諸般の困難をおかしながらもはじめられつつあるように見うけられるのは，まことに喜ばしいことである．

解　説

酒井　忠昭

　著者の川喜田愛郎先生は千葉大学医学部で細菌学教室を主宰し, 医学界ではウィルス学の指導者として活躍されたが, ご経歴の中で, 細菌学者ルイ・パストゥールの評伝(「パストゥール」岩波新書, 1967),「生物と無生物の間——ウィルスの話」(岩波新書, 1956)を著わし, 医学の歴史と「生命とは何か」「医学とは何か」に深い関心を寄せられた. とりわけ, 学長を辞された後の 1960 年代から 1970 年代, 6 年半の歳月と叡智を傾けて上梓した「近代医学の史的基盤」上・下巻(岩波書店, 1977)は医学通史の労作で, 出版後直ちに高い評価を得, 1979 年に日本学士院賞の対象になった.

　「医学概論」は, その後まもなく出版されたが, 医学史家の立場と, 生涯を通じて「生命」と「医学」に思いを巡らせた歳月が結実している.

　一体, 医学概論について, 1940 年代初めから, 本邦の医学部ではじめて常時医学概論の講義(文部省の定める講座としてではなく)を行った哲学者の澤瀉久敬は,「一つの学問について, それを原理的に研究するもの, ……医学の本

質とはなにか,医学の使命はなにかなど,……医学とはいかなる学問であるかを研究する学問」と述べている.そして,ほとんどの大学医学部の現実を「医学部において,医学とはなにかを教えられないとはまったく驚くべきことである」と述べて,当時から医学概論講座のないことを嘆き,憂えていた.

現在でも,医学部の医学概論の講義や医史学の講義は散見されるものの,講座として置かれている医学部はほとんどない(私の知るかぎり産業医科大学にはある).

澤瀉が指摘するように,医学概論は医学教育を受け,社会で身を立ててゆく医師,看護師にとって基本的に重要なカリキュラムである.医学生や医師らは独学で会得したり,無意識のうちに互いに研鑽することはあろうと思うが,システムとしてそれが軽視されている理由は私には定かではない.川喜田先生は早くから医学概論の重要性を認識していたと思うが,医学史を繙くという方法論で概論の骨格を探し出し,人間学的(著者は anthropological と表現している)視点から文字通り人間味溢れる肉付けをした.これは感傷とは無縁の人間理解,洞察に基づいている.

著者の論点は,医学は揺籃期の記録を残しているギリシャの時代から,病み,苦しみを抱える病人にたいする「癒しの術(イアトリケー・テクネー)」であったし,それは現代にいたるまで同じ状況だと考えたことであった.「癒しの術」に科学が力を貸すようになったのは19世紀末になってからであり,生物学が飛躍的に進歩し,医学に応用さ

れたのは1930年以降である．現代医学が病人に対処するとき，人体機械論が勝利したかのように振舞うことがあるが，機械論では手の届かない悩み，苦しみがあることを忘れてはならない．ある時，川喜田先生が「医学は生物学のヒト部門ではない」と語られたことが印象深い．

　また，ある講演会で著者は次のように述べた．「われわれは自分が，ある学問の分野の専門家と思っていますが，そういう学問の枠は人が便宜的につくったものです．学問が先にあるのではなく事実が先にある．枠はいつでも取り壊して組み立て直し，事実に迫らなければならない．生きているとは，病気とは，病人とは，このような基本的な問題に有効に到達するために，学問の分化や方法ができたのです．事実に対座する基本的な姿勢が現代的（contemporary）であることの意味ではないかと思います」．歴史を辿れば，いつの時代でも病人が一義的であったことに思いを馳せ，今日，医師が分化した専門性に閉じこもるあまり，病人の悩みや苦しみが置き去りにされがちな風潮を指弾した．

　冒頭にも記したが，著者は「生物とは何か」「医学とは何か」「病気とは何か」について生涯探究されていたと思う．医学概論の各論の論述を進めるにあたっても，これらのテーマが貫かれている．生物は同一性（identity）を維持し，種（species）を保存するという特質を備えており，生理機能，内分泌活動，免疫機能，神経活動などを通して，「ひたすらに」また「巧みに」生命活動を続けている．人間も「ひ

たすらに」「巧みに」生きているが,言語をもち文字を発明することで,他の生物とは一線を画して,意志し,思考し,創造し,「わきまえて」生き(第9章),社会と文化と歴史をつくり,個人史を刻み,代替のない人格をもつ存在となる.そのような「人」が病むことに対応する「医療(癒しの術)」という営みには,患者・医師のあいだに「技術的・倫理的」とも言うべき人格関係が結ばれなくてはならない.

病む人に対応する人間としての医師の,むしろ困難というべき立場や行動について,あるいは病いを抱え,個人史の一幕として医師と出会う患者の複雑な状況などについて,多くのページを割いて深い医療社会学的分析を加えている点は,本書の中心的な論考であり,丁寧に読んでいただくほかない.

米国の社会学者のルネ・フォックス女史は,医療を主な研究対象とし,医療現場にチームの一員(Participant Observer)として参加し,「客観的な叙述と醒めた目」で優れた研究業績を残している.かねてから著者は,フォックスの歴史的洞察に敬服していると語り,「医療社会学(The Sociology of Medicine)」など多くの業績を通じて米国のバイオエシックスを含む医療社会学的事情に関心を寄せていた.フォックスは,むしろ米国のバイオエシックスの主潮に「距離をおいて関って」いたが,著者も功利主義や個人主義の色濃い米国の現状に首肯しえないものを感じ,社会や文化のエートスの違いに知的・道徳的意義を認めるフォ

ックスの思想に共感している．先端医療技術の発達はいわゆるバイオエシックスを浮き彫りにしたが，「医学概論」でも遺伝子技術については先見的に「人とその子孫に対する強い責任問題がある」ことが指摘されて（環境問題と同様な意味と理解する）いる．科学史家，佐々木力氏との対話（「医学史と数学史の対話——試練の中の科学と医学」中公新書，1992）には，当時「臨時脳死及び臓器移植調査会」いわゆる「脳死臨調」の議論が大詰めを迎え，「臓器移植法」の制定にお墨付きを与えるような答申が出される前後であったが，川喜田先生は，脳死を人の死とすることに躊躇し，「脳死体」からの臓器移植に，さまざま医学社会学的な理由（生物学的には矛盾するレシピエントへの免疫抑制剤の長期投与のこと，神経支配を欠く臓器を移植されたレシピエントの想像される生活の質の低さ，あいまいな脳死基準で拍動する臓器を摘出される家族をはじめとする関係者の心理的問題，ドナーの絶対数不足，臓器が物と見なされたときの社会の陰の部分など）をあげて，臓器移植法制定に反対を表明している．

　著者はこのように，学者として書斎に閉じこもるのではなく，伝統的な医学のなかで軽視され，あるいは無視されてきた医療社会学的な視点から社会に向き合ってきた．本書でも第 15 章「病人への対応」，第 16 章「健康の諸問題」で社会学的な問題を取り上げ，近年，喧伝されている医療危機の要因としての「健康保険と医療制度の諸問題」に論及している．

本邦の近代医療は，明治から現在にいたるまで，為政者側の考えに基づいて提供されてきた経緯がある．戦後，健康保険法が施行され，現在では「世界に誇る国民皆保険制度」といわれるが，制度を構成する各当事者が，それぞれの主張を言いつのり，妥協とパッチワークのような政策が重ねられてきた．その結果，今日，国民医療費の増大，医者の不足や偏在，受診やベッド利用の非効率，医療の不透明性，公正な情報や評価の不在，医療過誤や不正など多くの矛盾が顕在化し，抜本的な改革を必要とする時点に達している．

　著者は「システムとしてみた医療の合理化を切に」望んだが，それにはこれまでの政策立案手法を離れ，国民の視点に立った，あるいは国民自身の主導するプロセスが求められる．現在法制化が進められている「医療基本法」を足場に合理化を推進することが，著者の遺志への道筋をつけ，「事実に対座する現代的（contemporary）」行為になるだろう．

　「医療基本法」について，ここでは詳しく述べないが，現在の医療の置かれている困難な状況を克服するには，以下が必要である．医療を公共財とする理念を定め，いかなる水準の医療を，どの程度求めるかについて「医療政策国民会議（仮称）」でコンセンサスを得，すべての医療当事者の権利と責任の分担を規定する．患者の権利を確保し，医療従事者，国，自治体の責任を規定する．それには，医療従事者の自由の一定の制限や国民の応分の負担も含まれる．

財源を確保し，国民と自治体が参加し，情報提供，可視化，評価，監視のシステムを構築する．

　こうしたことを目標に，2004年ごろから「特定非営利活動法人・日本医療政策機構」および「東大医療政策人材養成講座——医療基本法プロジェクト」などが中心になり構想を進めてきた．この間，英国ではブレアー首相の主導する医療改革が進められ，一定の成果（国民医療費については倍増した）を上げたが，上記の組織も英国の医療改革に刺激を受け，「医療基本法」構想のエッセンスとなっている．歴史も社会も異なる英国と同列には論じられないが，同法の制定機運を，これまでとは異なったプロセスによる制度実現の機会と考えるべきであろう．

　大学医学部に医学概論の講座を置くことについて，「医療基本法」の下で国民のコンセンサスが得られれば（私は基本講座と考える），広く配置すべきだろう．医療倫理が医学部のカリキュラムに加えられるようになったが，これが医学概論と重なる部分はあっても，生物，生命，医学，医療を包括的に考究し「医学とは何か」を講ずる医学概論に代わることはできない．

　著者の「医学概論」は膨大な医学史の深みに分け入り，「癒しの術」としての医学を確認したうえ，これまで類を見ない人間学的な視点から論を展開し，医学概論の新しい地平を拓いたといえる．飛躍的に進歩をとげた生物学を背景にした現代医学で，ともすれば希薄化する医学の本質への論及を中心的なテーマとしている．本書において著者の掲

げた篝火がこれからの日本の医療の道しるべとなることを期待したい.

2012年6月
(さかい・ただあき／NPO法人ホームケアエクスパーツ協会理事長)

索 引

あ

I.C.U.（集中治療部） 328
アヴィセンナ 37
アウエンブルッガー（レオポルド） 63, 68, 71, 331
「あかずの間」（人体の聖域性） 63, 225, 229, 232 → 内景
悪性新生物（腫瘍） 109, 271, 277, 363, 456 → 癌
アセチルコリン 189, 194
アディソン病 74
アトピー 183, 291, 293
アドレナリン 108, 133, 189
anatomia animata（「生きた解剖学」） 65, 82, 91
アナフィラキシー 108, 291, 293
アニマ（霊魂） 46, 91, 142
　　　　　　　　　　→ たましい
アニミスムス 58, 67
アユルヴェーダ医学 21, 373
アラビア医学 37, 38, 315
アリストテレス 34, 39, 47, 48
「ありふれた病気」（common diseases） 419, 479
Rh因子 291
アルカロイド 344, 348
アレルギー 183, 291, 292, 304
アレルギー・ヒペルギー炎 293
按摩（導引） 376

い

安楽死 404, 417

胃潰瘍 267, 285, 316
医科学（medical science） 111, 141, 392
「医化学派」（Iatrochemists） 54, 58, 65, 90
医学概論 15-17, 22, 174, 219, 368, 407, 421
「いかさま医者」（quack） 383, 386, 461
いき 56, 159, 309
　　　　　　　　→ 呼吸（外呼吸）
生きてはたらくもの 79, 142, 147, 160 → 生物
生きる，生きている 141, 218, 242, 266 → 「巧みに」，「ひたすらに」，「よりよく」，「弁えて」生きる
医原病 258, 351, 352
医師 383, 384, 390, 461
医師・患者関係 330, 383, 391, 398, 400, 414
意識 204, 209, 214, 309, 310
「医事警察」 433 → 衛生行政
「医者」（medicus, physician） 43, 104, 226 → 外科医，医師
異常 79, 154, 170, 226, 260, (267), 321, 381 → 「正常からの逸脱」
移植片排除（拒絶反応） 360

移植免疫　183, 280, 292, 359
「医心方」　121, 127
胃切除術　106, 353
一般医（general practitioner）
　　419, 479 → 専門医
遺伝子　176, 258, 259 → 遺伝情報
　——工学　405
　——治療　405
遺伝情報（暗号）　141, 148
遺伝病　246, 258, 347, 365
「医は算術」　471, 473
「医は仁術」　384, 401, 464, 471
「医物理学派」（Iatrophysicists）
　　54, 58
癒やしの術（イアトリケー・テクネー）　396, 408
依頼者（client）　384, 388
医療　224, 327, 338, 365, 368, 379, 396, 410, 412, 458, 460
　——制度　476
「医療倫理」（いわゆる）　387
　　　　　　　　　　　　→ 倫理
イレウス　284
インタビュー　330
インパルス（神経衝撃）　188, 192
インフルエンザ　228, 256, 440
陰陽五行説　118, 120, 122, 225, 343, 370

う

ウィリス（トマス）　51, 53, 58, 243
ウイルス　108, 437
　——病　(295), 304, 346, 440
ウィルヒョウ（ルドルフ）　78, 87-90, 94, 97, 102, 273, 432, 443
ヴィーン学派（古, 新）　62, 74-76, 79, 101
ヴェサリウス（アンドレアス）　41, 43, 44, 47, 55
うったえ　327, 330
ヴンダーリッヒ（カール）　78, 79, 87, 102
運動　160, 195, 205, 206
　——器官　186, 193, 288, 290

え

衛生　423
　——改良家（sanitary reformers）　429, 432
　——学　138, 420, 421, 423, 424, 426-428, 443, 453
　——行政　430, 440, 442, 447
　——工学　431, 448
　公衆——学　100, 110, 425, 430, 433, 435, 439, 442, 444, 446, 448-452, 459
　個人——　407, 423, 447
栄養（学）　155, 157, (163), 164
エウスタキオ　44, 55
疫学　453-456, 480
液体病理学説　31, 32, 69, (75), 230
疫病　426, 434, 444, 454 → 流行病
X線　102, 233, 277, 334
ATP（アデノシン・三燐酸）　146, 160, 194
エネルギー　86, 93, 114, 144, 145, 156, 158-162, 164, 189, 194
　　　　　　　　　　　　→ ATP
エリテマトーデス　296
エールリッヒ（パウル）　110, 345
炎症　70, 89, 270-273, 292
延髄　198
延命技術　404

お

嘔吐 198
黄熱 437, 439
横紋筋 193
緒方洪庵 126, 128, 129
オッカルト(オッカルティズム) 48, 51

か

外因 240, 255, 257, 258, 269, 283, 300, 306, (322), 344
　　　　　　　　　→ 内因, 病因
「外因性」精神病 322
壊血病 62, 447
海港検疫 434, 439
外傷 257, 268
「解体新書」 123
貝原益軒 424
解剖学 68-70, 75, 79, 227, 228
外来診療 399, 414
化学 65, 66, 90, 94 → 生化学
科学革命 48, (369)
化学予防 (chemoprophylaxis) 442
化学療法 110, 346
　　　　　　　→ 抗生物質, 制癌剤
覚醒剤(覚醒アミン) 322, 350, 455
下垂体 173, 199
カゼ 224, 241, 301, 381
家族 324, 411, 455, 457
かたち と はたらき 70, (242), (268), (283)
活動電位 188, 192
合併症 307
家庭医 389, 414
化膿 272, 282, 283, 354
過敏性 291, 293-295

鎌型赤血球貧血症 246, 248, 259
ガレノス 33-35, 43, 50, 51, 56, 64, 423
──主義 35, 39, 44, 51
カロリー 164
癌 274-279, 395
──ウイルス 278
──患者 403
──免疫 184, 280
肝炎 305
感覚(器) 186, 188, 191, 204, 288
環境 143, 186, 204, 215, 258, 425, 426, 431, 436, 447, 449, 452
　　　　　　　　　→ 内部環境
──汚染 257, 447, 449
管腔性器官 286
看護 401, 403, 405, 406, 409-411, 425
肝硬変 251, 305, 306
看護婦 406, 416, 417, 479
看護婦・患者関係 411
間質液 149, 157, 166, 172
　　　　　　　　　→ 内部環境
患者 383 → 病人, 医師・患者関係
完全治癒 299, 303 → 治癒
感染と免疫 177, 178, 182, 183
感染病 243, 249, 288, 303, 363, 444
冠動脈(冠状循環) 168
間脳 199
漢方医学 20, 117, 119, 122, 132, 225, 332, 368-373, 375, 376
間葉(組織)細胞 181, 273, 274, 289, 293, 296, 300, 301

き

既往歴(アナムネーゼ) 328, 329
機械 49, 112, 148, 156, 207-210,

216, 265
——論　49, 67, 83, 142, 207, 216, 315, 393 → 生気論
器官　282-288
気管支喘息　291, 296
奇形　151, 263, 268, 352, 438, 448
寄生虫 → 蠕虫
基礎医学　50, 75, 137-140, 152, 155, 231, 249, 253
北里柴三郎　101, 133, 178, 344
機能検査　235, 336
機能的疾患　317
義務論（deontology）　387
　　　　　　　→「医療倫理」, 倫理
キャノン（ウォルター）　172
救急蘇生法　356, 366
球麻痺　310
共感（empathy）　323, 400
狂犬病　240, 245, 248, 249, 251, 297
局在観（病気の）　242, 243
　　　　　　　　　　→ 病気の座
「気力」　315, 399
菌交代症　440
禁断症状　322
「緊張・弛緩」　33, 225, 343
筋肉の収縮　160, 194

く

「空気なしの生命」　159
「屈伏」像　268, 270, 274, 277
クリニック（clinic）　60
　　　　　　　→ 臨床医学, 臨床教育
クローン選択学説　181

け

ケア（care）　403, 406, 410, 411
経過（病気の）　231, 245, 297, 382

　　　　　→ シナリオ
経験（医学）　29, 51, 374
形態学　87-90
啓蒙思潮　424, 429
契約　380, 385, 389, 396, 398, 399
経絡説　118, 370, 376
外科　104, 106, 353, 356, 357, 359, 361
「外科医」（chirurgus）　44, 45, 105, 353 →「医者」（medicus）
血液　47, 165, 232, 234, 334, 335
——病学　102, 232
——循環論　43, 46-49
血液型　108, 356
——不適合　183, 291
血管・結合織　271, 272, 292
血清学　100, 101
——的診断法　338
ケルスス　272
検眼鏡　82, 232, 333
嫌気性細菌　159, 163
研究機器　116
原形質　86, 160, 161
言語　213, 214
健康　408-411, 420-426, 452
——診断　458 →「人間ドック」
——の維持　425, 452
——の「増進」　420, 425, 444, 451, 452
——保険法　465, 467
「健全学」　420
現代病（いわゆる）　453, 455
原爆症　257, 445
顕微鏡　54, 84-87, 226
現物給付出来高払い方式　470, 475

こ

個（人間の）　218, 393, 395, 411
　　　　　　　　　　→ 個体，人間
降圧剤　350
後遺症　303, 365
公害（いわゆる）　257, 445-447, 452
効果器　190, 195-197
抗原　178, 262, 293
　腫瘍——　280 → 癌免疫
厚生省　433, 466
向精神病薬　324 → 精神病
抗生物質　340, 345, 354, 355
抗体　178, 293
　細胞——　180, 181, 293, 294
　循環——　180, 181, 293
交通事故　257, 308, 363, 366, 448
「黄帝内経」　118, 370
行動（behavior）　199, 201, 209, 210, 455
抗毒素血清　344
呼吸（外呼吸）　56, 57, 66, 158, 310, 312 → いき，生体内酸化
黒死病（腺ペスト）　42, 97
国民総医療費　474
心（こころ）　202, 203, 207-212, 216, 316, 397 → 精神
　——とからだ（心身相関）　315, 397
コス派医学　30, 34, 407
　　　　　　　　　　→ ヒポクラテス
コスモポリタン医学　117
後世派　122
五臓六腑説　32, 118, 371
個体　201
　——差　394
固体病理学　33, 69, 73, 230
　　　　　　　　→ 液体病理学説
古代ローマ　272, 424, 448
コッホ（ロベルト）　98, 99, 110
古方派　122, 368
コルヴィサール（ジャン）　64, 71, 76, 339
'contraria contrariis'（「対抗療法」）　372

さ

再生　299-310
細胞　85, 86, 114, 180, 267, 288, 300
　人体——　150,（162）
　——診　232, 334
　——免疫　438 → 細胞抗体
サイモン（ジョン）　432
サリドマイド症　262, 352, 395
サルヴァルサン　110, 133, 345
サルファ剤　110, 345
産業革命　430
産褥熱　77
酸素（分子酸素）　57, 66, 145, 146, 158

し

死　219, 228, 248, 265, 308-313, 408, 412
　——に面した患者　403, 412
　——の判定　311, 312, 360, 404
ジアスターゼ　92
死因　228
　——統計　308, 456
CT（コンピューター断層撮影）　233, 335
sine qua non の病因　256, 437
　　　　　　　　　　→ 病因
six non-naturals　407

シェリントン（チャールズ）206
ジェンナー（エドワード）70, 99, 438
痔核 267
志賀潔 133
刺激伝導（神経）161, 188
刺激伝導系（心臓の）265
試験室的診断法 333
自己増殖 143, 151
自己・非自己 179, 182, 183, 290, 295
自己免疫病 295, 296
自殺 219, 308
思春期 263
視床下部 173, 199, 203
視診 331
姿勢 197, 206
四性質説 32, 343
自然 (Nature) 28, 29, 405, 407
 ——哲学 28-30, 69, 225, 369, 371, 377
自然気胸 287
自然治癒（力）30, 76, 277, 298-300, 302, 339, 343, 348, 354, 374, 407, 410 → 治癒
自然発生説 98
四体液説 31, 343
肢体不自由 367 → 障害
実験生理学 47, 57, 81, 94
実験病理学 96, 235, 236, (261)
疾病願望 319
疾病記述 (nosography) 30, 71, 79, 101, 231, 238
疾病分類論 (nosology) 243, 244
指定伝染病 440
シデナム（トーマス）51-53
自動制御 206, 265, 299

シナプス 189, 207
シナリオ（病気の）243, 245, 250, 253, 297, 329
嗜癖 322, 351
シーボルト（フランツ・フォン）125
社会 215, 380, 381, 387, 456
 ——医学 453
 ——福祉 459
「社会病理学」455
瀉血 34, 45, 73, 375
自由意志 212
シュヴァン（テオドール）85, 92, 93, 98
集団定期検診 382
手術 353-358, 366
 ——後管理 328, 358
呪術 25-27, 30, 340, 384, 391, 400, 461, 462
シュタール（ゲオルグ）58, 67, 72
出生 263
種痘法 99, 127, 438
「ジュネーヴ宣言」387
種の保存 143, 156, 174, 186, 200
腫瘍 274, 275, 280 → 癌
受容器 190, 191, 195-197, 202
循環器 165, 167, 285, 286
 ——病 109, (289)
純系（近交系）動物 261, 394
「証」（中国医学）119, 370, 373
 →「方証相対」, 弁証施治
消化 157, 158
「傷寒論」119, 121, 371, 373
条件反射 210
症状 224, 231, 330, 381
 ——のアンサンブル 191, 224, 330, 381

情動　173, 200, 202, 209, 210, 212, 315, 316
小脳　206
生薬　340
症例　328, 393
職業規約（professional code）　387, 390 →「医療倫理」
職業病　257, 428, 449
食作用（食細胞）　100, 181, 183, 271, 272
食事療法　347, 361
植物人間（いわゆる）　392, 404
ショック　291, 310
自律神経系　187, 195, 200, 289
心因　317, 323
腎炎　307
人格　322, 323
進化論　141
心気症（ヒポコンデリー）　319
針灸療法　119, 370, 376
　　　　→ 針療法（acupuncture）
心筋梗塞　250
神経　154, 186, 289
　——・筋接合部　194, 196
　——細胞　150, 188-190
　——線維　188, 190
　——分泌　173
神経症（ノイローゼ）　110, 317-321, 351, 395, 401, 455
神経科学　53, 103, (154), 289, 321
人工呼吸　312, 404 → 救急蘇生法
人工受精　404
人工臓器　359-361
人工体外受精　404
進行麻痺　321
診察　328
人獣伝染病（zoonosis）　441

心身医学（精神身体医学）　315, 330
心身症　316, 317, 320, 397, 401
深層心理　318
心臓　47, 165, 168, 310
腎臓　167
　——透析　361
身体障害者　364, 366
身体的（物理的）診断法　76, 331, 332
診断　63, 241, 327-329, 338, 356
心電図　108, 168, 234, 336, 337
人道主義　403, 429, 432
「神農本草経」　119, 371
心拍　309, 312
心理学　208-211, 324, 398, 400, 414
診療報酬点数表　470, 471
心理療法　317 → 精神療法

す

錐体外路系　205
錐体路　205, 206
睡眠　204
杉田玄端　420
杉田玄白　123, 371
「スクランブル交叉点」的病名　250
スコーダ（ヨゼフ）　75, 76, 339
スコラ主義　39, 48
ステロイド・ホルモン　173, 352
ストレプトマイシン　345
スモン　239, 352

せ

性　201, 262
生化学　92, 94, 113, 141, 145, 150
生活史　262, 324, 381, (394)
　　　　→「メタ自然界」，人間
制（抗）癌剤　347, 351

生気論　58, 67, 72, 83, 142, 216
　　　　　　　　　→ 機械論
整形外科　353, 365
生検法（バイオプシー）　233, 334
生合成　144, 146, 158, 161, 163, 164, 186
「正常からの逸脱」　380, 395
　　　　　　　　　→ 異常
生殖　174, 175
　──器　286, 288
精神　285, 290, 321
　──衛生　451
　──身体医学 → 心身医学
　──薄弱　321, 367
　──病　320-322, 395
　　　　　　　　　→ 向精神病薬
　──病理学　320, 321
　──分析　315, 318, 362
　──分裂病　320-324
　──療法　362
「生体解剖」（vivisection）　81
生体内酸化　114, 145, 158 → 呼吸
生物　79, 142, 159
　　　　　　→ 生きる，生きてはたらくもの
　──学　66, 93, 111, 112, 140-142, 239, 242, 309, 408
　　　　　　→ 生命，病気の生物学
精密検査（いわゆる）　337
生命（いのち）　141, 142, 159, 208, 216, 309, 312 → 生きる，生物
「生命力」　91, 93, 114, 160
製薬学　344, 347
生理学（病態生理学）　87, 230
「生理学的医学」　78, 102
世界保健機構（WHO）　99, 421, 426, 435, 439, 444, 451
せき　198

線維芽細胞　273, 300
染色体異常　258
全身病　287, 288
「全世界痘瘡根絶宣言」　435, 439
蠕虫（寄生虫）　437, 442
先天性代謝異常　268, 288
ゼンメルヴァイス（イグナス）　77
専門医　416, 419 → 一般医
専門分化（臨床医学の）　63, 76, 242, 413, 415, 418

そ

素因　261
躁鬱病　322
臓器移植　359, 404 → 移植免疫
組織学　72, 84, 85, 150
　　　　　　　　　→ 微細解剖学
存在論的（ontological）病気観　31, 249

た

体育　424, 452
体温　161, 199
大学（中世）　38, 39, 385
体質　254, 260, 261, 297
　──病理学（いわゆる）　261
代謝　92, 112, 144-147, 158, 175, 201, 288
　──性疾患　111, 289
対症療法　348, 350
胎生学 → 発生学
体性神経系　290 → 自律神経系
大腸菌　144, 146-148, 150, 152, 156, 160, 163
大脳皮質　192, 199, 203, 206
大脳辺縁系　199, 203, 205
ダウン症候群　258

索　引

高峰譲吉　133
「巧みに」生きる　186, 204, 214, 290
　　→ 生きる, 生きてはたらくもの, 生命
多細胞生物　149, 162 → 人体細胞
打診法　63, 71, 76, 331
たましい　208, 216
　　　　　→ アニマ（霊魂）, 生命

ち

地域医療　478, 479
チーム診療　(367), 416, 417
チャドウィック（エドウィン）　430, 431
治癒　248, 300, 302, 303
　　　　　　　　→ 自然治癒力
中央検査部　333 → 臨床病理学
中国伝統医学　21, 34, 118, 120, 121, 377
中枢神経系　187, 197, 200
中毒　249, 257, 269, 288
超音波診断法　335
聴診法（間接聴診法）　72, 76, 331
張仲景　119, 121, 373
治療　240, 298, 338-340, 363, 406, 410 → ケア, 自然治癒力
「治療懐疑主義」　76, 339
治療者（healer）　383, 388, 402

つ

痛風　52, 247, 251, 289
ツベルクリン反応　296, 339

て

T 細胞　180 → 免疫細胞
DNA　148
出合い（病人と医師との）　382, (384), 389, 391, 459, (460), (479)
「手遅れ」　382
デカルト（ルネ）　48, 49
適応　146, 255, 299
デュボア・レーモン（エミール）　82
てんかん　53, 322
電子顕微鏡　116
天然痘（痘瘡）　17, 99, 426, 435, 439
　　→ 種痘法,「全世界痘瘡根絶宣言」

と

同一性の維持　143, 156, 162, 174, 175, 186
統合　197, 198, 202
糖尿病　53, 103, 243, 249, 306
動物実験　81, 87
動脈硬化症　249, 250, 289
動力（生体の）　93, 112, 146
　　→ エネルギー,「生命力」
トキソプラズマ症　441
毒ガス（化学兵器）　269
都市計画　448
突然変異誘起物質　278

な

内因　246, 258, 263, 283, 284, 307
　　　　　　→ 外因, 病因
「内因性精神病」　322
　　　　　　→ 外因性精神病
内科学（語源的にみた）　75, 104, 106 →「医者」(medicus)
内景　(63), 332, 334 → あかずの間
内視鏡　82, 232, 233, 334
内耳　193, 197
ナイチンゲール（フローレンス）

405, 409, 410, 425, 433, 449
内部環境 95, 157, 169, 172, 288, 299, 356
内分泌 (95), 103, 169, 171, 173, 175, 176, 179, 187, 199, 288
「悩み」(pathēma) 19, 391, 392, 394-400, 402, 409, 459
　　　　　　　　　→ わずらい
難病（いわゆる） 304, 458

に

二重盲検法（二重めかくし法） 342, 349
二分裂 144, 174
尿 167, 234, 335
尿細管 161, 167
人間 212-214, 218, 223, 308, 380, 399, 400, 412, 428
―――学 395, 399
―――関係 (215), (396), 400, 402
　→ 医師・患者関係, 看護婦・患者関係
―――工学 358, (359)
「人間ドック」 458

ね

熱帯病 442
燃焼（緩徐な） 66, 93

の

「脳死」 313 → 死の判定
脳卒中 53, 247
能動輸送 161, 189
脳波（脳電図） 234, 309, 337

は

バイオエシックス (bioethics)
388, 404 → 倫理,「医療倫理」
媒介者 (vector) 256, 437, 441
肺結核症 17, 53, 71, 97, 305, 441
肺循環 47
排泄物 338
梅毒 45, 52, 97, 101, 108, 262, 353
ハーヴィ（ウィリアム） 41, 46-50, 56, 166, 235
パヴロフ（イヴァン） 210
「はじめに病人があった」 18, 19, 223, 282, 338, 406, 418, 421
破傷風 240, 245, 271, 297, 439
パストゥール（ルイ） 98-100, 105, 159, 177, 438
バセドウ病 74, 103, 247
秦佐八郎 110, 133, 345
発癌性物質 276, 278
白血病 274, 278, 289
発酵 145, 158, 195
発生学 67, 84, 151
発生病理 (pathogenesis) 249, 284
華岡青洲 124, 355
バーネット（マクファーレン） 181
ハラー（アルブレヒト・フォン） 64, 68, 70, 81, 139
パラケルスス 43, 51, 427, 432
パラメディカル（コ・メディカル） 415
パリ学派 70-73, 101, 227, 429
針麻酔 377
針療法 (acupuncture) 377
　　　　　　　→ 針灸療法
パレ（アンブロワズ） 46
瘢痕 273, 300
反射（弓） 196-199, 202, 206
「反精神医学」 324
ハンター（ジョン） 70, 237

「反発」像　271, 274, 277

ひ

微細解剖学　85 → 組織学
B細胞　180, 295 → 免疫細胞
BCG　439
ビシャ（グザヴィエ）　72, 84
ヒステリー　52, 318, 319
ビスマルク（オットー）　462
微生物　147, 155, 256 → 大腸菌
「ひたすらに」生きる　148, 186, 214, 217, 284, 288, 290
　　　　　　　　→ 生きる, 生命
ビタミン　112, 163
　　——欠乏症　112, 258, 347
必須アミノ酸　163
ヒト　141, 143, 152, 156, 160, 162, 163, 187, 201, 204, 205, 213, 394
　　→ 人間
ピネル（フィリップ）　71, 76
ヒポクラテス　19, 29-35, 76, 254, 407, 409, 426, 427
　　——主義　46, 340
　　——の誓い　31, 388
Hygieia　421
ヒューマニズム（人間主義）　403, 429
病因　99, 239, 246, 248, 251, 252, 254-256, 258, 260, 283-285, 338
　　→ 外因, 内因
　　——療法　348 → 対症療法
病院　60, 413, 414
　　——勤務医　398, 414
病感　381
病気　141, 154, 170, 219, 223, 224, 225, 226, 248, 255, 263, 264, 267, 274, 293, 294, 380, 381, 391, 393

　　→ 病い, わずらい
　　——の座　68, 69, 331
　　——の種（species morborum）　52, 245-247, 249, 250, 393
　　　　　　　　→ 病名
　　——の生物学　141, 223, 227, 248, 249, 253, (255), (368), 397, 408
　　——への逃避　401 → 疾病願望
病原細菌学　98, 100, 110, 254, 436
病徴（sign）　(138), 225, 231, 330, 381
病人（病んでいる人）　18, 223, 237, 245, 314, 379, 390, 391
　　　　→ 出会い, 患者, 病気
病魔　31, 139, 225, 249, 270, 275
病名（臨床病名）　52, 224, 237-242, 244, 250-253, 305, 327
　　　　　　　　→ 病気の種
病理学　51, 75, 140, 224, 227, 253, 255, 263
　　→ 実験病理学, 臨床病理学
日和見感染　440
ビルケー（クレメンス・フォン）　290
ビルロート（テオドール）　106, 353

ふ

不安　320
風疹　262, 438, 448
フェニルケトン尿症　258, 347, 362
フェルネル（ジャン）　51
負荷試験　235, 336
副作用　351
腹膜　284, 287
不顕性感染　256
フック（ロバート）　56, 85
物理的診断法 → 身体的診断法

プネウマ（精気, spirit） 46, 56, 142
　　　　　　　　　→ 生命, 呼吸
フーフェラント（ヴィルヘルム） 130
プライヴァシー 330, 416
プライマリー・ケア 478-481
プラシーボ 341, 342
フランク（ヨハン・ペーター） 429, 432, 433
プールキニエ（ヨハン） 85, 86
ブールハーフェ（ヘルマン） 58-61, 71, 74, 138
フルンケル 271
フレミング（アレグザンダー） 345
フロイト（ジグムント） 318
フロギストン 58, 66
プロトゾア（原虫） 437, 442
プロフェッション 385-388, 417
　　　　　　　　　→ 職業規約
文化 21, 215
分化 151, 162, 263
分子生物学 114, 115, 141, 148, (258)

へ

平滑筋 193
平常態の維持 176, 184
ペッテンコーフェル（マクス・フォン） 429, 449
ペニシリン 345
ペプシン 92
ヘブラ（フェルディナンド・フォン） 76
ヘモグロビン 158, 162
ベーリング（エミール・フォン） 101, 178, 344
ベルツ（エルヴィン・フォン） 78

ベルナール（クロード） 81, 83, 94, 95, 157, 172, 237
ヘルムホルツ（ヘルマン・フォン） 82, 93, 232, 333
「弁証施治」 372
　　　　　　　→「証」,「方証相対」
変性疾患 (305), 458
ヘンレ（ヤコブ） 78, 85

ほ

ボイル（ロバート） 56, 66
防衛 273, 292, 296
防疫 100, 436, 437, (439), 455
放射線障害 257, 270, (276), 295
放射線同位元素（アイソトープ） 362
放射線療法 362
「方証相対」 372, 373 →「証」
法定伝染病 440
防腐手術法 105, 354
　　　　　　　　→ 無菌手術法
ホッペ・ザイラー（フェリックス） 94
ホメオスタシス（恒常性） 172, 176, 185, 195, 248, 255, 299
ホルモン 169-173, 175, 176, 201, 347
本草学 344
本態性高血圧症 259, 316
本能 200, 202, 210
ボンペ（ヨハネス） 125

ま

マイヤー（ロベルト） 93
マジャンディー（フランソワ） 81, 229
麻酔法（学） 105, 124, 204, 355

索　引

medicine　340
麻薬　322, 350, 455
マラリア　427, 442
マルピーギ　54, 166
慢性疾患　302, 365, 366, 374, 412, 457

み

ミアスマ説とコンタギオン説　97, 434, 445
水俣病　239, 269, 447
「脈診」（34）, 64, 331, 372
ミュラー（ヨハネス）　83, 85, 192
民間医療，民間薬　(26), 340, 343, 348, 383, 461

む

無意識　216, 318
無ガンマグロブリン血症　295
無菌手術法　105, 354
むし歯　267

め

「メタ自然界」　215, 217, 218, 379, 394, 450, 455, 460, 474
　　→ 人間，家族，社会，文化
メチニコフ（エリアス）　100
免疫　176, 177, 179-181, 273, 290
　　→ 抗原，抗体，移植免疫，癌免疫，細胞免疫
——遺伝学　360
——学　177-180, 182-184, 438
　　　　　　　　　　→ 血清学
——学的監視　184
——「器官」　293, 295, 296
——細胞（免疫適格細胞）　180
　　　　　　　　→ リンパ細胞

——病理学　290, 295, 296
——複合体病　293, 307
——不全症　183, 184, 295, 340
——抑制剤　360
メンデルの法則　108

も

網膜　191, 193
網様体賦活系　204
目的論的自然観　34, 48
モルガーニ（ジョヴァンニ）　68, 69, 71, 139, 226, 227, 331
「紋切り型」　199, 202, 210, 215
問診　329

や

薬価基準　473
薬効　341-343, 347
薬剤感受性試験　338
薬物依存性　351
薬物療法　339, 341, 342
薬理学　81, 96, 344
薬理作用　349, 374
病い（illness）　248, 380, 381, 391, 395, 396, 410
「やまいは気から」　399 → 気力
山極勝三郎　276

ゆ

有機化学　91
有機体（organism）　140, 156, 223
優生学　405
輸液　356
輸血法　356
ユナーニ医学　21

よ

溶血性貧血症　294
羊水診断　404
予後　30, 297
「養生訓」　423, 424
養生法 (regimen)　407, 424
予診　331
予防接種　99, 436, 438, 455, 458
「よりよく」生きる　218
　　　　　→ 生きる, 生きている

ら

Life　211 → 生命, 生活史
ラヴォアジエ (アントワーヌ)　57, 66
ラエンネック (ルネ)　71, 79, 331
ラジウム　108
ラジオ・アイソトープ (RI)　234
ラーゼス (アル・ラージ)　37
蘭学　122-124, 126, 127
「蘭学事始」　124
ランドシュタイナー (カール)　356

り

リウマチ (慢性)　292, 296
リウマチ熱　307
リケッチア　437, 441
リスター (ジョゼフ)　105, 354
リハビリテーション　364-368
リービッヒ (ユストゥス・フォン)　83, 91, 92
流行病　97, 109, 254, 256, 434, 436, 444, 454
臨床　252 → クリニック
　──医学　53, 71, 101, 138, 231, 249, 413
　──教育　59, 60, (70)
　──検査法　232, 330
　──講義　71
　──離れ　253
　──病名 → 病名
　──病理学　231, 232, 241, 333
リンパ細胞　181, 184, 272, 293
　　　　　→ 免疫細胞, T細胞, B細胞
リンパ組織　180, 182
倫理　387, 392, 397, 402-404, 417
　　　　　→「医療倫理」, バイオエシックス

る

ルイ (アレグザンドル)　72, 342

れ

レーウェンフック (アントニー・ファン)　55, 98
錬金術　42, 66, 90
連合野　204

ろ

老化　152, 264
老人病学　152, 456
労働衛生　449
労働災害　455
ロキタンスキー (カール・フォン)　75
ロマン主義医学　78

わ

「弁えて」生きる　214, 217
　　　　　→ 生きる, 生きている
ワクスマン (セルマン)　345
ワクチン　100, 177, 178, 182, 438, 439

わずらい（患い） 19, 425
　　　→ 病い, 病人,「悩み」, 病気
ワッセルマン反応 101, 339

一、本書は、一九八二年三月二十日、真興交易医書出版部より刊行された。
一、本書には「精神分裂病」「痴呆」等、原本刊行当時慣用されていた語句がありますが、時代的背景と著者が故人であることに鑑み、そのままにしてあります。これらの語句が変更にいたった経緯は重大視しておりますが、どうかご理解を賜りますよう、よろしくお願い申しあげます。

新 物理の散歩道 第4集	ロゲルギスト	上りは階段・下りは坂道という意外な発見、模型飛行機のゴムのこぶの正体などの話題から、物理学者ならではの含蓄の哲学まで。(下村裕)
新 物理の散歩道 第5集	ロゲルギスト	クリップで蚊取線香の火が消し止められる？ バイオリンの弦の動きを可視化する顕微鏡とは？ ごたえのある物理エッセイ。(鈴木増雄)
新版 電子と原子核の発見	S・ワインバーグ 本間三郎訳	電子の発見に始まる20世紀素粒子物理学の考え方と実験を、具体的にわかりやすく解説したノーベル賞学者による定評ある入門書。写真・図版多数。
宇宙創成はじめの3分間	S・ワインバーグ 小尾信彌訳	ビッグバン宇宙論の謎にワインバーグが挑む！ 開闢から間もない宇宙の姿を一般の読者に向けて明快に論じた科学読み物の古典。解題＝佐藤文隆
空間・時間・物質（上）	ヘルマン・ワイル 内山龍雄訳	ヒルベルトを数学の父、フッサールを哲学の母にもった数学の詩人ワイル。アインシュタインを超えて時空の本質を見極めた古典的名著。
空間・時間・物質（下）	ヘルマン・ワイル 内山龍雄訳	物理的本質への訳者独自の見通しの下に、難解で知られる原書を噛み砕いた、熱のこもった名訳。偉才ワイルの思考をたどる数理物理学の金字塔。
知るということ	渡辺慧	時の流れを知るとはどういうこと？「エントロピー」「因果律」「パターン認識」などを手掛かりに、知覚の謎に迫る科学哲学入門。(村上陽一郎)

量子力学
E・M・リフシッツ／井上健男訳
L・D・ランダウ／
好村滋洋／柳井晴夫訳

非相対論的量子力学から相対論的理論までを、簡潔で美しい理論構成で登る入門教科書。大教程2巻をもとに新構想の別版。（江沢洋）

統計学とは何か
C・R・ラオ／
藤越康祝／田栗正章訳

さまざまな現象に潜んでみえる「不確実性」に立ち向かう新しい学問＝統計学。世界的権威がその歴史・数理・哲学など幅広い話題をやさしく解説。

ラング線形代数学（上）
サージ・ラング
芹沢正三訳

学生向けの教科書を多数執筆している名教師による線形代数入門。他分野への応用を視野に入れつつ、具体的かつ平易に基礎・基本を解説。

ラング線形代数学（下）
サージ・ラング
芹沢正三訳

『解析入門』でも知られる著者はアルティンの高弟だった。下巻では群・環・体の代数的構造を俯瞰する抽象の高みへと学習者を誘う。

数 と 図 形
新・数学の散歩道（全5冊）
H・ラーデマッヘル／
O・テープリッツ／
山崎三郎／鹿野健訳
ロゲルギスト

ピタゴラスの定理、四色問題から素数にまつわる未解決問題まで、ディスカッションの楽しさと物理的思考法のみごとさが伝わる、洒落たエッセイ集。

新・物理の散歩道 第1集
ロゲルギスト

7人の物理学者が日常の出来事のふしぎを論じ、実験で確かめていく。ディスカッションの楽しさと物理的思考法のみごとさが伝わる、洒落たエッセイ集。

新・物理の散歩道 第2集
ロゲルギスト

四百メートル水槽の端と中央では3ミリも違うと聞いて、地球の丸さと小ささを実感。科学少年の好奇心と大人のウィットで綴ったエッセイ。（江沢洋）

新・物理の散歩道 第3集
ロゲルギスト

ゴルフのバックスピンは芝の状態に無関係、昆虫の羽ばたき、コマの不思議、流れ模様など意外な展開と多彩な話題の科学エッセイ。（呉智英）

新・物理の散歩道 第4集
ロゲルギスト

高熱水蒸気の威力、魚が銀色に輝くしくみ、コマが起きあがる力学。身近な現象にひそむ意外な「物の理」を探求するエッセイ。（米沢富美子）

角 の 三 等 分	矢野健太郎 一松信解説	コンパスと定規だけで角の三等分は「不可能」！ なぜ？ 古代ギリシアの作図問題の核心を平明懇切に解説！「ガロア理論入門」の高みへと誘う。
エレガントな解答	矢野健太郎	ファン参加型のコラムはどのように誕生したか。師アインシュタインと相対性理論、パスカルの定理などやさしい数学入門エッセイ。
思想の中の数学的構造	山下正男	レヴィ＝ストロースと群論？ ニーチェやオルテガの遠近法主義、ヘーゲルと解析学、孟子と関数概念……。数学的アプローチによる壮大な比較思想史。
熱学思想の史的展開1	山本義隆	熱の正体は？ その物理的特質とは？『磁力と重力の発見』の著者による壮大な科学史。全面改稿。
熱学思想の史的展開2	山本義隆	熱力学はカルノーの一篇の論文に始まり骨格が完成していた。熱素説に立ちつつも、時代に半世紀も先行していた。理論のヒントは水車だったのか？ としての評価も高い。
熱学思想の史的展開3	山本義隆	隠された因子、エントロピーがついにその姿を現わす。そして重要な概念が加速的に連結し熱力学が体系化されていく。格好の入門篇。全3巻完結。
数学がわかるということ	山口昌哉	熱力学はカルノーの一篇の論文に始まり……（略）非線形数学の第一線で活躍した著者が〈数学とは〉をしみじみと、〈私の数学〉を楽しげに語る異色の数学入門書。（野﨑昭弘）
カオスとフラクタル	山口昌哉	ブラジルで蝶が羽ばたけば、テキサスで竜巻が起こる。カオスやフラクタルの不思議をさぐる本格的入門書。
力学・場の理論	E L・MD・ランダウ／リフシッツ水戸巌ほか訳	圧倒的に名高い『理論物理学教程』に、ランダウ自身が構想した入門篇があった！ 幻の名著「小教程」がいまよみがえる。（山本義隆）

フラクタル幾何学（上）	B・マンデルブロ 広中平祐監訳	「フラクタルの父」マンデルブロの主著。膨大な資料を基に、地理・天文・生物などあらゆる分野から事例の収集、報告した複雑で美しい構造とは。そのあらゆる分野から報告したフラクタル研究の金字塔。
フラクタル幾何学（下）	B・マンデルブロ 広中平祐監訳	「自己相似」が織りなす複雑で美しい構造とは。その数理とフラクタル発見までの歴史を豊富な図版とともに紹介。
工学の歴史	三輪修三	オイラー、モンジュ、フーリエ、コーシーらは数学者であり、同時に工学の課題に方策を授けていた。「ものづくりの科学」の歴史をひもとく。
位相のこころ	森 毅	微分積分などでおなじみの極限や連続などは、20世紀数学でどのように厳密に基礎づけられたのか。「どんどん」近づける構造のしくみを探る。
現代の古典解析	森 毅	おなじみ一刀斎の秘伝公開！極限と連続に始まり、指数関数と三角関数を経て、偏微分方程式に至る。見晴らしのきく、読み切り22講義。
数の現象学	森 毅	4×5と5×4はどう違うの？きまりごとの算数からその深みへ誘う認識論的数学エッセイ。日常の中の数を歴史文化に探る。（三宅なほみ）
ベクトル解析	森 毅	1次元線形代数学から多次元へ、1変数の微積分から多変数へ。応用面と異なる、教育的重要性を軸に展開するユニークなベクトル解析のココロ。
対談 数学大明神	安野光雅 森 毅	数楽的センスの大饗宴！読み巧者の数学者と数学ファンの画家が、とめどなく繰り広げる興趣つきぬ数学談義。（河合雅雄・亀井哲治郎）
応用数学夜話	森口繁一	俳句は何兆まで作れるのか？安売りをしてもっとも効率よく利益を得るには？世の中の現象と数学をむすぶ読み切り18話。（伊理正夫）

ちくま学芸文庫

医学概論
いがくがいろん

二〇一二年八月十日 第一刷発行

著　者　川喜田愛郎（かわきた・よしお）
発行者　熊沢敏之
発行所　株式会社　筑摩書房
　　　　東京都台東区蔵前二-五-三 〒一一一-八七五五
　　　　振替〇〇一六〇-八-四一二三
装幀者　安野光雅
印刷所　株式会社加藤文明社
製本所　株式会社積信堂

乱丁・落丁本の場合は、左記宛に御送付下さい。
送料小社負担でお取り替えいたします。
ご注文・お問い合わせも左記へお願いします。
筑摩書房サービスセンター
埼玉県さいたま市北区櫛引町二-一二六〇四 〒三三一-八五〇七
電話番号 〇四八-六五一-〇〇五三

©MASAO KAWAKITA 2012 Printed in Japan
ISBN978-4-480-09461-2　C0147